Ernährung im Triathlon
Besser essen und trinken für optimale
Leistungen im Ausdauersport

EDITION *triathlon*

DR. MAREIKE GROSSHAUSER

ERNÄHRUNG
IM TRIATHLON

**BESSER ESSEN UND TRINKEN FÜR OPTIMALE
LEISTUNGEN IM AUSDAUERSPORT**

spomedis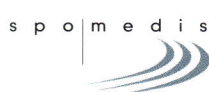

Bibliografische Information der Deutschen
Nationalbibliothek
Die Deutsche Nationalbibliothek verzeichnet diese
Publikation in der Deutschen Nationalbibliografie;
detaillierte bibliografische Daten sind im Internet
über http://dnb.d-nb.de abrufbar.

1. Auflage 2010

© spomedis GmbH, Hamburg 2010

Lektorat: Frank Wechsel, Anna Gutjahr

Layout und Satz: Anne-Christin Schröter,
Anna Schult, Bert Hildebrandt

Abbildungen: siehe Bildnachweis

Druck: Stürtz GmbH, Würzburg

Printed in Germany.

ISBN 978-3-936376-36-4

www.spomedis.de

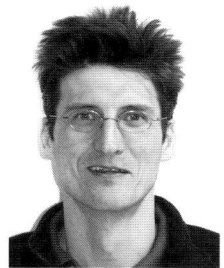

Triathleten gelten im Allgemeinen, und oft zu Recht, als die Sportler mit den größten Trainingsumfängen. Dabei stoßen sie in Regionen vor, die gerade im Freizeit- und Hobbysport früher undenkbar waren. Trainingsbelastungen von 15 bis 20 Stunden pro Woche gelten in Triathlonkreisen als normal – und dies meist neben Job und Familie. Dort werden keine Kosten und Mühen gescheut, dem Alltag das Maximum an Trainingszeit zu entziehen, die neuesten und besten Materialien anzuschaffen und die exotischsten Trainingsorte für Trainingslager auszuwählen.

Oft vergessen viele darüber ganz grundlegende Dinge, zum Beispiel wie eine bedarfsgerechte, gesunde Ernährung im Alltag eines vielseitig beanspruchten Sportler-Arbeits-Familien-Menschen zu gestalten ist. Aber gerade hier in der alltäglichen Versorgung mit Essen und Trinken gibt es oft ganz einfache Regeln, die zu beachten ein deutlich größeres Steigerungspotenzial in sich birgt, als so manch einer denkt. Nur wer sich gut ernährt, stabilisiert seine Gesundheit und kann dauerhaft Leistung bringen.

Dieses Buch wird Ihnen dazu eine wertvolle Hilfe sein, den Einfluss der Ernährung besser einzuschätzen und in der Praxis umzusetzen. Die Autorin Dr. Mareike Großhauser versteht es, die Zusammenhänge einprägsam und verständlich darzustellen und praxisorientiert zu vermitteln. Viele unserer jungen Spitzenathleten im Kader haben schon von ihrem reichhaltigen Wissen in Sachen sportgerechter Ernährung profitiert.

So wünsche ich Ihnen viel Spaß bei der Lektüre dieses Buchs und viel Erfolg beim Erreichen Ihrer persönlichen Ziele.

Roland Knoll
Triathlon-Bundestrainer

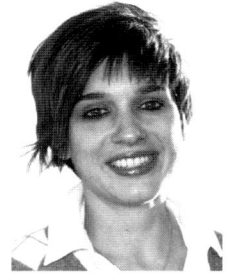

Die Ernährung ist gerade unter Sportlern immer wieder ein spannendes, interessantes und kontrovers diskutiertes Thema. Insbesondere seit den 60er-Jahren ist viel über mögliche leistungssteigernde Ernährungsstrategien geforscht worden. So brachte die berühmte Saltin-Diät (Carboloading) vielen Langstreckenläufern erste Erfolge. Aber auch namhafte und erfolgsverwöhnte Sportler begannen, mit „Geheimmitteln" zu werben, die sie für ihren Erfolg mitverantwortlich hielten.

Der Sprinter Linford Christie glaubte, dass er seinen Olympiasieg über 100 Meter im Jahr 1992 dank der Einnahme von Kreatin feiern konnte. Viele Athleten eiferten ihm nach, was auch von der Pharmaindustrie sehr produktiv umgesetzt wurde: Der Markt für Nahrungsergänzungsmittel boomt, obwohl unser Angebot an Obst, Gemüse und anderen wertvollen Lebensmitteln noch nie so reichhaltig war wie heute.

Mit diesem Widerspruch haben sich auch wissenschaftliche Untersuchen beschäftigt. Die Studien kommen oftmals zu dem Ergebnis, dass insbesondere diejenigen Nährstoffe supplementieren, die bereits ausreichend versorgt sind – diejenigen, die es nicht sind, nehmen dagegen nichts ein. Womit könnte das zusammenhängen? Vielleicht mit der Tatsache, dass mit zunehmendem Wissen über Ernährung und Gesundheit die Bereitschaft zur Verhaltensbesserung steigt. Doch eine gewisse Unsicherheit bleibt in der Regel bestehen, welche wiederum ein Verhalten nach dem Schema „Viel hilft viel" auszulösen vermag.

Viele Sportler wissen nicht genau, was in welchen Mengen ausreichend ist und was eventuell nicht. Zwar gibt es eine Fülle von Informationsquellen wie diverse Zeitschriften, Fachbücher, das Internet, Ratschläge von Bekannten und Freunden, doch existieren fast ebenso viele Meinungen – besonders deutlich wird dies beim Thema Abnehmen. Und so ist es ohne fundierte Kenntnisse schwierig, die für die individuelle Sportlerkarriere wichtigen Informationen herauszufiltern.

In diesem Buch möchte ich Ihnen die Zusammenhänge zwischen Ernährung und Gesundheit sowie einer Leistungssteigerung im Sport auf wissenschaftlicher Grundlage erläutern. Im Mittelpunkt stehen dabei die neuesten wissenschaftlichen Erkenntnisse unter

Berücksichtigung der Ergebnisse internationaler Fachgesellschaften und nicht zuletzt auch meine eigenen Erfahrungen mit Freizeit- und Profisportlern. Eine verständliche Darstellung mit praxisnahen Tipps und Hilfen zur Umsetzung waren mir dabei besonders wichtig. Schließlich kann nur derjenige eine Empfehlung richtig umsetzen, der auch den Hintergrund versteht.

Ernährung ist mehr, als sich nur zu ernähren – sie soll schmecken und dabei auch Vorteile für die Gesundheit und Leistungsfähigkeit bringen. Während die Basisernährung besonders die gesundheitlichen Belange bedient, setzt eine sportgerechte Ernährung die richtigen Akzente zum richtigen Zeitpunkt, was einen erheblichen Einfluss auf Sieg oder Niederlage im Wettkampf haben kann. Wie Sie dies am besten in die Tat umsetzen, können Sie in den einzelnen Kapiteln nachlesen.

Ein Triathlet muss sich in drei verschiedenen Disziplinen behaupten. Gerade hier sind die richtigen Ernährungsstrategien und das Timing der Energiezufuhr von größter Bedeutung. Je länger die Belastung andauert, umso entscheidender ist das richtige Ernährungsmanagement. Individuelle Bedürfnisse und Begebenheiten sowie die gesundheitliche Verfassung müssen bei Ernährungsempfehlungen berücksichtigt werden. Der genetische Einfluss auf verschiedene Parameter und Stoffwechselprozesse ist Gegenstand aktueller Forschungsprojekte und wird auch zukünftig von großem Interesse für die Forschung sein. Noch stehen wir am Anfang, aber bereits dieser ist äußerst spannend.

Dieses Buch wird Ihnen helfen, wichtige Zusammenhänge zu verstehen und in der Praxis zu beachten. So können Sie sowohl im Alltag als auch beim Sport die Gewissheit haben, alles für Ihre Gesundheit und Leistungsfähigkeit nach den neuesten Erkenntnissen der Ernährungswissenschaft zu tun. Ein schönes Gefühl – probieren Sie es aus!

Ich wünsche Ihnen viel Spaß beim Lesen und Optimieren sowie das Beste für Ihre Gesundheit!

Ihre Mareike Großhauser

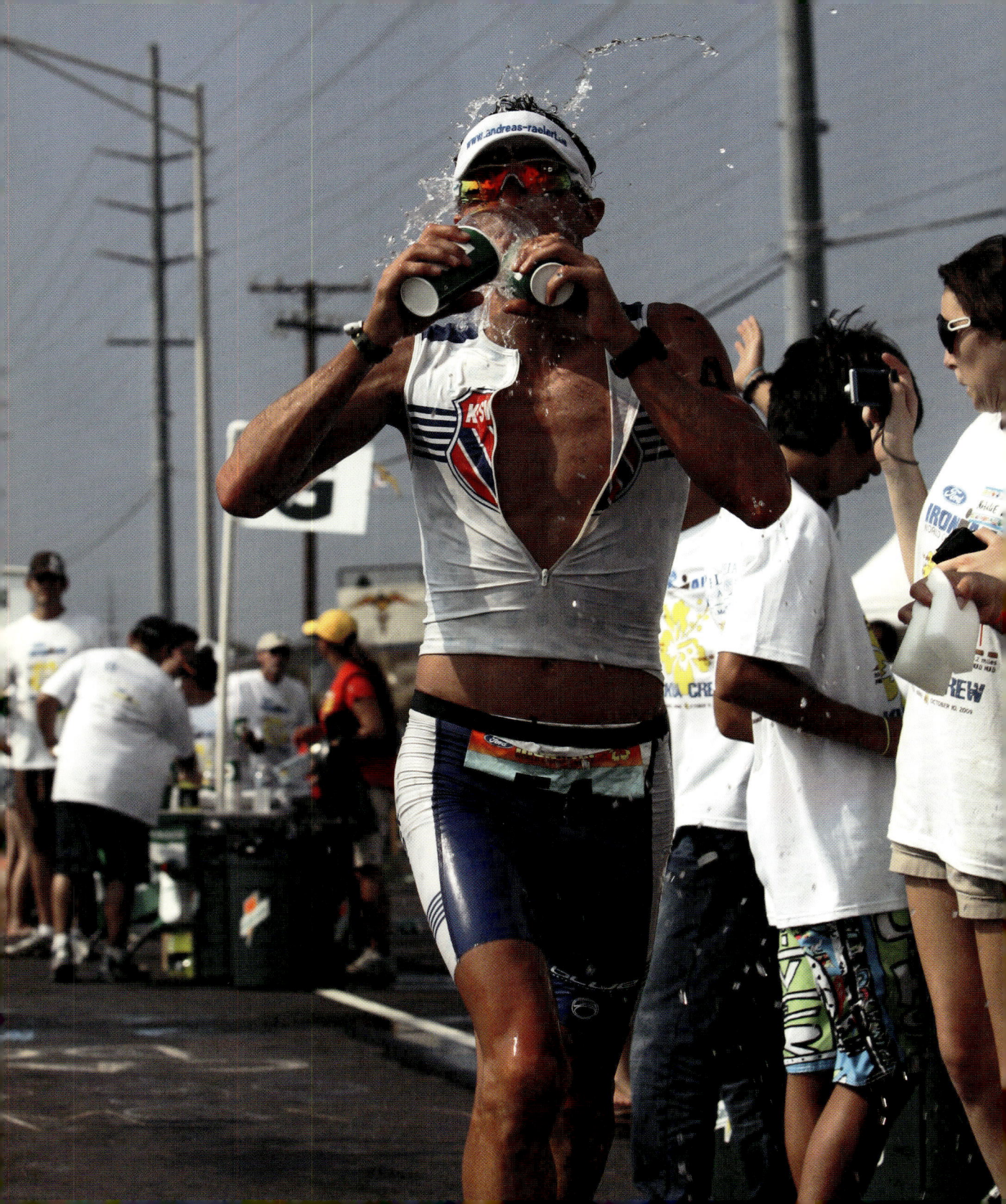

Inhalt

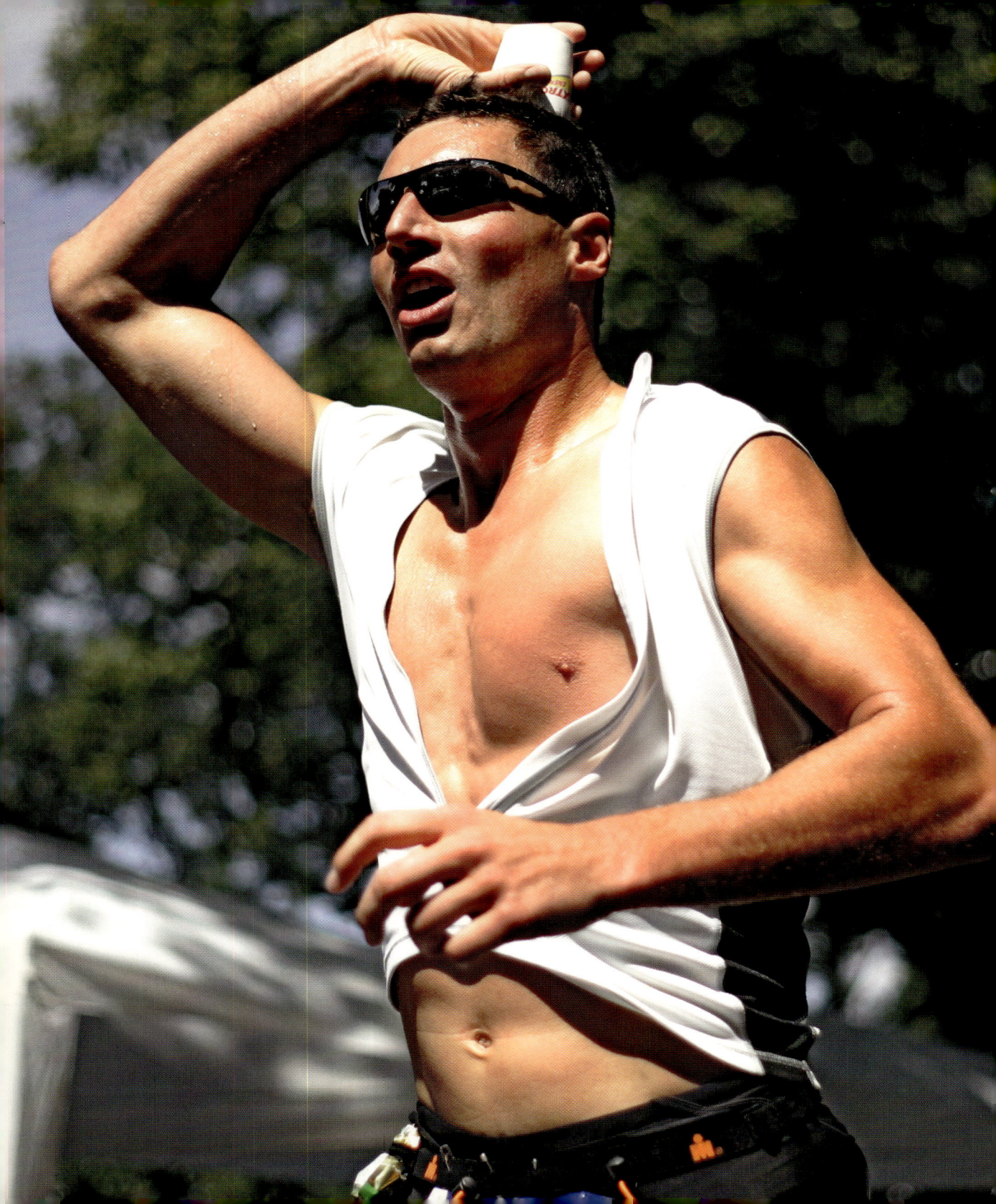

Kapitel 1

Der große
Check-up

Nur ein gesunder Körper kann sportliche Höchstleistungen bringen. Daher geht es im ersten Kapitel darum, welche Parameter sich über die Ernährung beeinflussen lassen.

Es ist bewundernswert, wie gut erfahrene Athleten ihren Körper kennen. Beispielsweise können sie allgemeine Erkrankungen oftmals bereits im Anfangsstadium sehr gut wahrnehmen oder ihr Lauftempo auch ohne Uhr richtig einschätzen. Ab und zu haben sie auch ohne ernährungswissenschaftliche Kenntnisse ein sehr sinnvolles Verlangen nach bestimmten Nahrungsmitteln. Der Körper liefert deutliche Signale – in allen Belangen, deren Wahrnehmung einen echten Reichtum darstellt.

Neben dieser Sensibilisierung, die sich aufgrund eines jahrelangen Trainings entwickelt hat, gibt es auch objektive Parameter zur einfachen Einschätzung der körperlichen und gesundheitlichen Verfassung. Dazu gehören der Body-Mass-Index (BMI), der Körperfettanteil, der Bauchumfang, das Verhältnis von Taillen- zu Hüftumfang, die Blutbildanalyse und der Blutzuckertest.

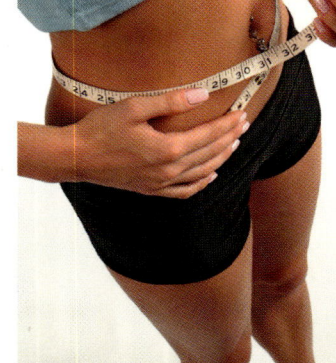

Wissen, wo man steht – verschiedene Messmethoden machen es möglich

Der Body-Mass-Index (BMI)

Der Body-Mass-Index, der bereits im 19. Jahrhundert von dem belgischen Mathematiker Adolphe Quételet erfunden wurde, errang vor allem durch die Verwendung bei amerikanischen Lebensversicherungsgesellschaften einen zweifelhaften Ruhm. Er diente zur Berechnung der Versicherungsprämien unter der besonderen Berücksichtigung von Übergewicht als Risikofaktor für die Gesundheit.

Der BMI berechnet sich aus dem Verhältnis des Körpergewichts in Kilogramm (kg) zum Quadrat der Körpergröße in Metern (m^2).

Ein Beispiel: Eine Frau mit einem Körpergewicht von 62 Kilogramm und einer Körpergröße von 1,70 Meter hat einen BMI von $62/1{,}70^2$ = 21,5 kg/m^2 und liegt damit im Normbereich, was nebenstehende Tabelle verdeutlicht. Zu der entsprechenden Körpergröße und dem dazugehörigen Körpergewicht können Sie aus der Tabelle Ihren BMI, klassifiziert nach Unter-, Normal- und Übergewicht, ablesen.

In der Regel haben Männer einen höheren Muskelmasseanteil als Frauen, sodass die Deutsche Gesellschaft für Ernährung (DGE) ein Intervall von 20 bis 25 kg/m^2 für Männer und von 19 bis 24 kg/m^2 für Frauen als Normbereich für angemessen hält. Bei einer Magersucht liegen BMI-Werte von weniger als 17 kg/m^2 vor. Ein BMI-Wert von 25 kg/m^2 steht bereits für Übergewicht und geht einher mit einem steigenden Risiko für Herz-Kreislauf-Erkrankungen.

So finden Sie Ihren Body-Mass-Index (BMI)

Körpergröße [m] \ Körpergewicht [kg]	40	45	50	55	60	65	70	75	80	85	90	95	100	105	110	115	120	125	130
2,06	9	11	12	13	14	15	16	18	19	20	21	22	24	25	26	27	28	28	31
2,04	10	11	12	13	14	16	17	18	19	20	22	23	24	25	26	28	29	30	31
2,02	10	11	12	13	15	16	17	18	20	21	22	23	25	26	27	28	29	31	32
2,00	10	11	13	14	15	16	18	19	20	21	23	24	25	26	28	29	30	31	33
1,98	10	11	13	14	15	17	18	19	20	22	23	24	26	27	28	29	31	32	33
1,96	10	12	13	14	16	17	18	20	21	22	23	25	26	27	29	30	31	33	34
1,94	11	12	13	15	16	17	19	20	21	23	24	25	27	28	29	31	32	33	35
1,92	11	12	14	15	16	18	19	20	22	23	24	26	27	28	30	31	33	34	35
1,90	11	12	14	15	17	18	19	21	22	24	25	26	28	29	30	32	33	35	36
1,88	11	13	14	16	17	18	20	21	23	24	25	27	28	30	31	33	34	35	37
1,86	12	13	14	16	17	19	20	22	23	25	26	27	29	30	32	33	35	36	38
1,84	12	13	15	16	18	19	21	22	24	25	27	28	30	31	32	34	35	37	38
1,82	12	14	15	17	18	20	21	23	24	26	27	29	30	32	33	35	36	38	39
1,80	12	14	15	17	19	20	22	23	25	26	28	29	31	32	34	35	37	39	40
1,78	13	14	16	17	19	21	22	24	25	27	28	30	32	33	35	36	38	39	41
1,76	13	15	16	18	19	21	23	24	26	27	29	31	32	34	36	37	39	40	42
1,74	13	15	17	18	20	21	23	25	26	28	30	31	33	35	36	38	40	41	43
1,72	14	15	17	19	20	22	24	25	27	29	30	32	34	35	37	39	41	42	44
1,70	14	16	17	19	21	22	24	26	28	29	31	33	35	36	38	40	42	43	45
1,68	14	16	18	19	21	23	25	27	28	30	32	34	35	37	39	41	43	44	46
1,66	15	16	18	20	22	24	25	27	29	31	33	34	36	38	40	42	44	45	47
1,64	15	17	19	20	22	24	26	28	30	32	33	35	37	39	41	43	45	46	48
1,62	15	17	19	21	23	25	27	29	30	32	34	36	38	40	42	44	46	48	50
1,60	16	18	20	21	23	25	27	29	31	33	35	37	39	41	43	45	47	49	51
1,58	16	18	20	22	24	26	28	30	32	34	36	38	40	42	44	46	48	50	52
1,56	16	18	21	23	25	27	29	31	33	35	37	39	41	43	45	47	49	51	53
1,54	17	19	21	23	25	27	30	32	34	36	38	40	42	44	46	48	51	53	55
1,52	17	19	22	24	26	28	30	32	35	37	39	41	43	45	48	50	52	54	56
1,50	18	20	22	24	27	29	31	33	36	38	40	42	44	47	49	51	53	56	58

Körpergröße [m]

Körpergewicht [kg]

Tabelle: Klassifizierung des Körpergewichts

Klassifizierung	BMI [kg/m2]
Untergewicht	unter 18,5
– stark	unter 16,0
– mäßig	16,0 bis 16,9
– leicht	17,0 bis 18,4
Normalgewicht	18,5 bis 24,9
Übergewicht	ab 25,0
Präadipositas (Vorstufe Fettleibigkeit)	25,0 bis 29,9
Fettleibigkeit (Adipositas)	über 30,0
– Adipositas Grad 1	30,0 bis 34,9
– Adipositas Grad 2	35,0 bis 39,9
– Adipositas Grad 3	ab 40,0

(nach WHO 1995)

Obwohl der BMI eine wissenschaftlich anerkannte Kennzahl ist, muss man mit der Interpretation der Ergebnisse sehr vorsichtig sein. Der Index berücksichtigt nicht, ob das hohe Körpergewicht zum Beispiel durch einen hohen Muskel- oder aber Fettanteil zustande kommt. So haben sowohl Bodybuilder mit einem hohen Muskelanteil als auch Übergewichtige hohe BMI-Werte. Eine Differenzierung ist hier nicht möglich, was die Aussagekraft des BMI stark einschränkt. Aus diesem Grund sollten stets weitere Kriterien herangezogen werden, die nachfolgend erklärt werden.

Wussten Sie, dass unser Körpergewicht zu 30 bis 40 Prozent genetisch bestimmt ist? Hinzu kommt unsere Fähigkeit, das Essen gut und weniger gut zu verwerten. In diesem Zusammenhang spricht man von guten oder schlechten „Futterverwertern". Amerikanische Wissenschaftler fanden heraus, dass vor allem gute Futterverwerter ein Genmuster aufweisen, das für ein ausgeprägtes Hungerempfinden, eine sehr gründliche Nahrungsausnutzung sowie eine sehr effiziente Nährstoffspeicherung sorgt. Während diese Eigenschaften in der Steinzeit lebensrettend waren, sind sie zu Zeiten der Wohlstandgesellschaft überflüssig geworden. Diese Symptome werden insbesondere durch falsche Ernährungsgewohnheiten und Bewegungsarmut verstärkt. Ob Gene oder „schwere Knochen" – es gibt für jeden Menschen ein erreichbares Idealgewicht.

Körperfett: Wenig ist nicht immer gut!

Unser Körper ist haupsächlich aus den vier organischen Elementen Kohlenstoff, Wasserstoff, Sauerstoff und Stickstoff aufgebaut. Diese bilden auch die Grundbaustoffe für Eiweiß, Kohlenhydrate, Fette und das Wasser, das wir mit unserer Nahrung aufnehmen. Grundsätzlich setzt sich der Körper zusammen aus Wasser, Knochen-, Eiweiß und Fettmasse. Der Fettanteil wird weiter differenziert in essenzielles Fett, das zum Beispiel für Strukturen und Hormonbildung notwendig ist, subkutanes Fett, das sich unter der Haut befindet, und Fett, das

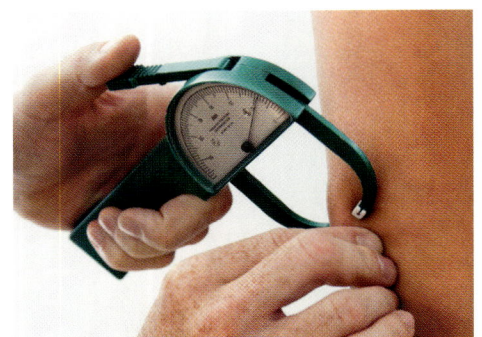

Messung der Hautfaltendicke mit einem Kaliper zur Berechnung des Körperfettanteils

Methoden zur Ermittlung des Körperfettanteils

Methode	Beschreibung	Bewertung
Körperfettwaage	Personenwaage mit Elektroden, die einen schwachen Strom durch den Körper leiten. Gemessen wird der Wechselstromwiderstand, den der Körper dem Stromfluss entgegensetzt. Mageres und flüssigkeitsreiches Gewebe leitet den Strom gut (geringer Widerstand), fettes dagegen schlecht (großer Widerstand). Aus dem Widerstand und programmierbaren Faktoren wie Alter, Geschlecht und Körpergröße lässt sich der Körperfettanteil grob errechnen.	Nicht zu empfehlen, da die Messergebnisse zu ungenau und fehlerhaft sind. Das Fett an Bauch und Armen wird kaum erfasst; zudem schwankt der Wasserhaushalt des Körpers stündlich und beeinträchtigt das Ergebnis. Je nach zugrunde liegender Berechnungsformel kann der Körperfettanteil von Waage zu Waage variieren.
Handgeräte	Handgeräte funktionieren vom Prinzip her genauso wie Körperfettwaagen.	Es werden hierbei nur die oberen Körperpartien erfasst. Nicht zu empfehlen, da die Messergebnisse zu ungenau und fehlerhaft sind.
Bioelektrische Impedanzanalyse	Ebenfalls ein Messverfahren, das den Stromwiderstand des Körpers als Berechnungsgrundlage nutzt. Allerdings ist es etwas genauer, da die Elektroden sowohl an den oberen als auch an den unteren Körperpartien verteilt werden.	Um ein Ergebnis zu bekommen, müssen die Messbedingungen genau eingehalten werden. Es gibt einige Störfaktoren, die das Ergebnis schnell verfälschen können. Dazu gehören unter anderem der vorliegende Hydratationsstand, Alkoholkonsum in den letzten 24 Stunden, Kälte, ein voller Magen oder eine gefüllte Harnblase.
Kalipermetrie	Mithilfe einer Kneifzange (Kaliper) wird an drei, sieben oder zehn definierten Stellen die Hautfaltendicke gemessen. Der Summenwert lässt unter Berücksichtigung von Alter und Geschlecht Aussagen über den Körperfettanteil zu.	Das richtige Greifen der Hautfalte erfordert viel Übung. Tendenziell werden laut Studien eher zu hohe Werte gemessen. Zur Verlaufskontrolle ist diese Methode jedoch geeignet, vorausgesetzt, der Körperfettanteil ist nicht überdurchschnittlich hoch.
Infrarot-Reflexionsmessung	Die Messung basiert auf der unterschiedlichen Aufnahme von Infrarotstrahlung bei Fett und Wasser. Unter der Berücksichtigung von Alter, Trainingszustand, Geschlecht, Körpergewicht und Knochenbau kann auf die Körperzusammensetzung geschlossen werden.	Auch hier kann es relativ schnell zu Anwendungsfehlern kommen, die den Wert verfälschen. Zur allgemeinen Genauigkeit fehlen noch weitere Studien.
Hydrodensitometrie	Bestimmt wird die Menge des verdrängten Wassers beim Eintauchen in ein mit einer bestimmten Wassermenge gefülltes Becken.	Die Methode ist zwar genau, aber aufgrund des Aufwands und langer Messzeiten nicht alltagstauglich.

Zusammenfassend lässt sich sagen, dass mit Ausnahme der Hydrodensitometrie alle gängigen Methoden Störfaktoren unterliegen, die aber zumindest teilweise kontrolliert werden können. Individuelle Verlaufskontrollen, mehr oder weniger professionell, sind bei gleichbleibenden Bedingungen möglich.

die inneren Organen umgibt und schützt. Der Körperfettanteil ist unter anderem abhängig von Alter, Geschlecht, Körpergewicht, Ernährungs- und Trainingszustand. Als absolutes Minimum an Körperfett haben Wissenschaftler drei Prozent der Körpermasse für Männer und bei elf bis zwölf Prozent für Frauen ermittelt. Um eine Mindestmenge an Depotfett zu haben, sollten fünf bis zehn Prozent bei Männern und 15 Prozent Körperfett bei Frauen nicht unterschritten werden. Dagegen sind Werte von 45 und mehr Prozent ein deutliches Zeichen für Fettleibigkeit.

Das Verhältnis von Taillen- zu Hüftumfang ist auch ein wichtiger Gesundheitsindikator

In normalen Bereichen enthaltenes Körperfett ist allerdings mehr als nur ein Energielieferant oder überflüssiger Ballast. Der Körper speichert Fett, um wichtige Hormone, zum Beispiel zur Regelung der Blutgerinnung oder der Sexualentwicklung, bilden oder fettlösliche Substanzen speichern zu können. Wer zu wenig Depotfett hat, geht gesundheitliche Risiken ein. Bei Frauen kann sich das in einer sehr unregelmäßigen oder sogar fehlenden Monatsblutung bemerkbar machen. Weitere Auswirkungen eines zu geringen Fettanteils des Körpers sind eher physikalischer Natur: Es versteht sich von selbst, dass ein schlecht „isolierter" Körper eine gestörte Thermoregulation aufweist und innere Organe bei Aufprallsituationen nicht so gut geschützt sind.

Auf sportliche Leistungen im Ausdauerbereich wirkt dagegen eher ein geringerer Körperfettanteil

förderlich. Während für die Frau im Durchschnitt der Bevölkerung 20 bis 30 Prozent und für den Mann 10 bis 20 Prozent Körperfett normal sind, liegen diese Werte zum Beispiel bei weiblichen Ausdauersportlern bei zehn Prozent. Marathonläufer auf olympischem Niveau oder erfolgreiche Teilnehmer der Tour de France erbringen ihre Höchstleistungen mit einem Körperfettanteil von vier bis sechs Prozent. Allerdings zeigt die Erfahrung, dass es auch professionelle Athletinnen gibt, die bei einem Körperfettanteil von weniger als 20 Prozent keine Regelblutung mehr haben. Ausbleibende Regelblutungen sind ein deutliches Alarmsignal des Körpers, das ernst genommen werden muss. Geringe Körperfettwerte dürfen nicht zu Lasten der Gesundheit gehen.

Diese Unterschiede machen deutlich, dass es nahezu unmöglich ist, optimale Werte bezüglich des Körperfettanteils anzugeben. Die körperliche Bestform eines Athleten hängt von vielen Faktoren ab. Deshalb sollten der individuell optimale Körperfettanteil und die Körperzusammensetzung in persönlichen Beratungsgesprächen mit Ernährungsberatern und Sportmedizinern definiert werden, damit Athleten nicht unnötig verunsichert werden und im schlimmsten Fall in eine Essstörung geraten.

Bauchumfang: Ein Apfel ist keine Birne!

Neben dem Körperfettanteil des Körpers ist auch der Ort der Fetteinlagerung für die Gesundheit entscheidend. Während Frauen das Fett eher an Hüfte und Oberschenkel anlagern (Birnentyp), wird es bei Männern eher

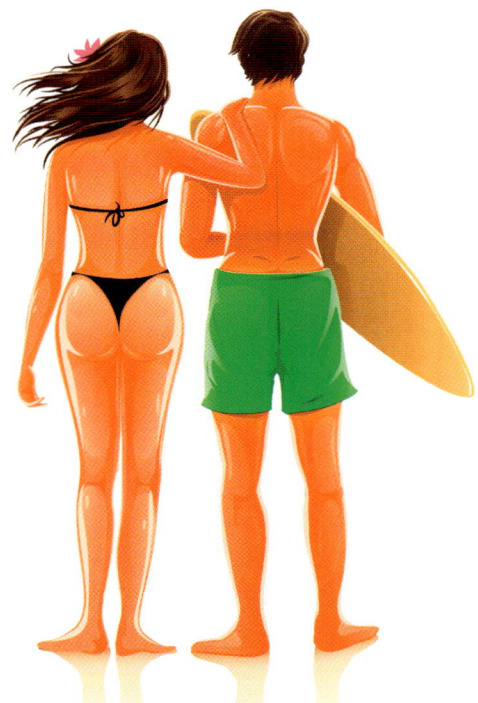

sicherzugehen, dass Ihr Körperfett kein Risiko für Ihre Gesundheit darstellt, sollte der Bauchumfang für Frauen unter 88 und für Männer unter 102 Zentimetern liegen.

Apfel- und Birnenform: Der Körperbau gibt Aufschluss über den Gesundheitszustand

So messen Sie Ihren Bauchumfang richtig

– frühmorgens und nüchtern
– vor dem Spiegel im Stehen mit freiem Oberkörper
– leicht ausgeatmet
– etwa zwei Zentimeter oberhalb des Nabels

Auch der Quotient aus Taillen- und Hüftumfang gibt Auskünfte über die Figur und das Fettverteilungsmuster. Die Taille wird dazu in Nabelhöhe und die Hüfte an der breitesten Stelle gemessen. Werte kleiner als 1,0 bei Männern und kleiner als 0,85 bei Frauen gelten als gesundheitlich unbedenklich.

am Bauch gespeichert (Apfeltyp). Männer und auch Frauen mit einem männlichen Fettverteilungsmuster haben ein höheres Risiko, an Typ-2-Diabetes, Herz-Kreislauf-Erkrankungen, Fettstoffwechselstörungen und Bluthochdruck zu erkranken – der Arzt spricht vom metabolischen Syndrom oder tödlichen Quartett.

Der Grund dafür liegt darin, dass nicht alle Fettzellen gleich sind: Die Fettzellen des Bauchfettgewebes sind größer und weniger insulinempfindlich als die Zellen des übrigen Fettgewebes. Insulin ist ein wichtiges Speicherhormon, das zur Regelung des Blutzuckerspiegels notwendig ist. Eine erhöhte Aktivität der dort befindlichen Enzyme kann Stoffwechselprozesse negativ beeinflussen. Statistiken zufolge haben Personen unter 30 Jahren den größten Zuwachs beim Bauchumfang. Bemerkenswert ist, dass über 60 Prozent der Herzinfarkte in Westeuropa in Verbindung mit einem erhöhten Bauchfettgewebe stehen. Um

Die Blutwerte

Als Sportler sollten Sie jedes Jahr ein- bis zweimal ein Blutbild machen lassen, um eine Aussage über Ihren gesundheitlichen Zustand zu erhalten, der die Grundlage für Ihren Spaß am Sport und Ihre Leistungsfähigkeit ist. Wichtige Blutparameter, die dabei auf alle Fälle bestimmt werden sollten, sind das gesamte Cholesterol (Total-Cholesterol), das LDL-Cholesterol, das HDL-Cholesterol, die Triglyzeride (Blutfettwerte), der Eisenstatus (Hämoglobin, Ferritin), das Homocystein sowie gelegentlich die Schilddrüsenhormone (TSH, fT4, fT3, evtl. TPO). Mit einem Blutzuckertest können Sie zudem einen Diabetes mellitus ausschließen.

Cholesterol

Cholesterol ist ein wichtiger Baustein von Zellmembranen, Hormonen (zum Beispiel von Sexualhormonen) und Gallensäuren, die in der Verdauung von Fett eine wichtige Rolle spielen. Nach Angaben der Deutschen Gesellschaft für Ernährung (DGE) haben 40 Prozent der Männer und 26 Prozent der Frauen zwischen 40 und 49 Jahren zu viel Cholesterol im Blut. Bei den über 70-jährigen Männern sind es bereits 45 und bei den Frauen 56 Prozent. Das Gesamt-Cholesterol setzt sich aus dem LDL-, dem HDL- sowie dem für die mengenmäßig relativ unbedeutenden VLDL-Cholesterol zusammen. Insbesondere die Kombination von hohen LDL- und niedrigen HDL-Cholesterol-Werten stellt ein erhöhtes Risiko für Herz-Kreislauf-Erkrankungen dar, die in Deutschland für jeden zweiten Todesfall verantwortlich sind.

Aus den Blutwerten lassen sich zahlreiche Rückschlüsse auf die Ernährung ziehen

Es gibt verschiedene Gründe dafür, dass die Gesamt- und LDL-Cholesterol-Werte zu hoch und die HDL-Cholesterol-Werte zu niedrig sind. So ist zum Beispiel bekannt, dass sich bei Frau-

en nach den Wechseljahren ungünstige Wertekonstellationen ergeben. Auch Übergewicht stellt einen Risikofaktor für ungünstige Cholesterol-Werte dar. Sowohl die Menge als auch die Qualität der mit der Nahrung aufgenommenen Fette und des Cholesterols haben einen Einfluss auf die Blutfettwerte. Es gibt aber auch genetische Einflüsse, die sich auf die Konzentrationen auswirken.

Von normalen oder guten Blutfettwerten spricht man dann, wenn die Konzentration des Gesamt-Cholesterols unter 200 Milligramm pro Deziliter, des LDL-Cholesterols unter 160 Milligramm pro Deziliter und des HDL-Cholesterols bei mindestens 40 Milligramm pro Deziliter für Männer und bei 45 Milligramm pro Deziliter für Frauen liegt. Nach Angaben der European Atherosclerosis Society sind Plasma-Cholesterol-Werte von über 200 Milligramm pro Deziliter mit einem erhöhten Risiko für die koronare Herzkrankheit behaftet.

Gutes Cholesterol, schlechtes Cholesterol

– **Very Low Density Lipoproteins (VLDL)** transportieren Triglyzeride, Cholesterol und andere fettlösliche Stoffe von der Leber zu den Geweben. Durch die weitere Abgabe von Fetten gehen sie in LDL (Low Density Lipoproteins) über.

– **Low Density Lipoproteins (LDL)** transportieren Cholesterin von der Leber in andere Gewebe. Es steht dort für den Aufbau zum Beispiel von Vitamin D oder Hormonen zur Verfügung.

– **High Density Lipoproteins (HDL)** transportieren überschüssiges Cholesterin von den Geweben und Gefäßwänden zur Leber zurück. Sie üben damit eine gefäßschützende Wirkung aus.

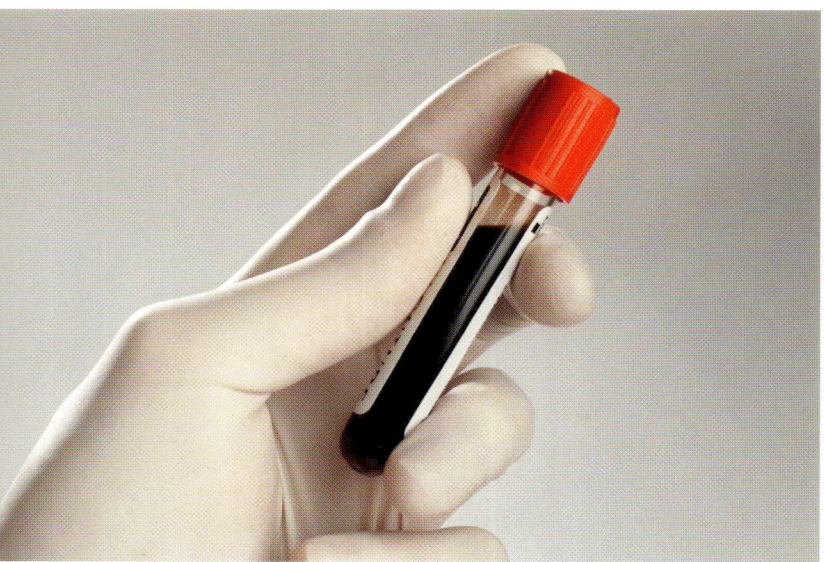

Triglyzeride

Einen weiteren Risikofaktor für Atherosklerose stellen erhöhte Triglyzerid-Konzentrationen dar. Die Konzentration dieser Blutfette sollte unterhalb von 200 mg/dl liegen. Übergewicht ist die häufigste Ursache für erhöhte Werte, die insbesondere zusammen mit erhöhten LDL-Cholesterin-Konzentrationen ein gesteigertes Krankheitsrisiko darstellen. Weitere Einflussfaktoren auf die Blutkonzentration der Triglyzeride sind eine zu hohe Energiezufuhr, der Konsum von gesättigten Fettsäuren und Alkohol sowie ein hoher Verzehr von schnell verfügbaren Kohlenhydraten, beispielsweise aus Süßigkeiten oder Weißmehlprodukten.

Ernährungsstrategien für normale Blutfettwerte

– Verwenden Sie Rapsöl (oder Olivenöl) zum Braten, Backen und Erhitzen.
– Nutzen Sie in der kalten Küche Leinöl mit etwas Weizenkeimöl (zum Beispiel für Antipasti, Salat).
– Als Streichfett verwenden Sie Diätmargarine.
– Wählen Sie fettreduzierte Milch (1,5 Prozent Fett) und entsprechende Milchprodukte.
– Meiden Sie sichtbare Fette (zum Beispiel weißen Schinkenfettrand).
– Reduzieren Sie Kartoffelchips, Schokolade, Gebäck, Pommes frites.
– Beim kleinen Hunger zwischendurch essen Sie eine kleine Handvoll ungesalzene und ungeröstete Nüsse (am besten Walnüsse) oder getrocknete Cranberries.

Homocystein

Bereits geringfügig erhöhte Homocystein-Werte lassen das Risiko für Herz-Kreislauf-Erkrankungen ansteigen. Homocystein ist eine natürlich anfallende Eiweißsubstanz im Körper, die nur mit einer ausreichenden Vitaminversorgung, insbesondere mit Folsäure, abgebaut und damit unschädlich gemacht werden kann. Bereits in den 60er-Jahren erkannte man, dass Menschen mit einem angeborenen Enzymmangel, der zu einer Homocystein-Anhäufung im Blut führte, sehr häufig an Herz-Kreislauf-Erkrankungen litten. Eine Anhäufung dieser Substanz in den Blutgefäßen aufgrund einer unzureichenden Folsäureversorgung wirkt gefäßschädigend und fördert atherogene (gefäßverkalkende) Prozesse. Erhöhte Homocystein-Konzentrationen sind ein ernst zu nehmendes Problem. Mithilfe einer vitaminreichen Ernährung, insbesondere mit den Vitaminen Folsäure, Vitamin B_6 und Vitamin B_{12}, können erhöhte Homocystein-Werte schnell wieder normalisiert werden. Leider werden die Messwerte dafür noch nicht routinemäßig, sondern nur auf Anfrage erfasst. Neuere Studien weisen auch auf einen Zusammenhang von erhöhten Homocystein-Spiegeln (> 15 Mikromol pro Liter) und einem erhöhten Risiko von Gefäßverschlüssen durch Blutgerinnsel sowie Abbauerkrankungen des Gehirns wie zum Beispiel Parkinson oder Demenz hin. Eine Senkung des Homocystein-Spiegels um 3 Mikromol pro Liter kann das Risiko für einen Schlaganfall bereits um 24 Prozent senken! Erhöhte Homocystein-Werte im Blut können genetischer Natur sein, werden aber auch verursacht durch Rauchen, einen hohen Alkohol- oder Kaffeekonsum (ab fünf Tassen täglich), bestimmte Erkrankungen (vor allem der Schilddrüse und der Nieren), Medikamente (zum Beispiel gegen

Hohe Triglyzerid und Homocystein-konzentrationen sind bedeutende Risikofaktoren für Herz-Kreislauf-Erkrankungen

Epilepsie und Rheuma) oder eine unzureichende Versorgung mit den Vitaminen B_6 und B_{12}. Wer zusätzlich unter erhöhten Blutfettwerten, Diabetes mellitus oder Herz-Kreislauf-Erkrankungen leidet, sollte unbedingt für normale Werte sorgen. Die wirksamste Absenkung des mit hohen Homocystein-Werten verknüpften Atherosklerose-Risikos lässt sich durch eine pflanzenreiche und fleischbewusste Ernährung mit Folsäure, Vitamin B_6 und B_{12} erzielen.

Ernährungsstrategien für einen normalen Homocysteinwert

– Essen Sie mindestens fünf Portionen Gemüse, Salat und Obst (Zitrusfrüchte, Erdbeeren) am Tag – je bunter, desto besser. Insbesondere grünes Gemüse wie Brokkoli, Spinat und Salat sowie Hülsenfrüchte (Bohnen, Erbsen) enthalten Folsäure.
– Trinken Sie ein Glas Fruchtsaft mit einem Fruchtgehalt von 100 Prozent pro Tag.
– Bevorzugen Sie Vollkornbackwaren und andere Vollkornprodukte.
– Essen Sie regelmäßig Haferflocken oder frische Keime.

Eisen

Eisenmangelerkrankungen sind weit verbreitet – vor allem Sportlerinnen sind oft betroffen

Der Versorgung mit dem Spurenelement Eisen kommt insbesondere bei Sportlern eine große Bedeutung zu. Einige Wissenschaftler sind der Ansicht, dass der Tagesbedarf an Eisen bei weiblichen Sportlern um 3 mg und bei männlichen Sportlern um 2 mg erhöht ist und somit bei 18 mg bzw. 12 mg pro Tag liegt. Als Ursache für die erhöhten Bedarfswerte sind unter anderem Verluste über eine gesteigerte Schweißbildung, ein erhöhter Sauerstoffumsatz sowie ein höherer Bedarf am roten Blutfarbstoff Hämoglobin anzusehen. Chronisch erniedrigte Eisenzufuhren über die Nahrung führen zu Eisenmangelanämien,

welche sowohl die körperliche als auch die geistige Leistungsfähigkeit enorm beeinträchtigen und die Anfälligkeit gegenüber Infektionen erhöhen. Besonders Frauen sind aufgrund höherer Verluste durch die monatliche Regelblutung anfällig für einen Eisenmangel. Zur Diagnose eines Eisenmangels werden die Anzahl der roten Blutkörperchen (Erythrozyten), ihr Gehalt an Hämoglobin (Hb) sowie das Ferritin im Blut (Speicherform des Eisens) bestimmt. Hämoglobin ist der rote, für den Sauerstofftransport verantwortliche Blutfarbstoff. 70 Prozent des Eisens im Blut sind in ihm gebunden. Eine verminderte Erythrozyten-Zahl sowie ein verringerter Hämoglobin-Wert können bereits auf einen latenten Eisenmangel hindeuten. Allerdings drosselt der Körper bei einem Eisenmangel erst die weniger notwendigen eisenabhängigen Funktionen. Die Hämoglobin-Konzentration ist deshalb erst relativ spät betroffen, obwohl bereits ein Eisenmangel vorliegt.

Typische Symptome eines Eisenmangels

– Erschöpfung (75 Prozent)
– depressive Verstimmungen (40 Prozent)
– Nacken- und Kopfschmerzen (30 Prozent)
– Schlafprobleme (25 Prozent)
– Schwindel (20 Prozent)
– Konzentrationsstörungen (15 Prozent)
– Haarausfall (10 Prozent)

Eisen wird nicht in großen Mengen vom Körper ausgeschieden, sodass die Regulierung des Eisenbestands nur über die Aufnahme des Eisens aus der Nahrung erfolgt. Deshalb ist auch vor einer unkontrolliert hohen Eisenzufuhr über selbst gewählte Supplemente abzuraten. Wenn ein Präparat eingenommen wird, sollte nach Angaben des Bundesinstitutes für Risikobewertung zusätzlich nicht mehr als der tägliche Bedarf zugeführt werden. Ab einem Ferritinwert von 800 ng/l kann die Leber Schaden nehmen. Wenn der Eisenmangel ausgeprägt ist, zum Beispiel bei einem Ferritin von weniger als 15 ng/l ist, sollte das Eisen intravenös verabreicht werden, da die Absorptionsrate aus Tabletten sehr gering ist.

Ernährungsstrategien für einen guten Eisenstatus

- Essen Sie pro Woche drei Portionen Fleisch (Filet) à 130 Gramm (Rind-, Kalbs-, Schweine-, Wildfleisch).
- Essen Sie regelmäßig gekochten Schinken.
- Konsumieren Sie regelmäßig Hirseprodukte und Hülsenfrüchte (Erbsen, Linsen, Bohnen).
- Erhöhen Sie die Eisenaufnahme, indem Sie Eisen in pflanzlichen Lebensmitteln zusammen mit Vitamin-C-Lieferanten (Zwiebeln, Orangensaft usw.) verzehren.

Schilddrüsenhormone

In der Schilddrüse werden aus der Aminosäure Tyrosin und dem Spurenelement Jod über diverse Stoffwechselprozesse die Schilddrüsenhormone Thyroxin (T4) und Trijodthyronin (T3) gebildet. Das thyreotrope Hormon (TSH) stimuliert in Abhängigkeit von Jod die Synthese von T4 und T3. Bei einer unzureichenden Jodzufuhr wird vermehrt TSH (oberhalb des Referenzbereichs) gebildet. Aufgrund der stimulierenden Prozesse von TSH auf das Zellwachstum kommt es zu einer sichtbaren Schilddrüsenvergrößerung, auch Struma genannt, die mit einer Hypothyreose (Schilddrüsenunterfunktion) mit den Symptomen eines verlangsamten Stoffwechsels, erhöhten

Cholesterin-Werten, einer sinkenden Wärmeproduktion, einer gesteigerten Müdigkeit und gleichzeitig erhöhten Kälteempfindlichkeit einhergeht. Auch Gewichtszunahme und Lustlosigkeit treten bei Unterfunktionen auf, können aber gut wieder behoben werden. Im Falle einer Überfunktion (Hyperthyreose) wird weniger TSH gebildet (unterhalb des Referenzbereiches), Symptome wie Nervosität, Herzrhythmusstörungen, gesteigerte Wärmeproduktion und Unruhe sind die Folge. Eine Bestimmung spezifischer Antikörper im Blut (TPO) gibt in diesem Fall Auskunft, ob eine Autoimmunerkrankung wie die Hashimoto-Thyreoditis vorliegt, bei der die Schilddrüsenhormonwerte zwischen einer Unter-, Normal- und Überfunktion schwanken. Da die Schilddrüse einen großen Einfluss auf den Stoffwechsel ausübt, ist es wichtig, hin und wieder den Funktionsstatus bestimmen zu lassen. In den meisten Fällen einer Schilddrüsenerkrankung lässt sich mithilfe einer vom Facharzt individuell dosierten Hormongabe der Hormonspiegel korrigieren.

Blutzucker

Diabetes mellitus ist eine Stoffwechselerkrankung, die den Blutzuckerspiegel über das normale Maß hinaus ansteigen und auch abfallen lassen kann. Wörtlich aus dem Griechischen übersetzt heißt Diabetes „Durchfluss", mellitus ist lateinisch und bedeutet „honigsüß". Grundsätzlich wird zwischen dem Diabetes mellitus Typ 1 und dem Typ 2 unterschieden. Beim Typ-1-Diabetes, der meistens im Kindes- oder Jugendalter auftritt, zerstört das Immunsystem die Zellen der Bauchspeicheldrüse. Die Folge davon ist ein Mangel am Hormon Insulin. Insulin ist für den Transport des Zuckers in die Zelle, wo dieser anschließend verstoffwechselt wird, verantwortlich.

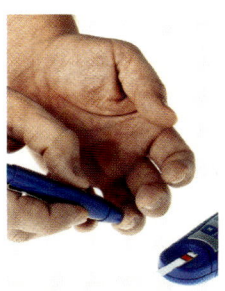

Ein kleiner Blutstropfen aus der Fingerbeere reicht, um den Blutzucker zu bestimmen

Beim Typ-2-Diabetes sprach man früher vom Altersdiabetes, da dieser stets erst im Erwachsenenalter aufgetreten ist. Heute erkranken immer mehr übergewichtige Jugendliche und Kinder daran. Im Gegensatz zum Typ-1-Diabetes liegt beim Typ-2-Diabetes eine verminderte Empfindlichkeit der Körperzellen gegenüber Insulin vor. Der Typ-2-Diabetes kann als Wohlstandskrankheit bezeichnet werden, der meistens eine falsche Ernährung, Bewegungsmangel und Übergewicht zugrunde liegen. Insbesondere das überschüssige Bauchfettgewebe beeinflusst das Stoffwechselgeschehen des gesamten Organismus negativ, was unter anderem eine Überproduktion von Insulin und einen daraus resultierenden Verschleiß der insulinproduzierenden Zellen begünstigt. Nach Angaben der Deutschen Diabetes Gesellschaft (DDG) leiden nahezu 90 Prozent der 50 Millionen Diabetiker in Europa unter Typ-2-Diabetes und fünf Prozent unter Typ-1-Diabetes.

Der Typ-2-Diabetes ist längst kein Altersdiabetes mehr – immer mehr Jugendliche sind betroffen

Zur Diagnostik eines Diabetes mellitus wird sowohl die Blutzuckerkonzentration im nüchternen Zustand gemessen als auch ein Zuckerbelastungstest (oraler Glukosetoleranztest) durchgeführt. Die Diagnose Diabetes mellitus kann gestellt werden, wenn an mindestens zwei verschiedenen Tagen erhöhte Werte gemessen wurden.

Die ersten Anzeichen eines Diabetes mellitus

- häufiges, auch nächtliches Wasserlassen
- vermehrtes Durstempfinden
- Appetitverlust
- Gewichtsabnahme
- Müdigkeit und Kraftlosigkeit
- erhöhte Infektanfälligkeit
- Kopfschmerzen
- Schwindelanfälle
- Übelkeitsempfinden
- Sehstörungen
- Muskelkrämpfe
- Kribbeln oder Gefühlslosigkeit in den Beinen
- verschlechterte Wundheilung

Beim Typ-1-Diabetes entwickeln sich die Krankheitssymptome relativ schnell und deutlich, während beim Typ-2-Diabetes geringere Beschwerden auftreten. Deshalb bleibt er oftmals lange unentdeckt.

Ein Nüchtern-Blutzuckerwert zwischen 100 und 126 Milligramm pro Deziliter ist bereits ein Zeichen einer gestörten Glukosetoleranz und möglicherweise einer Vorstufe des Diabetes mellitus. Fachkommissionen empfehlen, ab dem 35. Lebensjahr alle zwei bis drei Jahre einen Blutzuckertest durchzuführen. Dazu gehört auch der Glukosetoleranztest. Der Patient ernährt sich drei Tage vor der

Messung sehr kohlenhydratreich. Nach einer Nahrungskarenz von mindestens zehn Stunden erhält er vom Praxispersonal ein Getränk aus 75 Gramm Traubenzucker auf 250 Milliliter Wasser oder Tee. Zwei Stunden nach dem Verzehr dieser Lösung wird der Blutzuckerwert bestimmt. Liegt dieser Wert zwischen 140 und 200 Milligramm pro Deziliter, spricht man von einer gestörten Glukosetoleranz. Ist er allerdings höher als 200 Milligramm pro Deziliter, kann die Diagnose Diabetes mellitus gestellt werden. Im Gegensatz zum Typ-1-Diabetes kann man dem Typ-2-Diabetes durch abwechslungsreiche und ausgewogene Ernährung, regelmäßige Bewegung und normales Körpergewicht vorbeugen.

Referenzwerte der Deutschen Diabetes Gesellschaft

Zustand	Normalwerte	Gestörte Glukosetoleranz	Diabetes mellitus
nüchtern	< 100 mg/dl (< 5,6 mmol/l)	100–126 mg/dl (5,6–7,0 mmol/l)	≥ 126 mg/dl (≥ 7,0 mmol/l)
nicht nüchtern	< 140 mg/dl (< 7,8 mmol/l)	140–200 mg/dl (7,8–11,1 mmol/l)	≥ 200 mg/dl (≥ 11,1 mmol/l)

Zusammenfassung

Jeder Sporttreibende, egal ob wenig oder viel aktiv, sollte für eine ausgewogene Balance zwischen Belastung und Entlastung sorgen. Durch das Wissen um den eigenen Körper hinsichtlich BMI, Körperfettanteil, Bauchumfang, Verhältnis Taillen- zu Hüftumfang, Blutbildanalyse und Blutzuckertest können unnötige Gesundheitsrisiken vermieden und abgebaut werden. Dadurch nehmen das Wohlbefinden und das Vertrauen in den eigenen Körper zu. Aus diesem Grund sollten die in diesem Kapitel genannten Parameter regelmäßig fachmännisch überprüft werden. Mit der richtigen Ernährung lässt sich ganz ohne Training ein stabiles Fundament für Gesundheit und Leistungsfähigkeit bilden.

Ernährungsstrategien für eine gute Glukosetoleranz

- Nehmen Sie drei Haupt- und zwei Nebenmahlzeiten am Tag zu sich, vermeiden Sie ständiges Naschen.
- Essen Sie täglich mindestens fünf Portionen Gemüse, Salat oder Obst.
- Verwenden Sie Weizen- oder Haferkleie und Gerste.
- Nutzen Sie wertvolle Pflanzenöle wie das Lein- und Weizenkeimöl für die kalte Speisenzubereitung und Rapsöl zum Erhitzen. Auch Olivenöl ist gesund.
- Verzehren Sie täglich eine kleine Handvoll ungerösteter und ungesalzener Nüsse.
- Essen Sie zweimal wöchentlich Meeresfisch, am besten Lachs und Thunfisch.
- Achten Sie auf eine ausreichende Flüssigkeitszufuhr von mindestens 1,5 Litern pro Tag; sehr zu empfehlen ist ein magnesium- (pro Liter mindestens 50 Milligramm Mg^{2+}) und kalziumreiches (mindestens 150 Milligramm Ca^{2+} pro Liter) Mineralwasser.

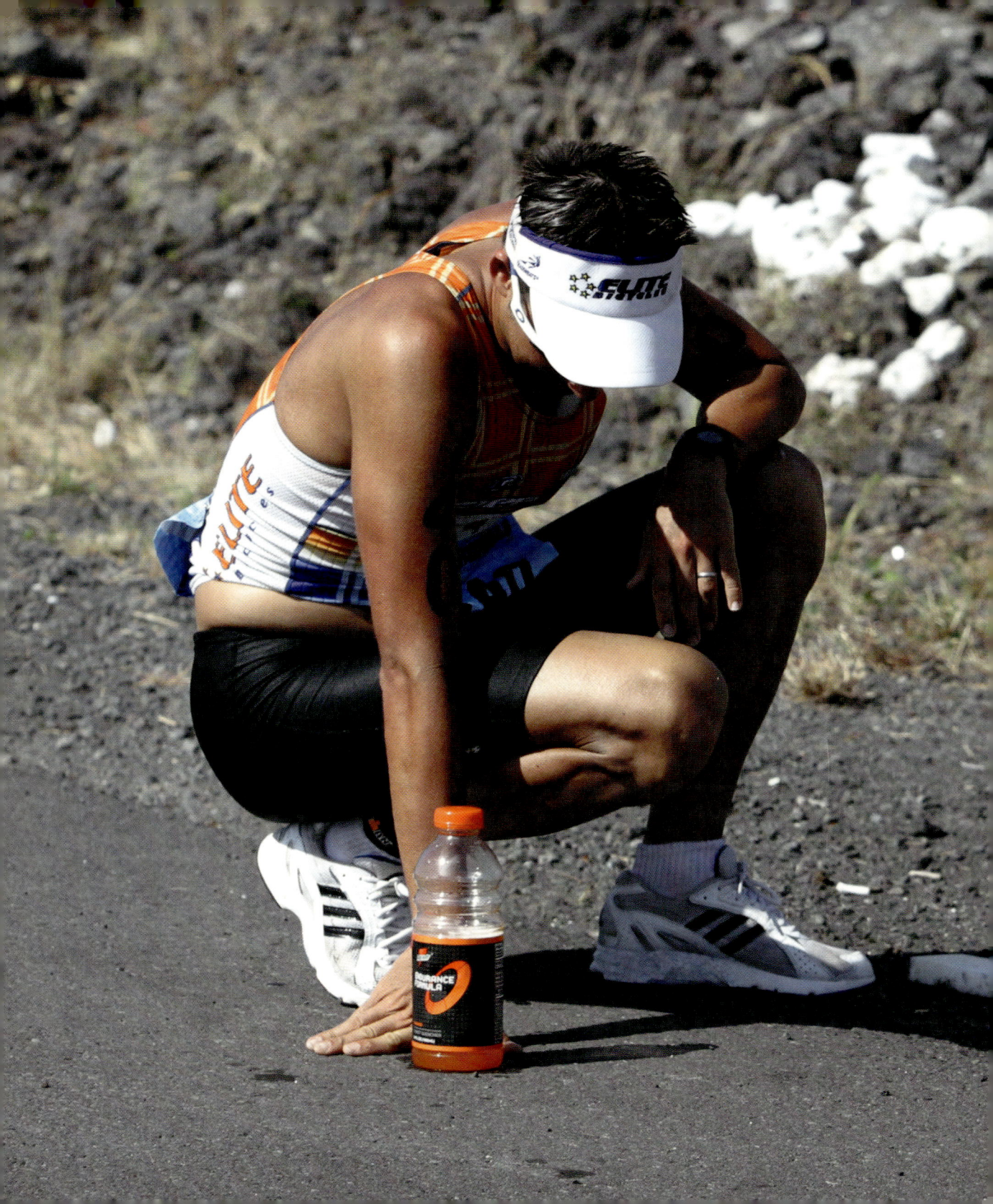

Kapitel 2

Ohne **Energie** läuft nichts!

Ohne Treibstoff läuft kein Motor. Auch unser Körper benötigt Energie für alle anfallenden Tätigkeiten wie die Atmung, die Aufrechterhaltung der Organfunktionen, körperliche und geistige Arbeit. Daraus ergibt sich ein Energiebedarf, der über die Nährstoffe der Lebensmittel gedeckt werden muss.

ie Einheit für den Energiegehalt der Nahrung ist Kilojoule (kJ). Im alltäglichen Gebrauch wird allerdings traditionell die Einheit Kilokalorien verwendet. Die Umrechnung von Kilokalorie (kcal) in Kilojoule ist sehr einfach. Der Wert wird mit 4,184 multipliziert, im umgekehrten Fall durch diesen dividiert. Eine Kilokalorie entsprechen demnach 4,184 Kilojoule und 1 Kilojoule sind 0,24 Kilokalorien. 1 Megajoule (MJ) sind 239 Kilokalorien und 1 Kilokalorie sind 0,004184 MJ.

Der tägliche Energiebedarf

Die Basis des Gesamtenergiebedarfs bildet der Grund- oder Ruheumsatz des Körpers. Es ist die Energiemenge zur Aufrechterhaltung aller lebensnotwendigen Organleistungen und Stoffwechselfunktionen im absoluten Ruhe- und Wachzustand. Die Energie, die für zusätzliche körperliche Aktivitäten beansprucht wird, bezeichnet man als Arbeits- oder Leistungsumsatz. Dieser wird als Vielfaches des

Der Grundumsatz beziffert den Energiebedarf in absoluter Ruhe

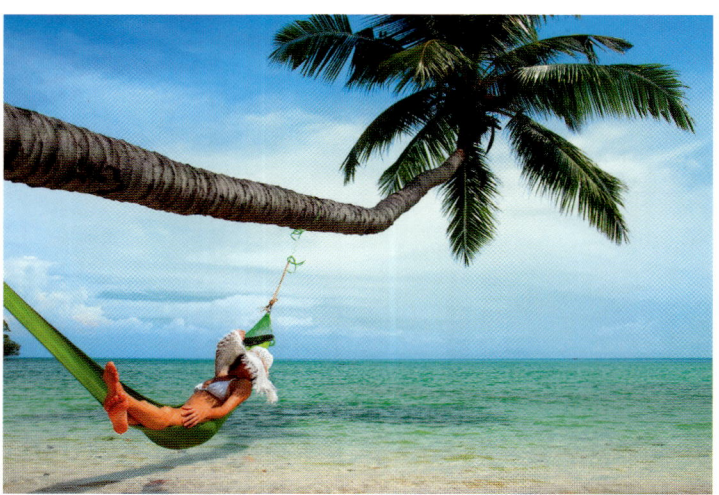

Grundumsatzes angegeben. Zum Transport und zur Verstoffwechselung der energieliefernden Nährstoffe Kohlenhydrate, Fette und Eiweiß benötigt der Körper acht bis zehn Prozent der aufgenommenen Nahrungsenergie, was sich in einer gesteigerten Wärmebildung bemerkbar macht. Dieser Effekt wird als Thermogenese bezeichnet. Bei einer gesunden Person mit normal körperlicher Aktivität und Mischkost macht die Thermogenese somit ungefähr zehn Prozent vom gesamten Energiebedarf aus. Den größten wärmebildenden Effekt hat Eiweiß. Weiteren Einfluss auf den täglichen Energiebedarf haben Wachstum, Schwangerschaft, Stillzeit, Stress und Krankheit.

Der Grundumsatz ist abhängig vom Muskelanteil, dem Alter, dem Geschlecht sowie genetischen und hormonellen Einflüssen. Mit zunehmendem Alter sinkt der Grundumsatz, da der Muskelanteil des Körpers abnimmt. Vor allem in der Muskulatur finden energiefreisetzende Stoffwechselprozesse statt. Männer haben aufgrund eines höheren Anteils an Muskulatur einen im Durchschnitt um zehn Prozent höheren Grundumsatz als Frauen. Je aktiver ein Mensch ist, umso höher ist der Anteil des Arbeitsumsatzes am Gesamtenergiebedarf. Dagegen kann der Grundumsatz bei üblicher körperlicher Belastung 70 und mehr Prozent des Tagesenergiebedarfs ausmachen. Studien mit Zwillingen haben ergeben, dass das Körpergewicht zu ungefähr 40 Prozent, das viszerale (um die inneren Organe liegende) Körperfett zu ungefähr 50 Prozent und das subkutane (unter der Haut liegende) Körperfett zu zirka zehn Prozent vererbt werden. Insbesondere die genetisch festgelegte Muskelfaserstruktur in der Skelettmuskulatur, in welcher ein Großteil der Energie umgesetzt wird, hat den größten genetischen Einfluss auf unseren Energiebedarf. Der Einfluss von Hormonen kann ebenfalls den Energieumsatz erhöhen oder verringern. Das wird anhand der Schilddrüsenhormone im Falle einer Unter- oder Überfunktion sehr deutlich. Während es im Fall einer Unterfunktion zu einer Drosselung des Stoffwechsels und damit einer Erniedrigung des Energieumsatzes kommt, ist bei einer Überfunktion das Gegenteil der Fall. Aber auch Stresshormone wie Adrenalin und Noradrenalin und das Sexualhormon Testosteron haben eine stoffwechselsteigernde Wirkung.

Der Grundumsatz kann sowohl mithilfe von Formeln geschätzt als auch mittels Kalorimetrie bestimmt werden. Allerdings sind nach Studienangaben Ungenauigkeiten von bis zu acht Prozent gegeben, während bei der indirekten Kalorimetrie, bei welcher der Grundumsatz mittels Sauerstoffverbrauch und Kohlendioxidproduktion erfasst wird, genauere Werte ermittelt werden können.

So ermitteln Sie Ihren täglichen Energiebedarf

Tagesenergiebedarf = Grundumsatz + Arbeitsumsatz + Thermogenese

Somit ergibt sich für eine 30 Jahre junge, gesunde Frau unter normalen Bedingungen ein durchschnittlicher Grundumsatz von ungefähr 1.340 Kilokalorien am Tag. Unter der Berücksichtigung der beruflichen Tätigkeiten und des Verhaltens in der Freizeit wird der Arbeitsumsatz als ein Mehrfaches des Grundsatzes dargestellt. Grundlage für den Multiplikator (= physical activity level; PAL-Wert) ist das Verhältnis des gemessenen Tagesenergieumsatzes zum Grundumsatz.

Beispiele für den Grundumsatz

Alter	Körpergröße [cm]	Körpergewicht [kg]	Grundumsatz [kcal/d]
Frauen			
15 bis 18 Jahre	166	58	1.460
19 bis 24 Jahre	165	60	1.390
25 bis 50 Jahre	164	59	1.340
51 bis 64 Jahre	161	57	1.270
65 Jahre und älter	158	55	1.170
Männer			
15 bis 18 Jahre	174	67	1.820
19 bis 24 Jahre	176	74	1.820
25 bis 50 Jahre	176	74	1.740
51 bis 64 Jahre	173	72	1.580
65 Jahre und älter	169	68	1.410

(nach FAO/WHO)

PAL-Werte bei Erwachsenen mit Sollgewicht

Arbeitsintensität & Freizeitverhalten	PAL-Wert	Beispiele
sitzende und liegende Lebensweise	1,2	alte, gebrechliche Menschen
sitzende Tätigkeit mit wenig oder keiner anstrengenden Freizeitaktivität	1,4–1,5	Büroangestellte, Feinmechaniker
sitzende Tätigkeit, zeitweilig auch zusätzlicher Energieaufwand für gehende und stehende Tätigkeiten	1,6–1,7	Laboranten, Kraftfahrer, Studierende, Fließbandarbeiter
überwiegend gehende und stehende Arbeit	1,8–1,9	Hausfrauen, Verkäufer, Kellner, Mechaniker, Handwerker
körperlich anstrengende berufliche Arbeit	2,0–2,4	Bauarbeiter, Landwirte, Waldarbeiter, Bergarbeiter, Leistungssportler

(nach DGE 2000)

Nach Angaben der Deutschen Gesellschaft für Ernährung (DGE) können für sportliche Betätigungen oder anstrengende Freizeitaktivitäten (30 bis 60 Minuten, 4- bis 5-mal pro Woche) zusätzlich pro Tag 0,3 PAL-Einheiten addiert werden.

Die zugrunde liegenden PAL-Werte für geringe körperliche Aktivität betragen 1,75 für Altersklasse 15 bis 24 Jahre, 1,70 für 25 bis 50 Jahre und 1,60 für 51 bis 65 Jahre und älter. Die PAL-Werte für die mittlere und starke körperliche Aktivität sind 1,45 und 2,2.

Folgendermaßen errechnet sich der durchschnittliche Tagesenergiebedarf für eine männliche Person mit mittlerer körperlicher Aktivität, einem Alter von 30 Jahren und einem Körpergewicht von 72 Kilogramm:

Tagesenergiebedarf =
39 kcal/kg x 72 kg = 2.808 kcal am Tag

Eine andere Berechnungsgrundlage für den Tagesenergiebedarf ist die Ermittlung des Grundumsatzes nach Harris und Benedict (1919), addiert mit dem individuell berechneten Arbeitsumsatz in Abhängigkeit der Sportart und Trainingsintensität. Die bereits seit 1918 bestehende Formel wird auch heute noch gern verwendet.

Für Frauen:
Grundumsatz [kcal/24 h] = 655,1 + (9,6 x Körpergewicht [kg]) + (1,8 x Körpergröße [cm])–(4,7 x Alter [Jahre])

Für Männer:
Grundumsatz [kcal/24 h] = 66,47 + (13,7 x Körpergewicht [kg]) + (5 x Körpergröße [cm])–(6,8 x Alter [Jahre])

Allerdings schätzen diese Formeln den tatsächlichen Grundumsatz um ungefähr zehn Prozent zu gering ein (Thompson, 1996). Eine andere Berechnungsmöglichkeit bietet die Gleichung von Cunningham, mit welcher man den Grundumsatz unter Verwendung der fettfreien Körpermasse (lean body mass) berechnen kann. Sie lautet:

Grundumsatz [kcal] =
500 + (22 x fettfreie Körpermasse [kg])

Wird zum Grundumsatz zusätzlich der Energiebedarf während des Alltags, während des Trainings, während der Arbeit und anderer

Täglicher Energiebedarf bei normalem Körpergewicht und normaler körperlicher Aktivität

Alter	geringe körperliche Aktivität [kcal/kg]	mittlere körperliche Aktivität [kcal/kg]	starke körperliche Aktivität [kcal/kg]
Frauen			
15 bis 18 Jahre	36	43	55
19 bis 24 Jahre	33	40	51
25 bis 50 Jahre	33	39	50
51 bis 64 Jahre	32	35	48
65 Jahre und älter	30	33	46
Männer			
15 bis 18 Jahre	39	46	60
19 bis 24 Jahre	35	41	54
25 bis 50 Jahre	34	39	52
51 bis 64 Jahre	32	35	48
65 Jahre und älter	30	34	46

(nach DGE 2000)

Energieumsatz in den Triathlondisziplinen

Gewicht	Energieumsatz [kcal/min] in den Gewichtsgruppen												
	52 kg	55 kg	57 kg	59 kg	61 kg	64 kg	66 kg	68 kg	70 kg	73 kg	75 kg	77 kg	80 kg
Schwimmen													
Rücken													
25 m/min	2,9	3,0	3,1	3,3	3,4	3,5	3,7	3,8	3,9	4,0	4,2	4,3	4,4
30 m/min	4,1	4,2	4,4	4,6	4,8	4,9	5,1	5,3	5,5	5,6	5,8	6,0	6,2
35 m/min	5,2	5,4	5,6	5,9	6,1	6,3	6,6	6,8	7,0	7,3	7,5	7,7	7,9
40 m/min	6,4	6,6	6,9	7,2	7,5	7,8	8,0	8,3	8,6	8,9	9,2	9,4	9,7
Brust													
20 m/min	3,6	3,8	4,0	4,1	4,3	4,5	4,6	4,8	4,9	5,1	5,3	5,4	5,6
30 m/min	5,4	5,7	5,9	6,2	6,4	6,7	6,9	7,1	7,4	7,6	7,9	8,1	8,3
40 m/min	7,3	7,6	8,0	8,3	8,6	8,9	9,3	9,6	9,9	10,2	10,5	10,9	11,2
Kraul													
20 m/min	3,6	3,8	4,0	4,1	4,3	4,5	4,6	4,8	4,9	5,1	5,3	5,4	5,6
25 m/min	4,6	4,8	5,0	5,2	5,4	5,6	5,8	6,0	6,2	6,4	6,6	6,8	7,0
35 m/min	5,6	5,9	6,1	6,4	6,6	6,8	7,0	7,3	7,5	7,8	8,0	8,3	8,5
45 m/min	6,6	6,9	7,2	7,5	7,8	8,1	8,4	8,7	9,0	9,3	9,5	9,8	10,1
50 m/min	8,1	8,5	8,8	9,2	9,5	9,9	10,3	10,6	11,0	11,3	11,7	12,0	12,4
Radfahren													
8 km/h	2,2	2,3	2,4	2,5	2,6	2,7	2,8	2,9	3,0	3,1	3,2	3,3	3,4
16 km/h	4,8	5,1	5,3	5,5	5,7	5,9	6,1	6,4	6,6	6,8	7,0	7,2	7,4
24 km/h	8,4	8,7	9,1	9,5	9,8	10,0	10,5	10,9	11,3	11,6	12,0	12,4	12,7
32 km/h	12,3	12,8	13,3	13,9	14,4	14,9	15,5	16,0	16,5	17,1	17,6	18,1	18,7
Laufen													
10 km/h	8,4	8,7	9,1	15,7	9,8	10,2	10,6	10,9	11,3	11,7	12,0	12,4	12,8
11 km/h	9,8	10,2	10,6	11,0	11,5	11,9	12,3	12,8	13,2	13,6	14,1	14,5	14,9
12 km/h	11,2	11,6	12,1	12,6	13,1	13,6	14,1	14,6	15,1	15,6	16,1	16,6	17,1
14 km/h	12,4	12,9	13,5	14,0	14,6	15,1	15,7	16,2	16,8	17,3	17,9	18,4	19,0
16 km/h	13,9	14,5	15,1	9,5	16,4	17,0	17,6	18,2	18,8	19,4	20,0	20,7	21,3
18 km/h	15,3	16,0	16,7	17,3	18,0	18,7	19,4	20,0	20,7	21,4	22,1	22,7	23,4
20 km/h	16,7	17,4	18,2	18,9	19,7	20,4	21,1	21,9	22,6	23,3	24,1	24,8	25,6

Nach M. Williams (1997). Williams gibt zur Berechnung des Arbeitsumsatzes durch sportliche Aktivität folgende Werte (= Kalorienverbrauch pro Minute Belastung) für die drei Teildisziplinen Schwimmen, Radfahren und Laufen im Triathlon in Abhängigkeit vom Körpergewicht für beide Geschlechter in obiger Tabelle an.

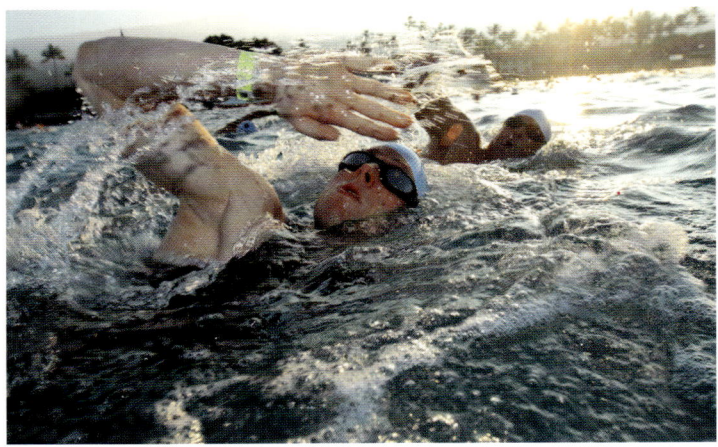

Je schlechter die Technik, desto geringer die Energieeffizienz

Die Analyse der Atemgase unter Belastung lässt Rückschlüsse auf die Energiegewinnung zu

Arbeitsumsatz (inkl. Grundumsatzanteil!)
= 20 kcal/min x 60 min = 1.200 kcal pro Belastungsstunde

Reiner Arbeitsumsatz
= Arbeitsumsatz - Grundumsatz
= 1.200 kcal/h - 1.600 kcal/24 h
= 1.200 kcal - 67 kcal
= 1.133 kcal für 1 Stunde Laufen (16 km/h)

Freizeitbeschäftigungen hinzuaddiert, erhält man den Gesamtenergiebedarf pro Tag.

Die dargestellten Zahlen sind nur ungefähre Durchschnittswerte, die im Einzelfall von zahlreichen Faktoren beeinflusst werden können. Radfahren im Windschatten setzt den Energieverbrauch herab, während ein Schwimmer mit einer schlechten Schwimmtechnik mehr Energie verbraucht als ein guter Techniker. Zudem beziehen sich die Zahlen auf die reine Belastungszeit; Unterbrechungen sind nicht enthalten.

Achtung: Die Energieverbrauchswerte in der Tabelle auf der vorigen Seite enthalten zusätzlich noch den Grundumsatz pro jeweilige Zeiteinheit, der je nach Dauer abgezogen werden muss. Rechenbeispiel: Der persönliche Grundumsatz beträgt zum Beispiel 1.600 Kilokalorien pro Tag. Ein Athlet mit einem Körpergewicht von 75 Kilogramm läuft 16 Kilometer in einer Stunde. Demzufolge berechnet sich sein Arbeitsumsatz folgendermaßen:

Neben einer Berechnung des Energieumsatzes ist auch eine sportmedizinische Messung möglich. Sowohl der Grundumsatz als auch der Arbeitsumsatz während sportlicher Belastung können in der Praxis mittels der indirekten Kalorimetrie ermittelt werden. Alle Nährstoffe werden mithilfe von Sauerstoff überwiegend zu Wasser und Kohlendioxid abgebaut. Auf der Basis einer gemessenen Sauerstoffaufnahme und Kohlendioxidabgabe kann unter Kenntnis des jeweils oxidierten Nährstoffs der Energieumsatz bestimmt werden. Für die Verbrennung von Kohlenhydraten, Fetten und Eiweißen sind unterschiedlich hohe Sauerstoffmengen nötig. Ebenso ist die Menge an gebildeten Kohlendioxidmolekülen verschieden. Durch die Erfassung der Atemgase mithilfe einer Atemmaske können so Rückschlüsse auf den Energieumsatz gezogen werden. Folgende Werte liegen dieser Messmethode zugrunde:

Physiologischer und physikalischer Brennwert

Darunter versteht man die Energie, die bei der Verstoffwechselung („Verbrennung") eines bestimmten Nährstoffs im Körper freigesetzt wird. Während Kohlenhydrate und Fette vollständig zu Kohlendioxid und Wasser abgebaut werden, stimmt ihr physiologischer Brennwert im Organismus mit dem physikalischen

Brennwert unter Laborbedingungen überein. Das trifft allerdings nicht für Eiweiße zu. Eiweiß wird nur unvollständig im Körper abgebaut. Der in den Eiweißmolekülen vorhandene Stickstoff wird als energiehaltige Harnstoffverbindung mit dem Urin ausgeschieden. Das ist die Ursache dafür, dass der physiologische Brennwert von Eiweiß um etwa 25 Prozent geringer ist als der physikalische Brennwert. Die Einheit dafür beträgt kcal/g oder kJ/g. Kohlenhydrate liefern pro Gramm eine Energie von 4,1 Kilokalorien, was auch dem physiologischen Brennwert von Eiweiß entspricht, und Fette liefern 9,3 Kilokalorien pro zugeführter Menge in Gramm.

Kalorisches Äquivalent (kal. Äqu.): Ohne Sauerstoff finden keine Verbrennungsprozesse im Körper statt. Das kalorische Äquivalent der Nährstoffe gibt für einen spezifischen Nährstoff die freigesetzte Energie bei der Verbrennung mit einem Liter Sauerstoff an. Die Einheit dafür beträgt: kcal oder kJ pro Liter Sauerstoff (O_2).

Respiratorischer Quotient (RQ): Mithilfe des respiratorischen Quotienten kann die unterschiedliche Beteiligung der verschiedenen Nährstoffe am Energieumsatz ermittelt werden. Der Quotient stellt das Verhältnis von einer bei der Nährstoffoxidation gebildeten Menge Kohlendioxid zu der aufgenommenen Sauerstoffmenge dar. Während bei der Verbrennung von Kohlenhydraten die Anzahl der zur Oxidation notwendigen Sauerstoffmoleküle gleich der Anzahl der Kohlendioxidmoleküle ist und sich somit ein respiratorischer Quotient von 1 ergibt, werden bei der Verbrennung von Fett mehr Moleküle Sauerstoff aufgenommen und verbrannt, als Kohlendioxidmoleküle

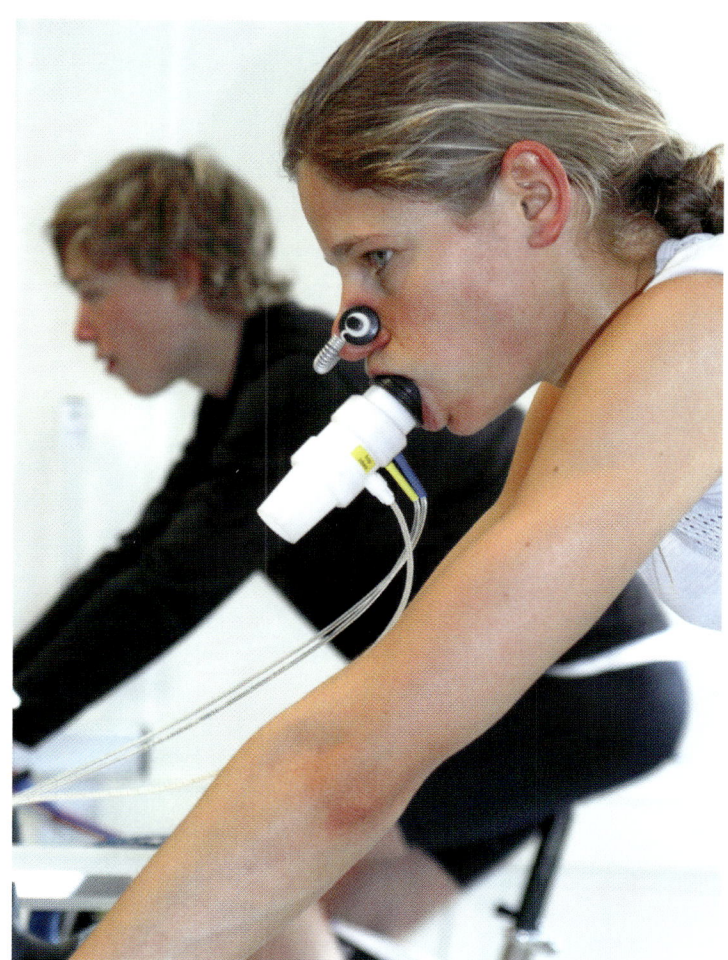

Physikalische und physiologische Brennwerte

Nährstoff	physika-lischer Brennwert	physiolo-gischer Brennwert	respirato-rischer Quotient	kalorisches Äquivalent
Kohlen-hydrate	4,1 kcal/g (17 kJ/g)	4,1 kcal/g (17 kJ/g)	1,0	5,05 kcal/l O_2 (21 kJ/l O_2)
Fette	9,3 kcal/g (38,9 kJ/g)	9,3 kcal/g (38,9 kJ/g)	0,7	4,69 kcal/l O_2 (19,6 kJ/l O_2)
Eiweiß	5,7 kcal/g (23,9 kJ/g)	4,1 kcal/g (17 kJ/g)	0,83	4,48 kcal/l O_2 (18,8 kJ/l O_2)

gebildet werden. Der respiratorische Quotient für Fette beträgt somit 0,7.

Der Energieumsatz kann somit auf der Basis der gemessenen Sauerstoffaufnahme und dem jeweiligen kalorischen Äquivalent ermittelt werden (Multiplikation). Der anhand der Atemgasanalyse festgestellte respiratorische Quotient, dessen Normalwerte zwischen 0,7 und 1,0 liegen, kann einem bestimmten kalorischen Äquivalent zugeordnet werden. Dabei bedeuten Werte von 0,7, dass ausschließlich Fettsäuren verbrannt werden, Werte von 1,0 ausschließlich Kohlenhydrate und ein Wert von 0,85 ein Mischungsverhältnis von Kohlenhydraten und Fetten von je 50 Prozent. Der Eiweißumsatz beträgt unter normalen Ernährungsbedingungen gleichmäßig 10 bis 15 Prozent des Grundumsatzes. Da der Energieumsatz während der Belastung hauptsächlich durch Kohlenhydrate und Fettsäuren gedeckt wird, kann der Eiweißanteil am Arbeitsumsatz vernachlässigt werden. Der so ermittelte Grundumsatz wird aufgrund der vernachlässigten Eiweißbeteiligung am Energieumsatz nur um 1 bis 1,5 Prozent zu hoch eingestuft,

Triathlon: Je länger die Distanzen, desto wichtiger der Energienachschub

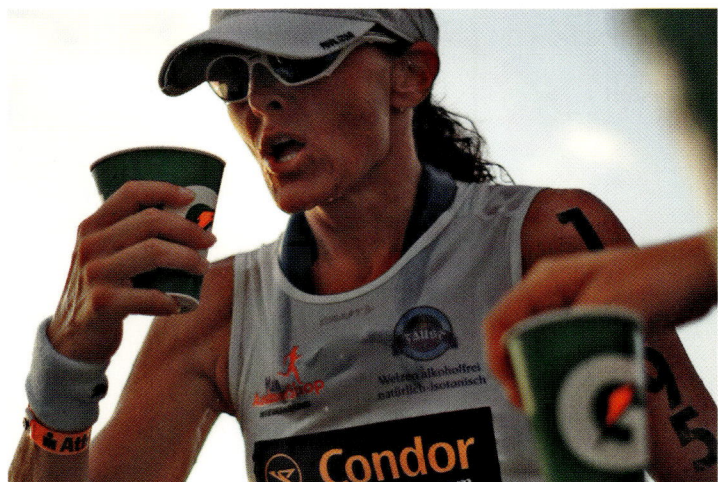

Das Verhältnis von RQ und kalorischem Äquivalent

RQ	Kalor. Äquivalent
0,70	19,586
0,71	19,636
0,72	19,686
0,73	19,737
0,74	19,791
0,75	19,841
0,76	19,896
0,77	19,946
0,78	19,996
0,79	20,051
0,80	20,101
0,81	20,151
0,82	20,201
0,83	20,256
0,84	20,306
0,85	20,360
0,86	20,411
0,87	20,461
0,88	20,515
0,89	20,566
0,90	20,616
0,91	20,666
0,92	20,716
0,93	20,767
0,94	20,821
0,95	20,871
0,96	20,921
0,97	20,976
0,98	21,026
0,99	21,076
1,00	21,131

(nach J. Stegemann 1991)

während der Arbeitsumsatz weitgehend genau bestimmt werden kann. Für die Praxis sind diese Werte dennoch wissenschaftlich anerkannt.

Berechnungsbeispiel: Wurde bei einem Athleten mittels einer Laufbandanalyse ein respiratorischer Quotient von 0,9 ermittelt und eine aufgenommene Sauerstoffmenge von 24 Litern gemessen, so ergibt sich ein Arbeitsumsatz von 20,616 kcal/l Sauerstoff x 24 Liter Sauerstoff = 495 kcal.

Kanadische Wissenschaftler um Kimber veröffentlichten in einer Studie den Energieverbrauch und die Energiezufuhr von zehn männlichen und acht weiblichen Triathleten an einem Ironman-Wettkampftag. Dabei wurde für die männlichen Athleten während des Wettkampfes ein Energieverbrauch von 10.036 +/– 931 und eine Energiezufuhr (Ernährungsprotokoll) von 3.940 +/– 868 Kilokalorien ermittelt. Für die weiblichen Triathleten wurde ein Energieverbrauch von 8.570 +/– 1.014 Kilokalorien bei einer Energiezufuhr von 3.115 +/– 914 Kilokalorien festgestellt. Insbesondere lange und wettkampforientierte Ausdauereinheiten lassen den Energieverbrauch ansteigen. So ergeben beispielsweise Langzeitausdauerbelastungen auf dem Fahrrad von mindestens 360 Minuten einen Energieverbrauch zwischen 8.600 und 12.000 Kilokalorien. Bei einem dreifachen Ironman werden pro Tag ca. 15.730 Kilokalorien verbraucht.

Wie kann der Körper Ausdauerbelastungen bewältigen?

Regelmäßiges Training führt zu günstigen Anpassungserscheinungen des Körpers, die insbesondere die Energiespeicher vergrößern und effizient verfügbar machen. Der Körper speichert

Übliche Distanzen im Triathlon

Triathlon	Schwimmen	Radfahren	Laufen
Volkstriathlon	500 m	20 km	5 km
olympische Distanz	1,5 km	40 km	10 km
Mitteldistanz	2,0 km	80 km	20 km
Half-Ironman	1,9 km	90 km	21,1 km
Double Olympics	3,0 km	80 km	20 km
Ironman	3,8 km	180 km	42,195 km

Energiespeicher bei Trainierten und Untrainierten

Energiespeicher	Trainierter	Untrainierter
Kohlenhydrate		
Leberglykogen	120–200 g	60–100 g
Muskelglykogen	400–600 g	200–300 g
Plasmaglukose	18–20 g	6–15 g
Fett		
Fettgewebe	8 kg	15 kg
Muskeltriglyzeride	200–350 g	50 g
Eiweiß		
Struktur-u. Funktionseiweiß	7 kg	6 kg
Aminosäuren	110 g	100 g

(nach Weineck 2004 und Neumann 1996)

Kohlenhydrate in Form von Glykogen in Leber und Muskulatur sowie Fett im Fettgewebe und als feine Fetttröpfchen in den Muskelzellen. Nachstehende Tabelle stellt die Energiespeicher des Körpers in Abhängigkeit des Trainingszustands dar. Ein Sportler hat größere intramuskuläre Energiespeicher als ein Untrainierter. Das ist eine der wichtigsten Adaptationen eines regelmäßigen Ausdauertrainings.

Glukose und Fettsäuren tragen unterschiedlich zur Energiebereitstellung während sportlicher Belastung bei. Bei submaximalen und

Substratverbrauch in Abhängigkeit der Belastungsintensität

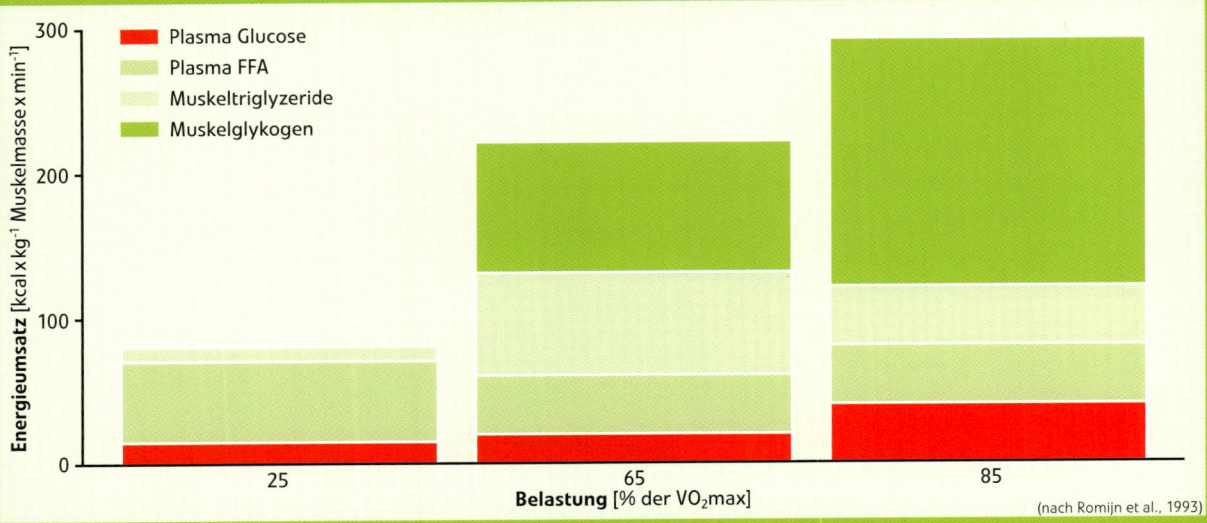

Mit zunehmender Belastungsintensität steigt der Energieverbrauch an. Die Energie wird über den vermehrten Abbau intramuskulärer Substrate bereitgestellt.

Substratverbrauch in Abhängigkeit der Belastungsdauer

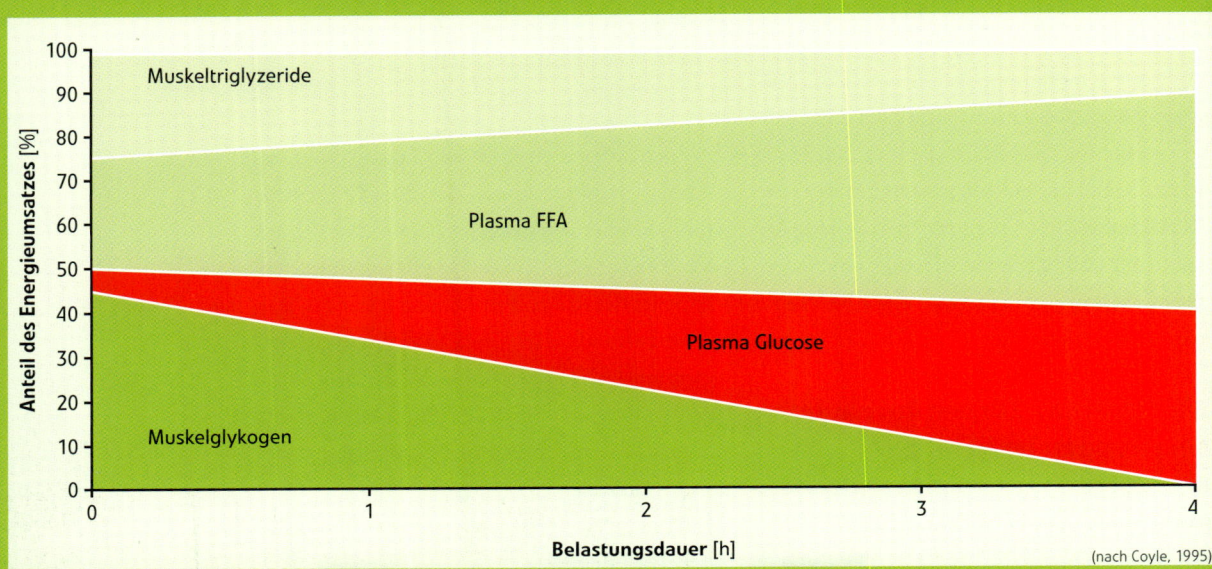

Steigt die Belastungsdauer an, werden die intramuskulären Energiedepots zunehmend entleert.

maximalen Belastungen (über 95 Prozent der VO₂max.) wird ausschließlich Glukose verbrannt. Bei niedrigen Belastungen (30 bis 50 Prozent der VO₂max.) werden 40 bis 50 Prozent Glukose verstoffwechselt, und während extremer Ausdauerbelastungen liegt der Anteil der Fettverwertung nahezu bei 90 Prozent.

Vorteile von Ausdauertraining aus energetischer Sicht

- Je höher die Glykogenvorräte sind, desto höher ist die Ausdauerleistungsfähigkeit bei intensiven Belastungen.
- Ausdauertraining erhöht die intrazellulären Fettdepots.
- Je besser ein Sportler trainiert ist, desto mehr Fettsäuren können bei höherer Intensität noch freigesetzt, transportiert und vom Gewebe verbrannt werden. Das schont das begrenzte Glykogendepot in der Leber und zögert Ermüdungsprozesse hinaus.
- Spezifische Enzymkapazitäten werden belastungsbedingt erhöht, was zu einer verbesserten Energieversorgung und erhöhten Widerstandsfähigkeit gegenüber Ermüdung führt.

Die Grenzen des Energieumsatzes

Wann sagt der Körper: „Stopp, ich kann nicht mehr"? Untersuchungen zu Extremausdauerleistungen haben ergeben, dass Untrainierte das 2,2- bis 2,5-Fache ihres Grundumsatzes in 24 Stunden umsetzen können. Sehr gut trainierte Athleten dagegen können aufgrund des Trainingszustands sowie einer gezielten Kohlenhydrataufnahme während der Belastung den Energieumsatz auf das Vier- bis Fünffache ihres Grundumsatzes steigern. Sowohl die Energieaufnahme als auch der Energieverbrauch setzen Extremausdauerleistungen Grenzen. Der Sportler kann für wenige

aufeinanderfolgende Tage enorme Mengen an Energie zuführen, jedoch kommt es dabei sehr oft zu Magen-Darm-Problemen.

Studienergebnisse berichten von protokollierten Energiezufuhren an Tagen extremer Ausdauerbelastungen wie zum Beispiel bei der Tour de France von 5.902 Kilokalorien, bei einem Triple Ironman (11,4 km Schwimmen, 540 km Radfahren und 126,6 km Laufen) von 12.345 Kilokalorien und einem 24-Stunden-Radrennen von 10.800 Kilokalorien. Der Energieverbrauch des 24-Stunden-Radfahrers lag bei 20.200 Kilokalorien, wobei 9.400 Kilokalorien aus den energiereichen Substraten der Muskulatur gewonnen wurden. Dass eine Energiebalance, also ein Gleichgewicht zwischen Energiezufuhr und -verbrauch, nicht aufrechterhalten werden kann, zeigt auch der damit verbundene Körpermasseverlust.

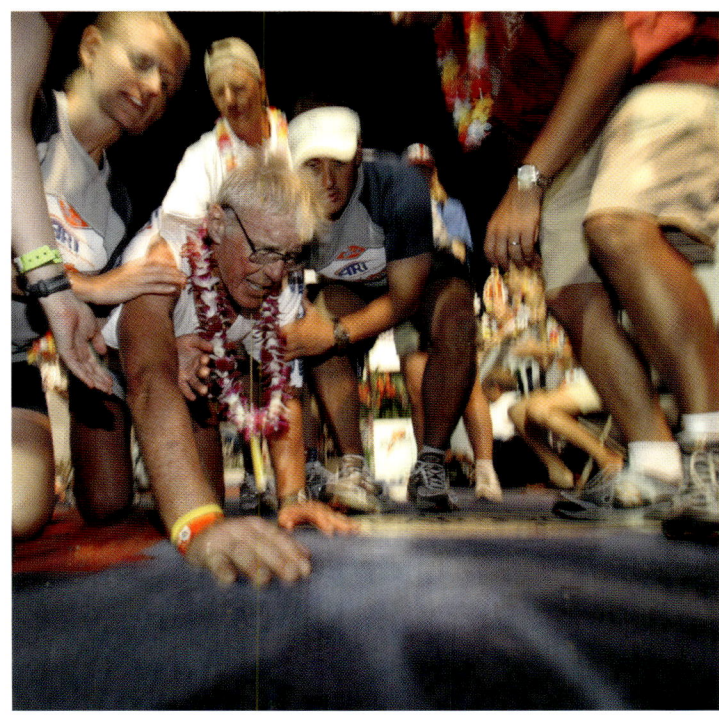

Der Ironman auf Hawaii: Eine Energieleistung, die jedes Jahr aufs Neue die Massen fasziniert

Die Energiezufuhr während der Belastung muss wie die sportliche Leistungsfähigkeit selbst trainiert und optimiert werden

Eiweiß wird besonders bei Energiemangel ebenfalls als Energielieferant abgebaut, was die Ursache für den Muskelabbau ist. Somit wird neben der sportlichen Belastung auch das richtige Kalorienmanagement für den Sportler eine große Herausforderung. Während in der Wettkampfphase hohe Energiebedarfswerte von 7.500 bis 10.000 Kilokalorien am Tag bei Etappen der Tour de France oder beim Ironman erreicht werden, können für Trainingsphasen Werte von zirka 6.000 Kilokalorien am Tag und in Phasen mit geringem Trainingsaufwand Werte von 3.500 Kilokalorien am Tag normal sein. Fällt das Training aufgrund einer Verletzung aus, fällt der Kalorienbedarf sehr stark ab.

Der tägliche Energiebedarf ist deshalb oftmals extremen Schwankungen ausgesetzt. Kann man das mit dem alleinigen Körpergefühl für Appetit, Hunger, Sättigung und Disziplin managen? Grundsätzlich ist es hilfreich, seinen Energiebedarf in verschiedenen Situationen der Belastung zu kennen. Es geht dabei nicht um Kalorienzählen, sondern um eine reale Einschätzung der Belastung und des Ener-

Die Ironman- und Langdistanzwettbewerbe stellen ganz besondere Anforderungen auch an den Energiehaushalt

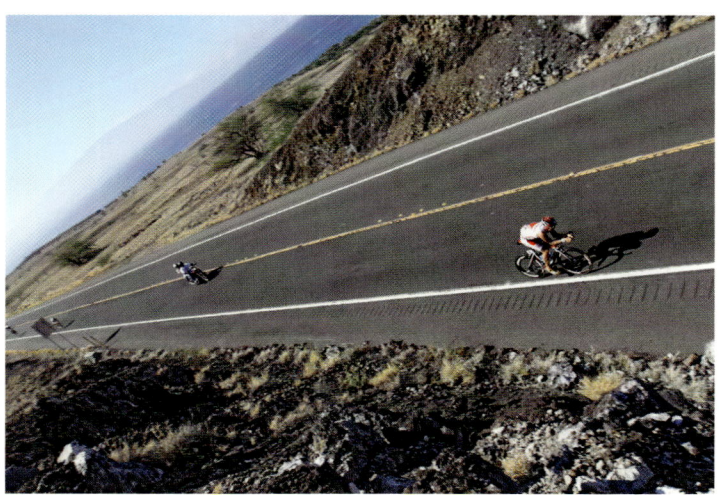

gieverbrauchs. Wenn man körperlich sehr hart trainiert, muss oftmals die Vernunft das Essverhalten steuern und zum Essen, insbesondere nach der Belastung, anregen. Der Appetit kann durch körperliche Stresssituationen auch negativ beeinflusst werden. Deshalb ist es wichtig, die Ruhephasen zwischen den einzelnen Belastungshöhepunkten zu nutzen, um die Reserven wieder aufzufüllen. Zum einen, weil dem Sportler mehr Zeit dazu bleibt, und zum anderen, weil ein stärkeres Verlangen nach Nahrung aufkommen kann.

Vorsicht ist nur in der Nachwettkampfphase oder in der trainingsfreien Zeit gegeben, damit der Sportler nicht zu viel Gewicht ansetzt. Hier spielen das richtige Ernährungswissen um eine abwechslungsreiche Kost sowie auch die Selbstdisziplin zum richtigen Ernährungsverhalten eine wichtige Rolle. Ernährungsberater helfen bei der Erstellung individueller Ernährungspläne, die auf der Basis persönlich bevorzugter Lebensmittel und dem jeweiligen Energiebedarf angepasst erstellt werden.

Energetische Probleme bei langen Ausdauerbelastungen

Mit steigender Belastungsdauer nimmt der Energieverbrauch zu. Allerdings sind die körpereigenen Energiereserven limitiert. Je stärker die Belastungsintensität ansteigt, desto mehr Energie wird aus den Speichern bezogen. Bei steigender Belastungsdauer kommt es zu entleerten Speichern. Energielieferanten sind die im Blut befindlichen Fettsäuren und Glukose, die zum einen der exogenen Zufuhr über die Nahrung und zum anderen für die Glukose aus dem Leberglykogen entstammen. Im anaeroben Bereich steigt der Anteil der Kohlenhydrate am Energieumsatz (relativ kleiner

Speicher), im aeroben Bereich überwiegt die Fettverbrennung (großer Speicher). Die regelmäßige Zufuhr von Energie über Lebensmittel und deren Verträglichkeit spielt zur Aufrechterhaltung der Leistung eine große Rolle. Allerdings sind auch der Nahrungsaufnahme während der Belastung deutliche Grenzen gesetzt. Bei intensiven Ausdauerbelastungen ist die Magenentleerungsgeschwindigkeit verringert. Es wird weniger Flüssigkeit in den Darm und ins Blut transportiert. Ein richtiges Versorgungsmanagement während der Belastung bezieht diese Aspekte mit ein. Bei intensiven Ausdauerbelastungen sollten nicht mehr als 360 Kilokalorien pro Stunde in Form von Kohlenhydraten (bzw. max. 80 Gramm Kohlenhydrate pro Belastungsstunde) und nicht mehr als 800 Milliliter Flüssigkeit (mit mindestens 460 Milligramm Natrium pro Liter Flüssigkeit) verzehrt werden.

Zusammenfassung

Jeder sollte seinen ungefähren Tagesenergiebedarf kennen und seine Energiezufuhr daran anpassen. Besonders groß ist diese Herausforderung für Spitzensportler, deren täglicher Energiebedarf in Abhängigkeit der sportlichen Aktivität oder Inaktivität um 1.000 Kilokalorien und mehr schwanken kann. Eine dauerhaft zu hohe Energiezufuhr schlägt sich schnell in ein paar Pfunden mehr nieder, während eine zu geringe Energie- und Nährstoffversorgung gesundheitliche Nachteile bringen kann. Mit dem richtigen Wissen und der richtigen Einstellung sind bestenfalls kleinere Korrekturen notwendig, die allerdings keine Probleme darstellen.

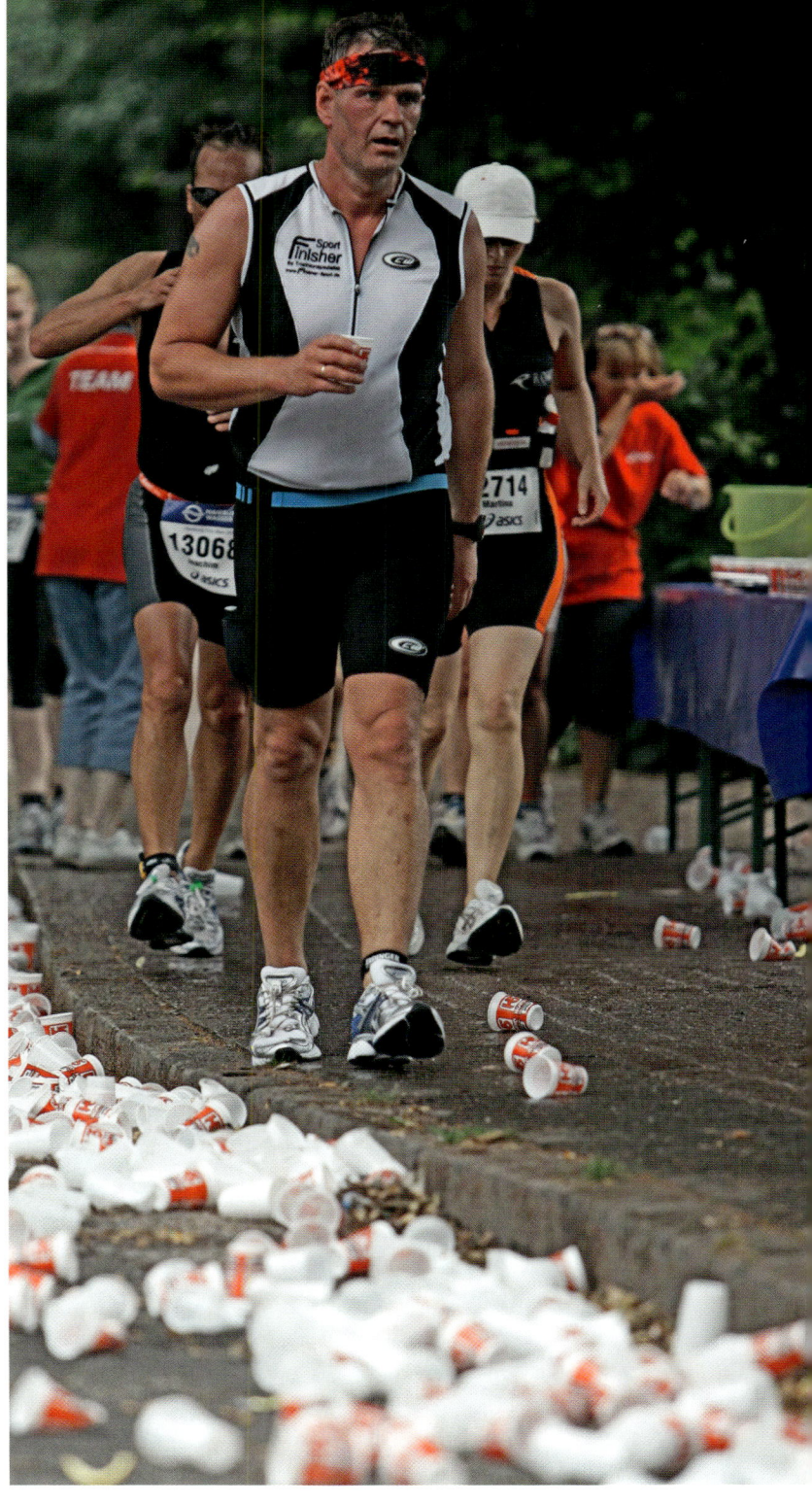

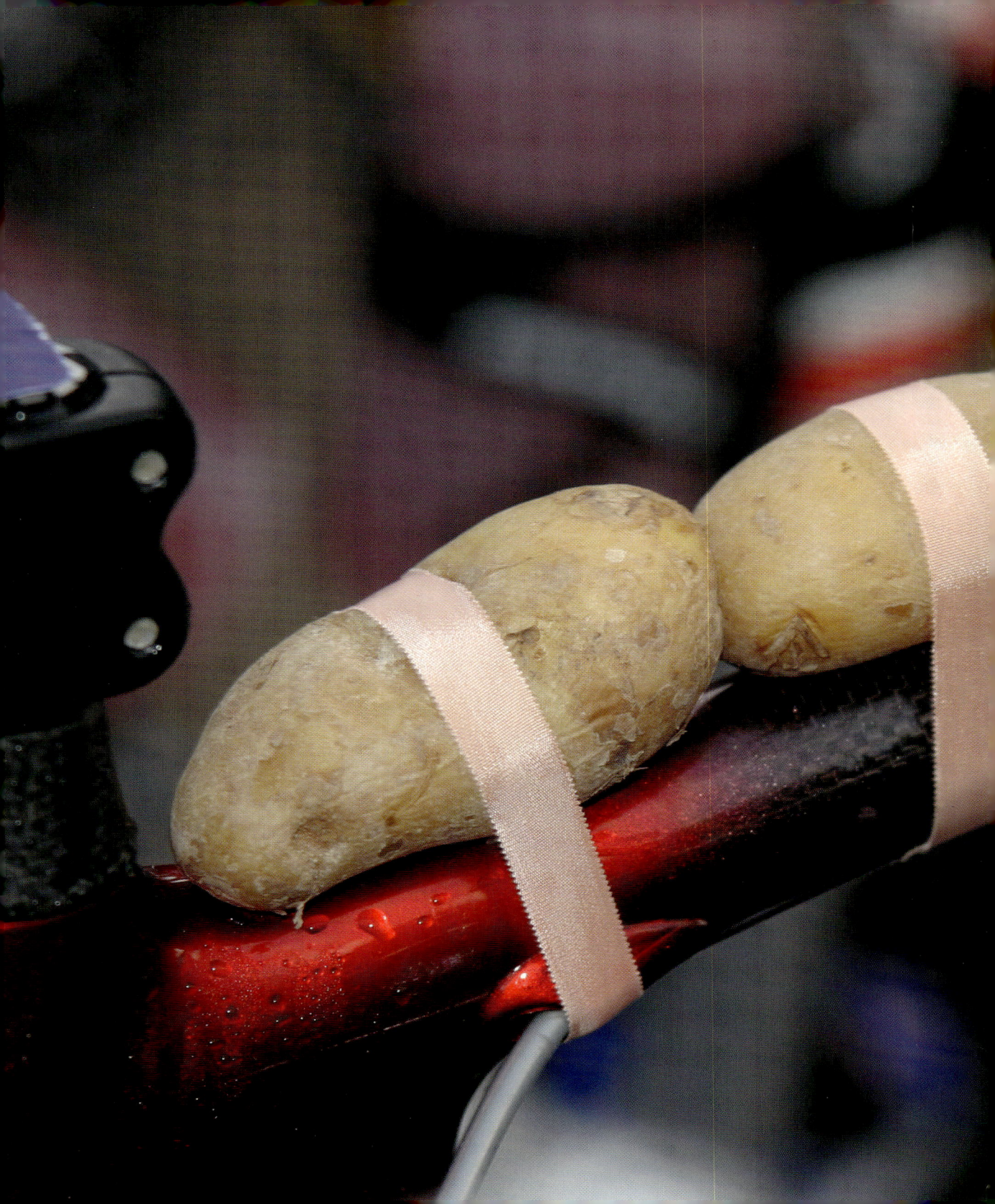

Kapitel 3

Kohlenhydrate

Energiequelle Nr. 1

Kohlenhydrate sind die wichtigsten Energielieferanten des Körpers. Einige Zellen können nur diesen Nährstoff verwerten. Trotzdem sind Kohlenhydrate nicht essenziell für uns. Wie das zusammenpasst, lesen Sie in diesem Kapitel.

Von allen Makronährstoffen sind die Kohlenhydrate die wichtigsten Energielieferanten für uns. Die Zellen des zentralen Nervensystems, die Zellen des Nierenmarks und die roten Blutkörperchen (Erythrozyten) können nur diesen Nährstoff verwerten und sind deshalb auf eine tägliche Mindestzufuhr von ungefähr 120 Gramm angewiesen. Trotzdem sind Kohlenhydrate nicht essenziell für uns.

Natürliche Energie- und Vitaminquelle: Honig

Im Fall einer unzureichenden Kohlenhydrataufnahme werden Eiweiß (zum Beispiel aus der Muskulatur), Laktat oder Glyzerin (das Grundgerüst von Fetten) abgebaut, um daraus über Stoffwechselumwege Glukose zu generieren und kurzfristig den Bedarf zu decken. Zum Aufbau von 100 Gramm Glukose werden circa 200 Gramm Nahrungs- oder Körpereiweiß benötigt, wobei bestimmte verzweigtkettige Aminosäuren (Eiweißbausteine) bevorzugt werden. Bei längerem Fasten allerdings passt sich der Stoffwechsel an und nutzt die von der Leber aus Acetyl-CoA gebildeten Ketonkörper

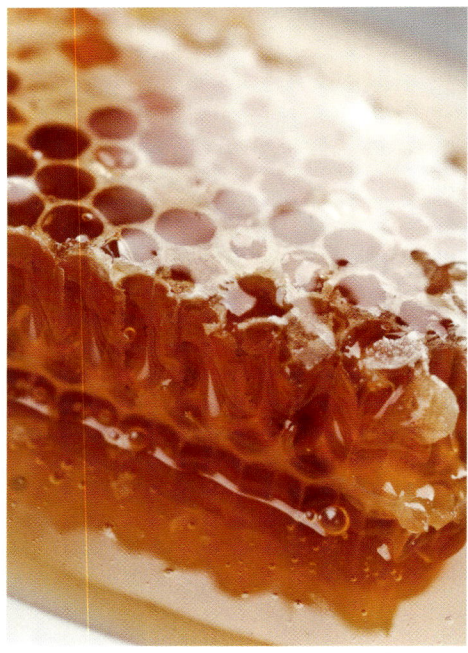

(Acetoacetat, Aceton und β-Hydroxybutyrat) zur Energieversorgung des Gehirns. Das funktioniert nur, wenn spezifische Enzyme zur Verarbeitung der Ketonkörper im Gehirn und in der Muskulatur gebildet werden. Acetyl-CoA ist eine natürlich anfallende Schlüsselsubstanz vieler Stoffwechselprozesse. Mit Hilfe dieser Anpassung kann das Gehirn anstatt einer Mindestmenge von 120 Gramm pro Tag mit nur 40 Gramm Glukose pro Tag auskommen.

Verwertbare Kohlenhydrate

Kohlenhydrate	Beispiele/Vorkommen
Monosaccharide	
Glukose (Traubenzucker)	Früchte, Gemüse, Honig
Fruktose (Fruchtzucker)	Früchte, Gemüse, Honig
Galaktose (Schleimzucker)	Milch- und Milchprodukte
Disaccharide	
Saccharose (Haushaltszucker) = Glukose + Fruktose	Zuckerrüben, Zuckerrohr, gering in Früchten und Gemüse
Laktose (Milchzucker) = Glukose + Galaktose	Milch, Milchprodukte
Maltose (Malzzucker) = Glukose + Glukose	Stärkeabbauprodukte, gering in Getreideprodukten, Gersten- und Kartoffelkeimen
Oligo- und Polysaccharide	
Dextrine (Stärkeabbauprodukt; aus 4–10 Glukoseeinheiten)	entstehen beim Backen von Kuchen und Brot, Stärkehydrolysate
Stärke (Amylose + Amylopektin) Amylose: 250–300 und Amylopektin: 5.000–6.000 Glukoseeinheiten	Kartoffeln, Getreide
Glykogen (viele Glukoseeinheiten)	Speicherkohlenhydrat in der Leber und Muskulatur des menschlichen und tierischen Körpers

Verwertbare Kohlenhydrate

Alle Kohlenhydrate bestehen aus Kohlenstoff, Wasserstoff und Sauerstoff. Pflanzliche Lebensmittel wie Getreideprodukte, aber auch Obst und Gemüse, sind die überwiegenden Kohlenhydratlieferanten unserer Ernährung. Neben ihrer wichtigen Aufgabe als Energielieferanten üben sie auch spezifische Funktionen aus wie zum Beispiel als Partner von Enzymen, Transportproteinen oder Immunglobulinen. Nach der Verdaubarkeit unterscheidet man zwischen verwertbaren (Zucker) und nicht verwertbaren Kohlenhydraten (Nahrungsfasern/ Ballaststoffe).

Während Glukose (Traubenzucker) und Fruktose (Fruchtzucker) insbesondere in Früchten und Honig vorkommen, ist die Galaktose ein wichtiger Bestandteil des Milchzuckers. Unter Saccharose wird der klassische Haushalts- oder Rohrzucker verstanden. Saccharose setzt sich zusammen aus je einem Glukose- und Fruktose-Baustein. Laktose (Milchzucker) ist hauptsächlich in Milch und Milchprodukten zu finden. Maltose (Malzzucker) kommt in Gersten- und Kartoffelkeimen vor. Pflanzliche Stärke besteht aus Amylose und Amylopektin. Besonders stärkereich sind Getreide und Kartoffeln. Glykogen ist die Speicherform der Kohlenhydrate in Leber und Muskulatur von Mensch und Tier.

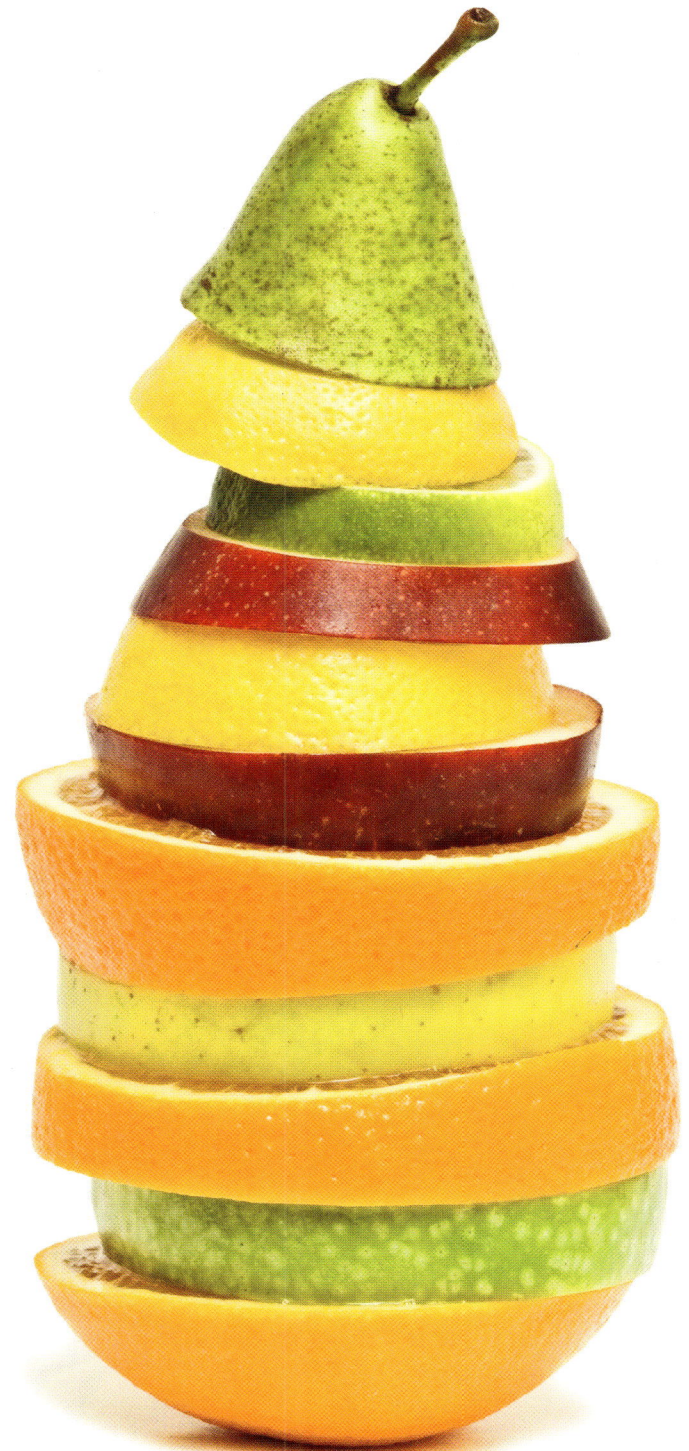

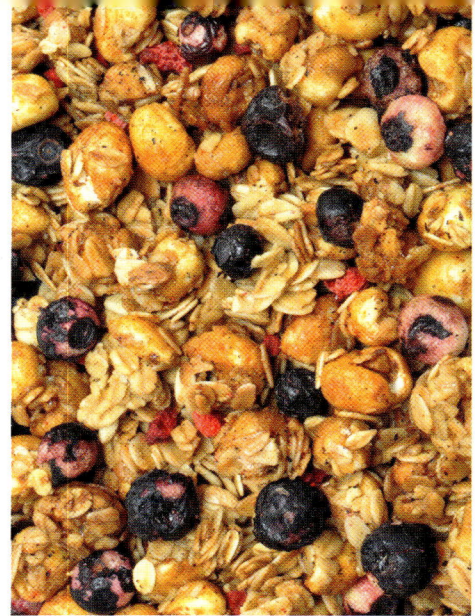

Ballaststoffe

Von diesen drei Gruppen der verdaulichen Kohlenhydrate, die vorrangig der Energieversorgung dienen, unterscheidet man die Gruppe der unverdaulichen Kohlenhydrate, auch Nahrungsfasern oder Ballaststoffe genannt. Diese Polysaccharide (Vielfachzucker) können nicht verdaut werden.

Ballaststoffe helfen nicht nur beim Abnehmen, sondern beugen auch vor Diabetes und Krebs vor

Sowohl die wasserlöslichen als auch die nicht löslichen Ballaststoffe haben eine große Bedeutung für die Gesundheit. Während die nicht löslichen Ballaststoffe vor allem die Stuhlmasse erhöhen und dadurch die Darmmotorik anregen, können die wasserlöslichen Ballaststoffe Wasser binden und das Stuhlvolumen erhöhen. Sie verzögern die Magenentleerung und sorgen so für ein anhaltendes Sättigungsgefühl.

Wasserlösliche und wasserunlösliche Ballaststoffe

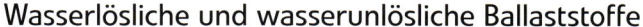

	nicht lösliche Ballaststoffe	wasserlösliche Ballaststoffe
Charakteristika	widerstandsfähig gegenüber dem Abbau durch bakterielle Enzyme, keine Gelbildung	Abbau durch bakterielle Enzyme, Gelbildung mit Flüssigkeit
wichtige Funktionen	Regulation der Zeit für den Dickdarmtransit; Erhöhung der Stuhlmasse und -frequenz	Verzögerung der Magenentleerung, Verzögerung der Glukoseabsorption, Senkung des LDL- und Gesamt-Cholesterins
Beispiele	Lignin, Zellulose, bestimmte Pektine und Hemizellulose	Gummi, bestimmte Pektine und Hemizellulose
Vorkommen	Weizen und Weizenvollkornprodukte, Weizenkleie, Roggen, Vollkornreis, Apfelschale, Kohl, Karotten, Rosenkohl, Rübe, Blumenkohl	Haferkleie, Hafervollkornmehl, Bohnen, Erbsen, Reiskleie, Gerste, Zitrusfrüchte, Apfelmark, Erdbeeren, Kartoffeln

Außerdem begünstigen sie die Ausscheidung von Gallensäuren, die Bausubstanz von Cholesterin, was wiederum zu einer Verringerung des LDL- und Gesamt-Cholesterols führt. Der Verzehr von Ballaststoffen führt zu einer geringeren Insulinausschüttung, was zum einen die Bauchspeicheldrüse entlastet und zum anderen für ein längeres Sättigungsgefühl sorgt. Eine gemüse- und obstreiche Kost liefert viele Ballaststoffe und senkt das Risiko für bösartige Tumoren in Mund, Rachen, Kehlkopf, Speiseröhre, Magen und Dickdarm. Im Ernährungsbericht der Deutschen Gesellschaft für Ernährung (DGE) 2008 wird eine Ballaststoffaufnahme von 31,1 Gramm am Tag mit einem um 21 Prozent verringerten Risiko für kolorektale Karzinome für Männer und ab einer täglichen Zufuhr von 24,3 Gramm für Frauen berichtet. Die Studie kommt zu dem Entschluss, dass insbesondere die Ballaststoffe in Getreide bei Karzinomen im Verdauungstrakt einen schützenden Effekt ausüben. Im Sinne einer Krebsprävention sollten mindestens 650 Gramm Obst und Gemüse am Tag sowie ballaststoffreiche Getreideprodukte verzehrt werden.

Der tägliche Bedarf

Die Deutsche Gesellschaft für Ernährung empfiehlt, mindestens 50 Prozent der täglichen Energiezufuhr in Form von Kohlenhydraten aufzunehmen. Bei geringer körperlicher Aktivität sind das für einen gesunden Erwachsenen etwa fünf Gramm pro Kilogramm Körpergewicht. Dabei sollte es sich in der Basisernährung bevorzugt um stärkehaltige und ballaststoffreiche Lebensmittel handeln, die zugleich auch gute Lieferanten von lebensnotwendigen Nährstoffen und sekundären Pflanzenstoffen sind. Mit steigender körperlicher Belastung steigt auch die Empfehlung für die tägliche Kohlenhydratzufuhr. Die ausreichende Verfügbarkeit von Glukose, sowohl über die Nahrung als auch aus körpereigenen Speichern in Muskulatur und Leber, ist für die körperliche Leistungsfähigkeit unerlässlich. Für den Sportler gelten Bedarfswerte für die Kohlenhydratzufuhr, die in Abhängigkeit des sportlichen Leistungsumfangs gesehen werden müssen. Bezüglich einer guten Ballaststoffzufuhr empfiehlt die DGE mindestens 30 Gramm am Tag.

Die Kohlenhydrate in der Verdauung

Ein großer Teil der Kohlenhydrate wird über stärkehaltige Lebensmittel aufgenommen. Die Verdauung von Stärke beginnt bereits im Mund. Die mit Speichel umgebenen Glukoseketten werden durch die α-Amylase in Dextrine gespalten. Die Endabbauprodukte der Stärke sind Maltose und Isomaltose. Saccharose und Laktose werden im Dünndarm durch weitere spezifische Enzyme der Bauchspeicheldrüse (Disaccharidasen) zu Monosacchariden gespalten. Das ist eine wichtige Voraussetzung für die Aufnahme im Dünndarm. Der größte Teil aufgenommener Galaktose und Fruktose wird in der Leber zu Glukose abgebaut. Glukose hingegen wird sowohl unter dem Einfluss von Insulin von den Körperzellen aufgenommen und verbraucht oder in Form von

Richtwerte für den Kohlenhydratbedarf

Ziel	empfohlene Kohlenhydrat-zufuhr pro kg Körpergewicht
kurzfristig auf Einzelleistung ausgerichtet	
optimale Glykogenspeicherung (inklusive regenerationsfördernder Aspekte und Carboloading)	täglich 7–10 Gramm
schnelles Wiederauffüllen der Glykogenspeicher bei Erholungs-zeiten von weniger als 8 Stunden zwischen den Einzelleistungen	alle 2 Stunden 1 Gramm
Vorleistungsmahlzeit zur Steigerung der Kohlenhydratverfügbarkeit vor Langzeitleistungen	1–4 Stunden vor Leistungsbeginn 1–4 Gramm
Kohlenhydratzufuhr während Leistungen mittlerer Intensität oder intermittierender Leistungen von mehr als 1 Stunde	stündlich 0,5–1 Gramm (30–60 Gramm pro Stunde)
längerfristig auf den Alltag ausgerichtet	
Bedarf bei geringer Leistungs-intensität und geringem Leistungsumfang (weniger als 1 Stunde pro Tag)	täglich 5–7 Gramm
Bedarf bei höheren Leistungsinten-sitäten und -umfängen im Ausdauersport (1 bis 3 Stunden mittel- bis hoch-intensive Belastung pro Tag)	täglich 7–10 Gramm
Bedarf bei Höchstleistungen (mehr als 4 bis 5 Stunden mittel- bis hochintensiver Belastung pro Tag)	täglich 10–12 Gramm

(nach Burke et al. 2001)

Glykogen in Leber und Muskulatur zur späteren Energiegewinnung gespeichert. Die Aufnahme in die Leber erfolgt insulinunabhängig.

Ballaststoffe werden durch Bakterien abgebaut. Die wichtigsten Endprodukte dieses Vorgangs sind die kurzkettigen Fettsäuren Acetat, Propionat und Butyrat. Auch Gase entstehen beim Abbauprozess. Die Fettsäuren werden im Dickdarm aufgenommen und von Schleimhautzellen, Leber und Muskulatur energetisch genutzt. Dabei kann eine Energie von 0 bis 2 Kilokalorien pro Gramm Ballaststoffe gewonnen werden. Die Ballaststoffe aus Obst und Gemüse liefern höhere Energiewerte als solche aus Getreide.

Unverzichtbarer Treibstoff im Triathlon: die Banane

Überdosierung möglich?

Grundsätzlich werden Kohlenhydrate vom Körper bevorzugt verstoffwechselt oder in Form von Glykogen gespeichert. Das ist auch bei einer hohen Kohlenhydratzufuhr der Fall. Wird über den Bedarf hinaus aufgenommen, dann werden größtenteils die Fettsäuren aus der Nahrung im Körperfettgewebe gespeichert. Liegt die Kohlenhydrataufnahme bei jungen Erwachsenen mit normaler körperlicher Aktivität allerdings bei mehr als 400 bis 500 Gramm pro Tag, werden aus der überschüssig zugeführten Glukose sowohl in der Leber als auch im Fettgewebe neue gesättigte Fettsäuren gebildet und im Körperfettgewebe gespeichert. Das betrifft auch die in geringen Mengen zugeführte Fruktose. Wer allerdings körperlich sehr aktiv ist, ist auf eine ausreichend hohe Kohlenhydratzufuhr angewiesen.

Ein Lebensmittel mit einem hohen glykämischen Index provoziert eine hohe Insulinausschüttung, während ein Lebensmittel mit einem niedrigen glykämischen Index weniger Insulin benötigt.

Kohlenhydrate und der Blutzuckerspiegel

Obwohl nicht zu jeder Mahlzeit und wenn dann in unterschiedlichen Mengen Kohlenhydrate zugeführt werden, wird die Blutzuckerkonzentration beim stoffwechselgesunden Menschen konstant im Bereich von 80 bis 120 mg/dl (4,5 bis 6,6 mmol/l) Blut gehalten. Der Blutzuckerspiegel wird reguliert durch: Insulin, Glukagon, Glukokortikoide und Catecholamine.

Werden Kohlenhydrate über die Nahrung aufgenommen, schüttet die Bauchspeicheldrüse Insulin aus: Der Insulinspiegel steigt nach den Mahlzeiten an. Dagegen ist der Insulinspiegel während Essenspausen, bei körperlicher Belastung und in der Nacht gering. Das Zusammenspiel von Insulin und Glukagon verhindert so größere Schwankungen des Blutzuckerspiegels. Die meisten Körperzellen nehmen Glukose nur in Anwesenheit von Insulin auf. Insulin senkt die Blutzuckerkonzentration, indem es die Aufnahme der Glukose in die Zellen (Glykolyse) und die Glykogenbildung sowie auch Triglyzeridbildung fördert. Zugleich hemmt es die Wirkung der Gegenspieler Glukagon, der Glukokortikoide und der Katecholamine. Diese Hormone wiederum kommen zum Einsatz, wenn die Blutzuckerkonzentration etwas unter den Normalbereich abfällt. Aus Glykogen der Leber sowie auch aus bestimmten Aminosäuren wird schnell neue Glukose gewonnen, um den Blutzuckerspiegel wieder ansteigen zu lassen. Die Wirkung des Insulins wird dabei gehemmt.

Insulin und Glukagon

– Insulin ist ein Hormon, das die Verwendung, Verteilung und Speicherung der Energie im Körper entscheidend beeinflusst. Es steuert die Speicherung aller Nährstoffe.

– Glukagon ist ein Gegenspieler von Insulin. Das Hormon verhindert ein zu starkes Absinken der Blutzuckerkonzentration, da der Körper ein Minimum an Glukose benötigt.

Der glykämische Index (GI)

Lebensmittel haben einen unterschiedlichen Einfluss auf den Blutzuckerspiegel. Um den Einfluss verschiedener Lebensmittel auf den Blutzuckerspiegel beschreiben und vergleichen zu können, hat der Wissenschaftler Jenkins 1981 den Begriff des glykämischen Index (oder kurz GI) eingeführt. Dieser gibt Auskunft über die Auswirkung einzelner Lebensmittel auf die Blutzuckerkonzentration, was mit der Einnahme einer entsprechenden Referenzmenge an Glukose oder Weißbrot in Beziehung gesetzt wird. Übt ein Lebensmittel einen nur geringen Einfluss auf den Blutzuckerspiegel aus, hat dieses einen niedrigen glykämischen Index, während ein Lebensmittel mit einem hohen glykämischen Index eine starke Blutzuckerantwort auslöst. Grundsätzlich ist die Geschwindigkeit entscheidend, mit der die Kohlenhydrate den Verdauungstrakt passieren. Je langsamer dieser Prozess verläuft, desto geringer ist der Einfluss auf den Blutzuckerspiegel und desto niedriger ist der glykämische Index des verzehrten Lebensmittels. Im umgekehrten Fall sind schnell verfügbare Kohlenhydrate sehr blutzuckerwirksam und in Lebensmitteln mit hohem glykämischen Index enthalten.

Stärke ist nicht gleich Stärke

Die Aussage, dass einfache, kurzkettige Kohlenhydrate schnell ins Blut gelangen und komplexe langsam, stimmt so nicht. Reis und Kartoffeln bestehen überwiegend aus komplexen Kohlenhydraten (Stärke), weisen aber einen hohen glykämischen Index auf. Grund dafür ist die Zusammensetzung der Stärke. Stärke besteht aus Amylose und Amylopektin. Während Amylose langkettig und geradlinig ist, ist Amylopektin verzweigtkettig und damit nicht nur

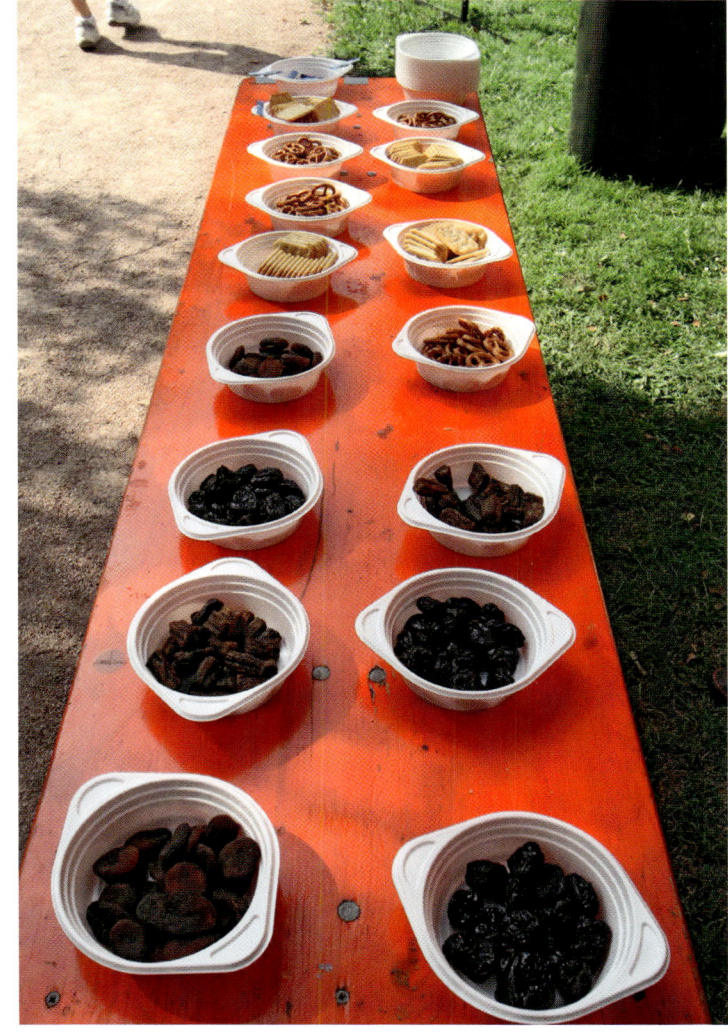

Unterschiedliche Kohlenhydratquellen haben verschiedene Auswirkungen auf den Blutzucker

Glykämischer Index einiger Lebensmittel

	glykämischer Index	50 g Kohlenhydrate sind enthalten in
hoher glykämischer Index (70 bis 100)		
Glukose	100	50 g
spezifische Sportgetränke	95	0,7 l
Baguette	95	100 g
gekochter Reis	88	170 g
Cornflakes	81	60 g
Ofenkartoffeln	85	200–300 g
Honig	73	65 g
Toastbrot	73	100 g
feinvermahlenes Brot	70	200 g
mittlerer glykämischer Index (55 bis 70)		
feinvermahlenes Vollkornbrot	70	130 g
Müsli	68	60 g
Softgetränke	68	0,5 l
Haushaltszucker	65	50 g
Colagetränke	63	460 ml
gekochter Basmatireis	58	200 g
Banane	55	250 g
Haferflocken	55	84 g
niedriger glykämischer Index (unter 55)		
Vollkornbrot mit Körnern	52	150 g
Schokolade	49	80 g
Orange	43	400–600 g
gekochte Teigwaren (al dente)	41	200 g
Apfel	36	400 g
unreife Banane	30	250 g
Milch	27	1,1 l
Fruchtzucker	23	50 g

(in Anlehnung an Foster-Powell 1995)

quellfähiger, sondern auch günstiger für einen enzymatischen Abbau. Liegt der Amylopektinanteil eines stärkereichen Lebensmittels höher als der an Amylose, ist auch der glykämische Index dieses Lebensmittels höher. Je höher der Anteil an der schwer zugänglichen Amylose, desto geringer ist der glykämische Index. Das ist auch die Erklärung dafür, warum normaler gekochter Reis im Vergleich zum Basmatireis einen höheren glykämischen Index aufweist. Der Anteil an Amylose ist bei Basmatireis höher als im herkömmlichen weißen Reis.

Nach dem Verzehr kohlenhydrathaltiger Lebensmittel wird aufgrund der ansteigenden Blutzuckerkonzentration Insulin ausgeschüttet. Lebensmittel mit einem hohen glykämischen Index benötigen viel Insulin, während Lebensmittel mit einem niedrigen glykämischen Index wenig Insulin erfordern. Viel Insulin bedeutet, dass die Zuckerkonzentration schnell wieder sinkt, indem der Zucker schnell in die Zelle gebracht wird. Der schnelle Blutzuckerabfall kann sogar zu einer Unterzuckerung (Hypoglykämie) führen, die sich in Konzentrationsschwäche, Heißhunger, Ermüdung oder Schwindelanfällen bemerkbar macht. Das Verlangen nach schnell verfügbarer Energie (Zucker) wird geweckt. Die Spirale setzt sich fort. Zugleich kommt es zu einer starken Beanspruchung der insulinproduzierenden Bauchspeicheldrüse, was sich in dem Krankheitsbild eines Typ-2-Diabetes manifestieren kann.

Der GI in der Basis- und Sporternährung

Entscheidend für die Auswirkung auf den Blutzuckerspiegel ist die Geschwindigkeit, mit der die Kohlenhydrate den Magen verlassen. Wesentliche Einflussfaktoren sind die Menge, der Anteil und die Art der vorhandenen Ballaststoffe, der Fettgehalt, die Energiedichte sowie auch die Konsistenz eines Lebensmittels. Grundsätzlich werden Flüssigkeiten vom Körper schneller aufgenommen als feste Speisen. Entscheidend ist außerdem die Konzentration der enthaltenen Zuckermoleküle. Je höher die Teilchenkonzentration, desto langsamer ist die Aufnahme aus dem Magen. Das ist der Grund dafür, warum unverdünnter Saft langsamer aufgenommen wird als mit Wasser verdünnter. Fette und Ballaststoffe können ebenfalls die Magenentleerungsrate verzögern. Für die Basisernährung ist eine Ernährung auf der Grundlage eines niedrigen glykämischen Index wünschenswert, da sie aus gesundheitlicher Sicht vorteilhafter ist.

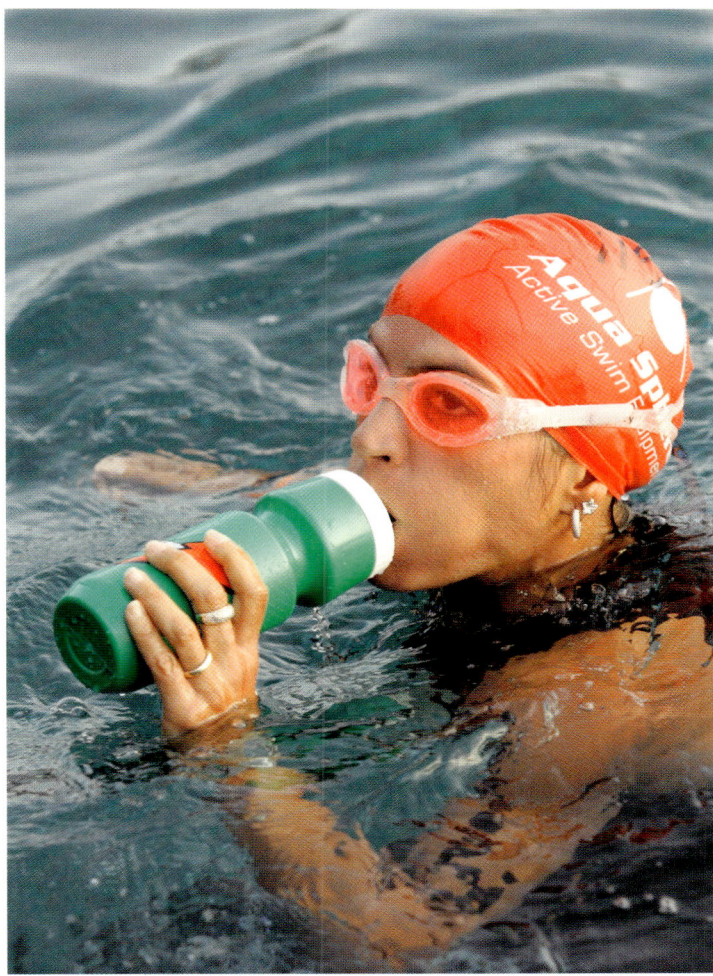

Vorteile einer Kost mit niedrigem GI für die Basisernährung

- Schonung der Bauchspeicheldrüse und der insulinproduzierenden Zellen
- keine große Schwankungen des Blutzuckerspiegels
- bessere Konzentrations- und Leistungsfähigkeit
- keine Heißhungerattacken
- anhaltendes Sättigungsgefühl
- Ballaststoff- und vitaminreiche Ernährung mit viel Gemüse, Obst und Salat
- grobkörnige Vollkornbackwaren liefern zugleich wertvolle Mineralstoffe

Für eine sportlich sehr aktive Person kann eine schnelle Magenentleerungsrate sehr viele Vorteile haben. Wenn man bedenkt, dass insbesondere während Ausdauerbelastungen die Verträglichkeit und Verfügbarkeit eines Ener-

So können Sie die Blutzuckerwirksamkeit der Kohlenhydrate mindern

Verwenden Sie statt ...	besser ...
Baguette, Brötchen, Weißbrot	Vollkornbackwaren mit ganzen Körnern
Gezuckerten Cornflakes	Müsli mit Trockenobst oder Haferflocken
Ofenkartoffeln, Kartoffelbrei	Pellkartoffeln
Weißer Reis	Vollkornreis oder Basmatireis
Waffeln	Nüsse, Müsliriegel, Haferkekse

Verdauungsprobleme beim Sport können verschiedene Ursachen haben. Neben ungünstigen Ernährungsgewohnheiten scheinen auch genetische Faktoren eine Rolle zu spielen.

gieträgers höchste Priorität genießen, wird sehr schnell deutlich, wo die Vorteile von Lebensmitteln mit hohem glykämischen Index liegen. Lebensmittel mit niedrigem glykämischen Index führen sowohl vor als auch während sportlicher Aktivität zu unangenehmen Beschwerden im Verdauungstrakt wie Blähungen, Völlegefühl oder Seitenstechen, sie verzögern die Energiebereitstellung, was sogar bis zum Abbruch der Belastung führen kann. Nur die Kohlenhydrate in Lebensmitteln mit hohem glykämischen Index verlassen den Magen schnell und belasten ihn nicht unnötigerweise. Der Körper bekommt seine Energie schnell und effizient zur Verfügung gestellt. Angst vor Unterzuckerung muss man während der Belastung aufgrund der hohen Blutzuckerwirksamkeit nicht haben. Dafür sorgen die ausgeschütteten Stresshormone. Auch nach dem Sport fördert der Verzehr von Lebensmitteln mit einem hohen glykämischen Index die Speicherung von Kohlenhydraten in Form von Glykogen und damit die Regeneration der Glykogenspeicher.

Der richtige GI zur rechten Zeit

Eine Ernährungsweise, die insgesamt eine geringe Blutzuckerwirksamkeit beinhaltet, kann viele Vorteile mit sich bringen. Hervorzuheben sind diesbezüglich die Schonung der insulinproduzierenden Zellen der Bauchspeicheldrüse, die positive Auswirkung auf die geistige und körperliche Leistungsfähigkeit und das Sättigungsgefühl. Sich dabei ausschließlich am glykämischen Index eines Lebensmittels zu orientieren, macht aus praktischer Sicht für die Basisernährung wenig Sinn. Es gibt eine Vielzahl von Einflussfaktoren, die die blutzuckerwirksamen Eigenschaften eines Lebensmittels verändern

können. Zudem essen wir eine Kombination von Lebensmitteln und nicht nur einzelne. Die Werte verändern sich, wenn verschiedene Lebensmittel im Sinne einer Mahlzeit verzehrt werden. Werden zum Beispiel Kartoffeln (mit einem hohen glykämischen Index) zusammen mit Gemüse und Salat verzehrt, beeinflusst das die Blutzuckerwirksamkeit der schnell verfügbaren Kohlenhydrate aus der Kartoffel. Die Blutzuckerantwort wird verlangsamt und weniger Insulin benötigt, da die im Gemüse und Salat enthaltenen Ballaststoffe eine Art Bremswirkung ausüben. Für den Sportler sind einzelne Lebensmittel mit einem hohen glykämischen Index sowohl während als auch unmittelbar nach der Belastung durchaus vorteilhaft. Sie sind verträglich, stellen effizient Energie bereit, mindern immunschwächende Einflüsse und beschleunigen die Regeneration.

Probleme bei der Verdauung

Probleme bei der Aufnahme oder Verdauung von Kohlenhydraten können in einer verminderten Aktivität oder einem Mangel an spezifischen Enzymen begründet sein. Eine sehr verbreitete Störung ist das Fehlen der Laktase, eines Enzyms, das den Milchzucker (Laktose) spaltet. In diesem Zusammenhang wird von einer Milchzuckerunverträglichkeit oder Laktoseintoleranz gesprochen. Die im Dünndarm nicht gespaltene Laktose geht in den Dickdarm über, wo sie von den Bakterien des Dickdarms zur Nahrung bereitsteht und sehr schnell zu kurzkettigen Fettsäuren abgebaut wird. Dieser Vorgang löst Beschwerden wie Bauchschmer-

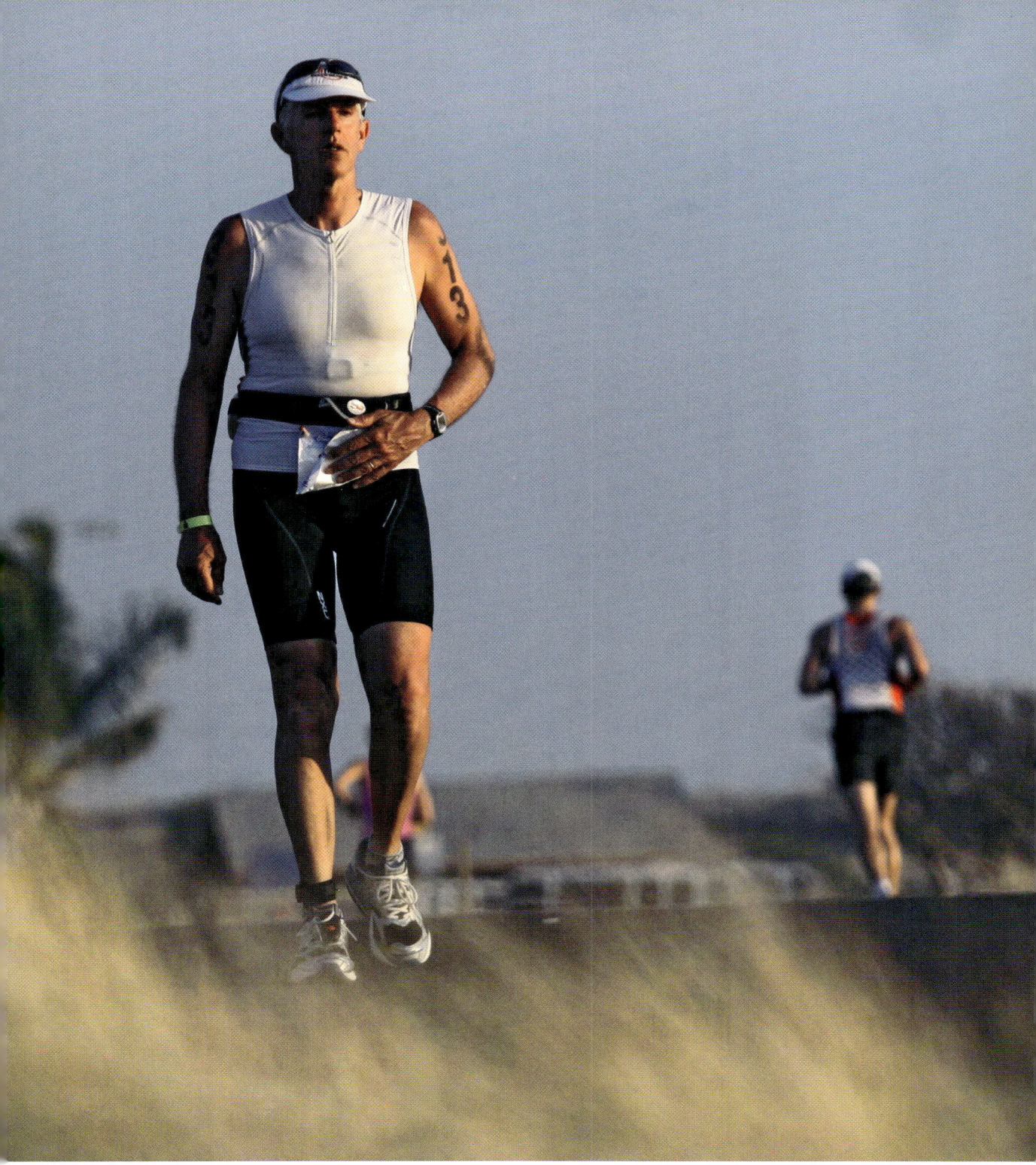

zen, Blähungen, Völlegefühl, Durchfall und teilweise Übelkeit aus.

Der Schweregrad (leicht, mittel oder schwer) dieser Erkrankung ist sehr unterschiedlich. Bei der leichten Form der Milchzuckerunverträglichkeit wird eine Menge von acht bis zehn Gramm Milchzucker pro Tag, bei der mittleren nur ein Gramm und bei der schweren gar kein Milchzucker vertragen. In den meisten Fällen treten Beschwerden bei zehn Gramm Milchzucker und mehr auf. Zur sicheren Diagnose wird ein oraler Milchzuckerbelastungstest mit 50 Gramm Milchzucker durchgeführt. Liegt eine Laktoseintoleranz vor, kann ein Anstieg des Wasserstoffgehaltes in der Atemluft (mehr als 20 ppm) und ein fehlender oder nur geringer Blutzuckeranstieg (weniger als 20 Milligramm pro Deziliter) beobachtet werden. Milch, Milchprodukte und Lebensmittel, die Laktose enthalten, werden von den Betroffenen nicht vertragen. Allerdings sind diese Produkte die Hauptlieferanten für Kalzium. Um die Gefahr einer Osteoporose aufgrund einer unzureichenden Kalziumzufuhr zu vermindern, sollten Betroffene Mineralwässer mit mindestens 150 Milligramm Kalzium (Ca^{2+}) pro Liter bevorzugen. Gemüsesorten wie Brokkoli, Grünkohl, Mangold, Spinat oder Lauch sind ebenfalls kalziumhaltig und sollten regelmäßig gegessen werden. Kalziumsupplemente können in manchen Fällen durchaus sinnvoll sein.

Eine Milchzuckerunverträglichkeit schränkt die Nahrungsaufnahme stark ein

Das sollten Sie bei einer Milchzuckerunverträglichkeit beachten

– Bevorzugen Sie Sauermilchprodukte wie Joghurt, Dickmilch, Buttermilch oder Kefir. Diese enthalten Milchsäurebakterien, die im Darm größere Mengen Milchzucker abbauen.

– Bei der Käseherstellung wird durch Fermentationsprozesse der Milchzucker weitgehend abgebaut, sodass viele Käsesorten vertragen werden.

– Ein Blick auf die Zutatenliste lohnt sich, da dort die enthaltene Laktose aufgelistet werden muss. Allerdings gilt bei Kräuter- und Gewürzmischungen: Laktose, die zu weniger als zwei Prozent im Endprodukt enthalten ist, muss nicht aufgeführt werden. Sie wird hierbei oft als Trägersubstanz eingesetzt. Ein Anruf beim Hersteller kann für Klarheit sorgen.

– Vorsicht: Auch Medikamente können laktosehaltig sein.

– Laktose- und milchfrei sind Fruchtsäfte, Mineralwasser, Kaffee, Tee, frisches Obst und Gemüse, Nüsse, Hülsenfrüchte, Kartoffeln, Nudeln, Reis, Fleisch, Fisch, Getreide, Getreideflocken, Konfitüre, Honig, Hühnereier, Fruchtgummis, frische Kräuter, Mandel-, Soja- oder Reismilch, Sojaprodukte, Marmelade, vegetarische Brotaufstriche, Tofu und Pflanzenöle.

– Laktose kann enthalten sein in Gemüsekonserven (eingelegte Gurken), Backwaren, Müslifertigmischungen, Schinken und Wurstwaren, Fertiggerichte, Margarine, Fischkonserven, Mayonnaise, Pestozubereitungen, Lakritze, Gewürzmischungen, Süßstofftabletten, Aromen, Verdickungs- und Bindemitteln.

– Weitere Informationen finden Sie im Internet unter www.gastro-liga.de

Das sollten Sie bei einer Fruchtzuckerunverträglichkeit beachten

- Haushaltszucker (Saccharose), Invertzucker und Honig enthalten neben Glukose auch Fruchtzucker!

- Sorbit, eine chemische Abwandlung von Glukose, ist oftmals in Diabetikerprodukten enthalten. Der Körper wandelt es in Fruktose um.

- Vorsicht ist geboten bei Obst- und Gemüsekonserven, Fruchtsäften, Obst- und Gemüsesorten, Weißbrot, Vollkornbrot, Pumpernickel, Honig, Marmelade, Mayonnaise, Ketchup, Fertigsoßen, Artischocken, Topinambur und Diabetikerprodukten.

- Achten Sie auf die Zutatenliste: Sorbit hat die E-Nummer 420.

- Erlaubt sind grüne Bohnen, Kopfsalat, Feldsalat, Chicorée, Brokkoli, Gurken, Spinat, Blumenkohl, Spargel, Rettich, Pilze, Erbsen, Tomaten, Weißkohl, Rhabarber und Zitronen. Kartoffeln sollten mindestens 10 bis 20 Tage gelagert und einen Tag vor dem Verzehr im geschnittenen Zustand gewässert werden.

- Liegt eine Fruktosemalabsorption vor, sollten Rosinen, Weintrauben, getrocknete Pflaumen und Sorbit enthaltene Produkte gemieden werden. Ansonsten wird eine normale Ernährung weitgehend vertragen.

- Weitere Informationen finden Sie im Internet auf der Website www.ernaehrung.de (Deutsches Ernährungsberatungs- und Informationsnetz).

Eine weitere Störung im Kohlenhydratstoffwechsel liegt bei der sogenannten Fruktoseintoleranz vor, die auch als Fruchtzuckerunverträglichkeit bezeichnet wird. Es wird zwischen der Fruktosämie oder Fruktosurie, der hereditären Fruktoseintoleranz und der Fruktosemalabsorption unterschieden. Während bei der Fruktosämie das Enzym Fruktokinase ausfällt und es zu einer Ansammlung des Fruchtzuckers sowohl im Blut als auch im Harn (Fruktosurie) kommt, spielt bei der hereditären Fruktoseintoleranz eine erbliche Komponente mit. Es liegt ein Enzymdefekt vor, der eine Stoffwechselform der Fruktose in der Darmwand, der Leber und den Nieren ansteigen lässt. Typische Symptome dieser erblichen und damit angeborenen Erkrankung sind Erbrechen, eine vergrößerte Leber sowie die Ausscheidung von Eiweiß über die Nieren. Bei der Fruktosemalabsorption kommt es zu Verdauungsstörungen mit den Symptomen Blähungen und Durchfall. Ursache hierfür ist der unverdaute Fruchtzucker im Dickdarm, der von den Dickdarmbakterien unter Gasproduktion verarbeitet wird.

Zusammenfassung

Wie viel wir von etwas essen und wann wir das tun, kann tiefgreifende Auswirkungen auf unsere Leistungsfähigkeit haben. Das macht sich ganz besonders bei der Versorgung mit Kohlenhydraten bemerkbar. Kohlenhydrate sind die Energielieferanten Nummer eins, die sowohl ausreichend in der Basisernährung sportlich aktiver Personen als auch richtig dosiert und zum richtigen Zeitpunkt während Ausdauerbelastungen zugeführt werden sollten. In Abhängigkeit ihrer Blutzuckerwirksamkeit können sie leistungssteigernde und regenerationsfördernde Vorteile für Sportler schaffen.

WOHL FÜHLEN

Geb. KABELJAU
mit TOMATENKOMP
und Kerbel sauce / L

TAFELSPITZ
mi

Kapitel 4

Gesundheitsschutzfaktor Fett

Vom Buhmann der Fitness-Fanatiker zum Liebling der Experten: Der Ruf der Fette hat über die Jahre eine wahre Achterbahnfahrt durchmachen müssen. Fett ist nicht gleich Fett – besonders für Triathleten lohnt es sich, einen näheren Blick auf diesen Nährstoff zu werfen.

Fette liefern von allen Nährstoffen mit 9,1 Kilokalorien pro Gramm die meiste Energie. Ist der Energiebedarf aufgrund körperlicher Aktivität hoch, leisten sie neben den Kohlenhydraten einen wichtigen Beitrag zur Energieversorgung. Würden nur kohlenhydratreiche Lebensmittel verzehrt, müssten riesige Mengen von Lebensmitteln verspeist werden.

Fette sind wichtig für

- den Aufbau von Zellmembranen – sie kommen in allen Körperzellen vor
- die Bildung von Gewebshormonen
- den Schutz von Organen wie Gehirn, Nieren und Leber vor mechanischen Einflüssen
- den Schutz vor Wärmeverlusten (gute Isolierschicht)
- die Aufnahme fettlöslicher Substanzen wie beispielsweise der fettlöslichen Vitamine
- das Geschmacksempfinden – Fett ist ein wichtiger Geschmacksträger
- die Speicherung von Fettenergie im Depotfettgewebe; das sichert das Überleben für eine bestimmte Zeit bei Nahrungsentzug, wenn ausreichend Wasser zur Verfügung steht

Der Aufbau der Fette

Ein Fettmolekül besteht aus einem Glyzerinbaustein, an dem drei Fettsäuren höngen (Triglyzerid)

Fette bestehen aus Glyzerin und Fettsäuren. Ein wichtiges Merkmal von Fetten ist ihre geradzahlige Kettenlänge. Kurzkettige Fettsäuren haben weniger als sechs Kohlenstoffatome (C-Atome), mittelkettige sechs bis zehn und langkettige mehr als zwölf. Je nach dem Vorhandensein von sogenannten chemischen Doppelbindungen zwischen den Kohlenstoffatomen können Fettsäuren sowohl gesättigt (ohne Doppelbindungen), einfach ungesättigt (mit einer Doppelbindung) oder mehrfach ungesättigt (mehrere Doppelbindungen) sein. Das Vorhandensein einer oder mehrerer Doppelbindungen und die Lokalisation der ersten Doppelbindung sind entscheiden für die Qualität und Bedeutung des Fetts.

Aufbau der Fette: Ein Glyzerin-Molekül verbindet drei Fettsäuren

Glyzerin	Fettsäure 1
	Fettsäure 2
	Fettsäure 3

Die mehrfach ungesättigten Fettsäuren haben die größte biologische Bedeutung für den Körper und werden in Omega-6- und Omega-3-Fettsäuren unterteilt. Die Bezeichnungen Omega-6 (ω-6) und Omega-3 (ω-3) deuten dabei auf die Stellung der ersten Doppelbindung hin, die sich entweder am sechsten oder dritten Kohlenstoffatom befindet und entscheidend für die Wertigkeit der Fettsäure ist. Grundvoraussetzung für das weite Wirkungsspektrum mehrfach ungesättigter Fettsäuren ist eine gewisse Form der Doppelbindung, die in der Biochemie als cis-Konfiguration bekannt ist.

Der Anteil der jeweiligen Fettsäuren führt zu unterschiedlichen Eigenschaften der Fette. Während Fette mit einem hohen Anteil langkettiger gesättigter Fettsäuren eine feste Konsistenz (Butter, Schmalz) und einen hohen Schmelzpunkt aufweisen, besitzen Fette mit einem hohem Anteil mehrfach ungesättigter Fettsäuren eine weiche bis flüssige Konsistenz (Öl) sowie einen niedrigen Schmelzpunkt. Bei Fettstoffwechselstörungen

Wichtige Fettsäuren im Überblick

Fettsäure	Vorkommen	Bedeutung und Wirkung
gesättigte Fettsäuren		
Laurinsäure (C_{12}:0)	Kokosnuss- und Palmkernfett	Laurin-, Myristin- und Palmitinsäure erhöhen die Cholesterinkonzentration, insbesondere das LDL-Cholestero sowie bei hoher Zufuhr auch die Triglyzerid-konzentration; Myristinsäure ist u.a. wichtig für den Aufbau von Zellmembranen
Myristinsäure (C_{14}:0) Palmitinsäure (C_{16}:0)	Milchfett, Kokosnuss- und Palmkernöl, Speck, Vollrahm, Kochmargarine, Butter, Eigelb, Schmalz, Kekse, Chips, Pommes	
Stearinsäure (C_{18}:0)	tierisches Fett, Kakaofett	kein Einfluss auf den Cholesterinspiegel; kann umgewandelt werden in Ölsäure
einfach ungesättigte Fettsäuren		
Ölsäure (C_{18}:1 ω-9)	Oliven-, Rapsöl, Nüsse, in den meisten pflanzlichen und tierischen Lebensmitteln	Ölsäure senkt die LDL-Cholesterinkonzentration und ist wichtig für Fließfähigkeit in den Zellmembranen
mehrfach ungesättigte Fettsäuren		
Omega-6-Fettsäuren		
Linolsäure (C_{18}:2 ω-6)	Samen-, Sonnenblumen-Maiskeim-, Sojabohnen, Erdnussöl; auch in tierischen Produkten	Vorstufe der Arachidonsäure und damit von Gewebshormonen; senkt LDL- und HDL-Cholesterin
Arachidonsäure (C_{20}:4 ω-6)	in tierischen Produkten	wichtiger Bestandteil der Zellmembran und von Gewebshormonen, beeinflusst Gerinnungs-, Entzündungs- und Immunfunktionen
Omega-3-Fettsäuren		
α-Linolensäure (C_{18}:3 ω-3)	Lein-, Walnuss-, Sojaöl, Walnüsse, Avocado	Vorstufe der längerkettigen Omega-3-Fettsäuren und damit von Gewebshormonen (Eicosanoide); alle Omega-3-Fettsäuren schützen vor Dickdarmkrebs und reduzieren LDL-Cholesterin und Triglyzeride im Blut
Eicosapentaensäure (C_{20}:5 ω-3) Docosahexaensäure (C_{22}:6 ω-3)	Lachs, Hering, Thunfisch, Aal, Makrele, Lebertran, Wildfleisch, Kaninchen	wichtige Bestandteile der Zellmembranen und als Gewebshormon, beeinflusst Gerinnungs-, Entzündungs- und Immunfunktionen in gegensätzlicher Richtung zu den Gewebshormonen der Omega-6-Fettsäurenreihe. Docosahexaensäure kommt im Nervengewebe und in der Augennetzhaut vor

(Dyslipoproteinämie) kann man sich die positive Wirkung einfach und mehrfach ungesättigter Fettsäuren zunutze machen. Sowohl die im Olivenöl vorkommende Ölsäure als auch Linolsäure (z. B. Maiskeimöl) und die wichtigen Omega-3-Fettsäuren in Lein- und Walnussöl, Lachs, Thunfisch, Hering, Sardinen usw. senken die LDL-Cholesterin- und Triglyzeridkonzentration ab und vermindern damit auch das Risiko für Herz-Kreislauf-Erkrankungen (Herzinfarkt, Schlaganfall, Atherosklerose usw.). Verstärkt wird dieser Effekt, wenn sowohl einfach als auch mehrfach ungesättigte gegen gesättigte Fettsäuren ausgetauscht werden.

Palmitin- und Myristinsäure haben von allen gesättigten Fettsäuren die größte steigernde Wirkung auf die LDL-Cholesterinkonzentration. Je höher diese ist, umso höher ist auch das Risiko für Herz-Kreislauf-Erkrankungen. Je weniger Energie über gesättigte Fettsäuren (in tierischen Produkten und bestimmten Ölen), insbesondere über Laurin-, Myristin- und Palmitinsäure, aufgenommen wird, umso besser ist die Wirkung der „guten" Fette auf die Blutfettwerte. Die Laurinsäure dagegen erhöht am stärksten die Gesamtcholesterinkonzentration, allerdings auch durch Erhöhung des „guten" HDL-Cholesterinwertes. Eine ausreichend hohe HDL-Cholesterinkonzentration schützt dagegen vor Herz-Kreislauf-Erkrankungen. Dennoch sollte sich der Gesamtcholesterinwert im Referenzbereich befinden.

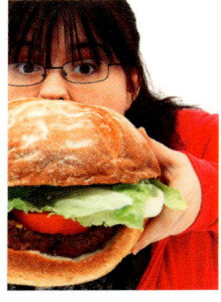

Vom Mund auf die Hüften: Fette können sofort verstoffwechselt oder viele Jahre eingelagert werden

Die Verdauung der Fette

Mit der Nahrung nimmt der Körper Triglyzeride (Glyzerin und drei Fettsäuren), Phospholipide (fettlösliche Substanzen), Cholesterinester und die fettlöslichen Vitamine A, D, E und K auf. Der Abbau der Fette aus der Nahrung findet vorwiegend im Duodenum (Zwölffingerdarm) und Jejunum (Leerdarm) statt. Mithilfe von Gallensalzen und der Darmmotorik werden die Fette in kleine Tröpfchen zerlegt (Emulsion), sodass die Lipase, ein fettspezifisches Verdauungsenzym der Bauchspeicheldrüse, die Triglyzeride besser in freie Fettsäuren und Monoglyzeride spalten kann. Weiteres Abbauprodukt ist Glyzerin.

Damit die fettlöslichen Bestandteile von der Darmschleimhaut aufgenommen werden können, bilden sich aus den Monoglyzeriden und insbesondere den langkettigen Fettsäuren mithilfe der Gallensalze sogenannte Mizellen. Charakteristisch für die Mizellen ist die Anordnung wasserlöslicher Bestandteile nach außen, während die fettlöslichen ins Innere zeigen. Weitere fettlösliche Substanzen wie die Vitamine A, D, E und K oder Cholesterin können eingelagert werden. Für die mittelkettigen Fettsäuren ist dieser Umbau nicht notwendig, sie gelangen direkt in die Blutbahn. Die weniger wasserlöslichen Fettbestandteile dagegen können mithilfe der Mizellenbildung in die Schleimhautzellen aufgenommen werden. In der Schleimhaut erfolgt eine Aufspaltung der Mizelle. Die langkettigen Fettsäuren und Monoglyzeride werden anschließend wieder zu Triglyzeriden zusammengebaut und in sogenannte Chylomikronen eingebaut.

Chylomikronen sind die Transportform von Nahrungsfetten von der Schleimhaut in Lymphe und Blut. Neben Cholesterin und Phosphatiden werden noch andere Substanzen zur Chylomikronenbildung herangezogen. Die Chylomikronen gelangen in den Kreislauf und können sowohl im Muskel- als auch im Fettgewebe abgegeben werden. Unter dem Einfluss von Lipoproteinlipase werden sie wieder zu Fettsäuren abgebaut. Die höchste Fettkonzentration im Plasma findet man zwei bis fünf Stunden nach der Nahrungsaufnahme vor. Ungefähr sechs Stunden später hat sich der Wert wieder normalisiert. Die Fettsäuren können als Triglyzeride sowohl im Fett- als auch als kleine weiße Tröpfchen im Muskelgewebe gespeichert werden. Muskeln können aber auch unmittelbar Energie aus ihnen gewinnen. Dieser Prozess wird als β-Oxidation bezeichnet.

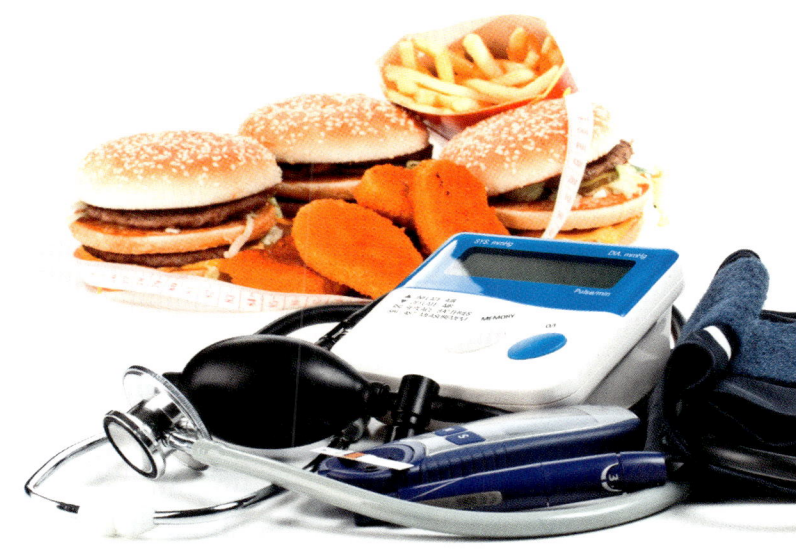

Unsere Versorgung mit Fett

Nach dem Ernährungsbericht der Deutschen Gesellschaft für Ernährung (DGE) nehmen Deutsche, Schweizer und Österreicher zu viel Fett auf. Die empfohlenen 30 Prozent der täglichen Energiezufuhr werden mit über 35 oder sogar 40 Prozent deutlich überschritten. Insbesondere der Anteil gesättigter Fette ist zu hoch. Studien belegen einen eindeutigen Zusammenhang zwischen einer über den Bedarf hinausgehenden Zufuhr gesättigter Fette und Atherosklerose, Fettstoffwechselstörungen, Dickdarmkrebs sowie Übergewicht. Sportler haben je nach Sportart, Trainingsumfang und Belastungsintensität einen Fettbedarf von ungefähr 1,5 Gramm pro Kilogramm Körpergewicht. Ihr Fettbedarf kann durchaus 35 Prozent des Tagesenergiebedarfs ausmachen.

Grundsätzlich empfiehlt die DGE bei einem Fettanteil von 30 Prozent der Tagesenergiezufuhr je ein Drittel der gesamten Fettmenge in Form von gesättigten, einfach ungesättigten und mehrfach ungesättigten Fettsäuren zuzuführen. Daten der Nationalen Verzehrsstudie haben jedoch schon 1989 gezeigt, dass die deutsche Bevölkerung 46 Prozent des zugeführten Fetts als gesättigte Fettsäuren, 38 Prozent als einfach ungesättigte und nur 16 Prozent als mehrfach ungesättigte Fettsäuren zu sich nimmt.

Risikofaktor: Die Deutschen essen zu fettreich

Vorsicht, Mangelerscheinungen!

Für das Erreichen der optimalen Fettanteile der Nahrung ist die Auswahl der richtigen Fettlieferanten von größter Bedeutung – mehr dazu später. Im Vergleich zu den gesättigten Fettsäuren sind einige der mehrfach ungesättigten Fettsäuren essenziell, der Körper ist also auf eine ausreichende Zufuhr über die Nahrung angewiesen. Insbesondere intensiv trainierende Sportler, die sehr auf ihr Körpergewicht achten, nehmen eher zu wenig Fett auf – und das zulasten einer ausreichenden Zufuhr der essenziellen Fettsäuren. Schon bei einer Fettzufuhr von weniger als 25 Prozent der Energie über Fette kann der Bedarf an essenziellen Fettsäuren nicht mehr gedeckt werden. Eine amerikanische Studie konnte einen Zusammenhang zwischen niedrigen Omega-3-Fettsäurekonzentrationen im Blut und vermehrten Verhaltens-, Konzentrations-, Lern- und Schlafproblemen gegenüber der Vergleichsgruppe mit einer höheren Omega-3-Fettsäurekonzentration nachweisen. Aus norwegischen Studien mit Kranken, die über Monate und Jahre künstlich ernährt werden mussten und aus Unwissen über die lebenswichtige Versorgung mit Omega-3-Fettsäuren keine erhielten, kam es zu spezifischen Hautveränderungen, die durch gezielte Gaben von Omega-3-Fettsäuren wieder behoben werden konnten. Auch Sehstörungen, Muskelschwäche, Zittern sowie Störungen der Oberflächen- und Tiefensensibilität wurden beschrieben. Ein Mangel an Omega-6-Fettsäuren kann zu Hautekzemen, einer Fettleber, Anämie (Blutarmut), erhöhter Infektanfällig-

Mangelerscheinung bei falscher Fettversorgung: eine höhere Infektanfälligkeit

keit, Wundheilungsstörungen und Wachstumsverzögerungen führen.

Mit dem Einsetzen der industriellen Nahrungsmittelproduktion hat die Versorgung mit Omega-6-Fettsäuren zu- und die mit Omega-3-Fettsäuren stark abgenommen, sodass unzureichende Versorgungszustände keine Seltenheit sind (MRFIT-Studie). Fleisch- und Milchprodukte haben den Fischverbrauch stark zurückgedrängt und damit auch die Zufuhr von Omega-3-Fettsäuren stark reduziert. Mangelsymptome treten erst nach einer langen Zeit ohne ausreichende Zufuhr von Omega-3-Fettsäuren in der Nahrung auf, können allerdings auch durch eine sehr hohe Zufuhr von Omega-6-Fettsäuren hervorgerufen werden.

Konkurrenzkampf der Fettsäuren

Es ist also nicht nur die Quantität und Qualität der zugeführten Nahrungsfette entscheidend, auch das richtige Verhältnis zugeführter essenzieller Fettsäuren zueinander ist für deren Wirkung in unserem Körper bedeutend. Aus diesem Grund empfiehlt die Deutsche Gesellschaft für Ernährung, 2,5 Prozent der Gesamtenergie in Form von Omega-6-Fettsäuren und 0,5 Prozent als Omega-3-Fettsäuren zuzuführen. Daraus ergibt sich ein Verhältnis von 5:1 (bis höchstens 10:1). In Mitteleuropa und Nordamerika überwiegt allerdings die Versorgung mit Linolsäure, einer Omega-6-Fettsäure, sodass Verhältnisse von 25:1 bis zu 50:1 vorliegen.

Warum aber ist das „richtige" Verhältnis wichtig und sollte lieber geringer als höher liegen? Die Antwort liegt in der Weiterverarbeitung der Fette im Körper: Vorstufen beider Omega-Fettsäurereihen, die Linolsäure als Omega-6-Fettsäure und die α-Linolensäure als Omega-3-Fettsäure, konkurrieren bezüglich ihrer Verlängerung zu den Eicosanoiden (Gewebshormonen) Arachidonsäure und Eicosapentaensäure um das gleiche Enzymsystem. Der Begriff Eicosanoide leitet sich vom griechischen „eicosa", der Zahl „20", ab und weist auf die Anzahl der Kohlenstoffatome hin. Im Mittelpunkt stehen dabei die Arachidonsäure (C_{20}:4 ω-6) und die Eicosapentaensäure (C_{20}:5 ω-3), die in ein komplexes Hormonsystem eingebunden sind, das sehr stark durch die Zufuhr beider Fettsäuren und deren Verhältnis zueinander beeinflusst wird.

Aus der Arachidonsäure, die überwiegend in tierischen Produkten vorkommt, werden das Thromboxan A2 sowie verschiedene Prostaglandine der 2er-Reihe mit I2 als wichtigsten Vertreter gebildet. Prostaglandin I2 wirkt gefäßerweiternd und zugleich gerinnungshemmend, was bedeutet, dass es eine durchblutungsverbessernde Wirkung hat. Der Gegenspieler von Prostaglandin I2 ist Thromboxan A2, da es gefäßverengend und gerinnungsfördernd wirkt. Aus der Eicosapentaensäure entstehen Thromboxan A3 und Prostaglandine der 3er-Reihe, von denen Prostaglandin I3 die größte Bedeutung hat. Es hat ebenfalls, wie Thromboxan A2, eine gefäßerweiternde und gerinnungshemmende Funktion. Der eigentliche Unterschied liegt bei Thromboxan A3, das im Vergleich zu Thromboxan A2 nur eine sehr geringe gefäßverengende und gerinnungsfördernde Wirkung aufweist. Welche Vorteile lassen sich nun durch eine fettoptimierte Ernährung für die Gesundheit schaffen? Ist die Ernährung reich an Eicosapentaensäure, werden bevorzugt Thromboxan A3 und Prostaglandin I3 gebildet.

Wichtige Eicosanoide und deren Wirkung im Körper

Fettsäuren	Eicosanoide	Wirkung
Eicosapentaensäure (C_{20}:5 ω-3)	Prostaglandin I3 (der 3er-Reihe)	gefäßerweiternd und gerinnungshemmend
	Thromboxan A3	fast inaktiv
	Leukotrien B5	schwach entzündungsfördernd
Arachidonsäure (C_{20}:4 ω-6)	Prostaglandin I2 (der 2er-Reihe)	gefäßerweiternd und gerinnungshemmend
	Thromboxan A2	gefäßverengend, gerinnungsfördernd
	Leukotrien B4	stark entzündungsfördernd

Folglich überwiegt der gefäßerweiternde und gerinnungshemmende Effekt dieser Eicosanoide mit dem gesundheitlichen Vorteil der verbesserten Durchblutung von Organen und Gewebe. Zudem wird Leukotrien B5 gebildet, das im Vergleich zu Leukotrien B4 nur eine sehr schwache entzündungsfördernde Wirkung besitzt. Diese positiven Effekte und die gleichzeitige Unterdrückung der gefäßverengenden und gerinnungsfördernden Wirkung von Thromboxan A2 sind im Sinne einer Prävention von Herz-Kreislauf-Erkrankungen wünschenswert. Die Entdecker dieser Zusammenhänge, Professor Vane aus England und die beiden schwedischen Professoren Bergström und Samuelsson, erhielten für diese Forschungsarbeit 1982 den Nobelpreis für Medizin.

Um die genannten Vorteile nutzen zu können, ist ein Verhältnis für die Zufuhr von Linolsäure (C_{18}:2 ω-6) und α-Linolensäure (C_{18}:3 ω-3) im Verhältnis von 5:1 aus ernährungsphysiologischer Sicht erstrebenswert. Allerdings haben Linolsäure und α-Linolensäure bezüglich der Eicosanoidsynthese eine geringere biologische

Einmal aufgenommen, treten die Fettsäuren im Körper einen Konkurrenzkampf um die weiterverarbeitenden Systeme an

Wirksamkeit als Arachidonsäure und Eicosapentaensäure. Studien belegen eine zwei- bis über zehnmal höhere Wirksamkeit von Eicosapentaensäure zur Bildung von Eicosanoiden als ihre Vorstufe α-Linolensäure.

Die Wirkungen von Omega-3-Fettsäuren

- Verbesserung der Durchblutung und Sauerstoffabgabe
- Verringerung des Risikos für Herz-Kreislauf-Erkrankungen
- positive Beeinflussung vieler chronischer Erkrankungen
- entzündungshemmende Wirkung (sinnvoll bei Rheuma, Arthritis, Schuppenflechte)
- blutdrucksenkende Wirkung bei erhöhten Werten
- Verringerung von Herzrhythmusstörungen
- hemmende Wirkung auf Tumorwachstum bei Dickdarm- und Bauchspeicheldrüsenkrebs
- vorteilhafte Wirkungen bei Colitis ulcerose (Darmerkrankung)
- Erfolge bei der Behandlung von Depressionen, Schizophrenie, Alzheimer-Krankheit, multipler Sklerose, Osteoporose, Leberverfettung, Schwangerschaftskomplikationen, ADHS-Syndrom bei Kindern, chronischer Bronchitis, Schuppenflechte und Herz-Kreislauf-Erkrankungen
- Grundsätzlich ist nach Angaben von Singer (2000) von einer Normalisierung bzw. Verbesserung gestörter Funktionen auszugehen. Man kann Omega-3-Fettsäuren als reine Naturmedizin betrachten. Nachteilige Wirkungen von Omega-3-Fettsäuren sind bei einer Zufuhr über die Lebensmittel nicht zu erwarten.

Omega-3-Fettsäuren im Sport

Omega-3-Fettsäuren senken die Triglyzeridkonzentration im Blut und normalisieren die Funktion von Blutplättchen sowie einzelner Gerinnungsfaktoren, außerdem machen sie die roten Blutkörperchen (Erythrozyten) flexibler. All das führt zu verbesserten Fließeigenschaften des Bluts. Eine Anlagerung von Blutgerinnseln an Gefäßwänden wird verhindert und dadurch die Gefahr von Gefäßverschlüssen gesenkt. Auch durch die kleinsten Blutgefäße kann das Blut besser fließen. Das wiederum verbessert die Sauerstoff- und Nährstoffversorgung der Muskulatur, was für sportlich aktive Personen von großem Interesse ist.

Durch die Einlagerung von Omega-3-Fettsäuren in die Zellmembranen der Erythrozyten werden diese elastischer und können leichter durch die kleinsten Kapillaren durchströmen. Je verformbarer die Erythrozyten sind, desto besser können sie auch das Gewebe mit Sauerstoff versorgen. Ein weiterer Vorteil ist, dass die Zähflüssigkeit des Bluts (Viskosität) abnimmt, sodass das Blut ebenfalls leichter durch das Kapillarsystem fließen kann. Die gefäßerweiternde Wirkung der Omega-3-Fettsäuren trägt ebenfalls positiv dazu bei. Insbesondere Eicosapentaen- und Docosahexaensäure haben eine große Bedeutung für die Gesundheit und sollten täglich in einer Dosis von ein bis zwei Gramm im Verhältnis von 2:1 zugeführt werden.

Um ausreichend essenzielle Fettsäuren aufzunehmen, müssen in der Praxis keine Berechnungen durchgeführt werden. Entscheidend sind die richtige Auswahl und der bewusste Einsatz der wertvollen Fettlieferanten.

Zeit für einen Ölwechsel!

Nicht jedes Pflanzenöl bringt dem Körper gleich viele gesundheitliche Vorteile. Ein Blick auf die Zusammensetzung der Öle lohnt sich daher sehr. Oliven-, Raps- und Erdnussöl enthalten mengenmäßig die größten Anteile der einfach ungesättigten Ölsäure. Der Gehalt an α-Linolensäure ist beim Rapsöl mit 8,6 Prozent pro 100 Gramm Öl am höchsten und das Verhältnis von Linol- zur α-Linolensäure mit 2:1 sehr günstig. Sonnenblumen-, Kürbiskern-, Maiskeim-, Soja-, Walnuss- und auch Weizenkeimöl fallen zunächst durch einen hohen Anteil an Linolsäure auf. Allerdings können das Lein- und Walnussöl noch durch einen entsprechenden Anteil der α-Linolensäure überzeugen, während das Weizenkeimöl durch einen außerordentlich hohen Vitamin-E-Gehalt glänzt.

Eine Bewertung nach dem Verhältnis der Linol- zur α-Linolensäure ergibt eine klare ernährungsphysiologische Aussage. Leinöl ist das Pflanzenöl mit dem höchsten Anteil der wichtigen Omega-3-Fettsäure α-Linolensäure. Außerdem ist Leinöl das einzige Öl, bei dem der Anteil an α-Linolensäure im Vergleich zu Linolsäure überwiegt. Günstige Quotienten von 5:1 bieten auch Walnuss-, Weizenkeim- und Sojaöl, die von Sonnenblumen-, Kürbis- und Maiskeimöl nicht erreicht werden. Zur Verbesserung der Versorgung mit lebensnotwendigen Omega-3-Fettsäuren empfehlen Fachgesellschaften einen Quotienten von 5:1 bis 10:1. Das erklärt die elitäre Stellung der Pflanzenöle Lein-, Walnuss-, Weizenkeim-, Raps- und Olivenöl in der Küche. Allerdings muss erwähnt werden, dass maximal zehn Prozent der zugeführten Linol- und α-Linolensäure in die

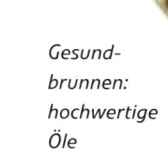

Gesundbrunnen: hochwertige Öle

Bedarf an einzelnen essenziellen Fettsäuren

Fettsäuren	minimaler/ mittlerer Bedarf	optimaler Bedarf
Linolsäure	6,5 mg/Tag (1,6 %)	10 mg/Tag (2,5 %)
α-Linolensäure	290–390 mg/Tag (0,2–0,3 %)	860–990 mg/Tag (1,0–1,2 %)
Eicosapentaen- und Docosahexaensäure	100–200 mg/Tag (0,1–0,2 %)	350–400 mg/Tag (0,4 %)

(nach Singer und DGE 2000)

Fett- und Vitamin-E-Gehalt ausgewählter Pflanzenöle

Pflanzenöle und Anteile bestimmter Fettsäuren [%]	Ölsäure C_{18}:1 ω-9	Linolsäure C_{18}:2 ω-6	α-Linolen-säure C_{18}:3 ω-3	Verhältnis ω-6/ω-3	Vitamin-E-Gehalt [mg/100 g]
Olivenöl	71,7	8	0,95	8:1	12
Rapsöl	60,1	19,1	8,6	2:1	15
Erdnussöl	52,5	23,9	0–1,3	≤ 18:1	17
Sonnenblumenöl	21,9	60,2	0,5	120:1	55
Kürbiskernöl	23,0	51,0	0,48	106:1	0
Maiskeimöl	31,1	50,0	0,9	56:1	30
Sojaöl	20,1	53,4	7,6	7:1	15
Walnussöl	15,7	57,5	13,4	4:1	3
Leinöl	17,2	13,4	55,3	1:4	2
Weizenkeimöl	14,7	55,8	8,9	6:1	215

(nach Souci-Fachmann-Kraut 1991)

Hinweis: Die Summe der Prozente ergibt nicht 100, da nicht alle enthaltenen Fettsäuren berücksichtigt werden. Der Vitamin-E-Gehalt in Milligramm pro 100 Gramm Öl wird aufgeführt, da dieses Vitamin eine wichtige Schutzfunktion für die sehr licht- und sauerstoffempfindlichen Doppelbindungen der ungesättigten Fettsäuren erfüllt.

Fettgehalt einzelner Fischsorten

Fisch und Anteile bestimmter Fettsäuren in [mg/100 g]	Ölsäure C_{18}:1 ω-9	Linolsäure C_{18}:2 ω-6	α-Linolensäure C_{18}:3 ω-3	Eicosapentaen-säure C_{20}:5 ω-3	Docosahexaen-säure C_{22}:6 ω-3
Lachs	2.960	440	550	700	2.140
Thunfisch	2.650	260	270	1.070	2.280
Makrele	1.500	200	215	690	1.300
Hering	1.700	150	60	2.700	450
Salzhering	1.965	355	270	855	1.355
Sardinen	640	100	50	660	930
Bückling	1.480	1.480	240	1.120	490
Aal	8.140	480	200	1.015	1.450

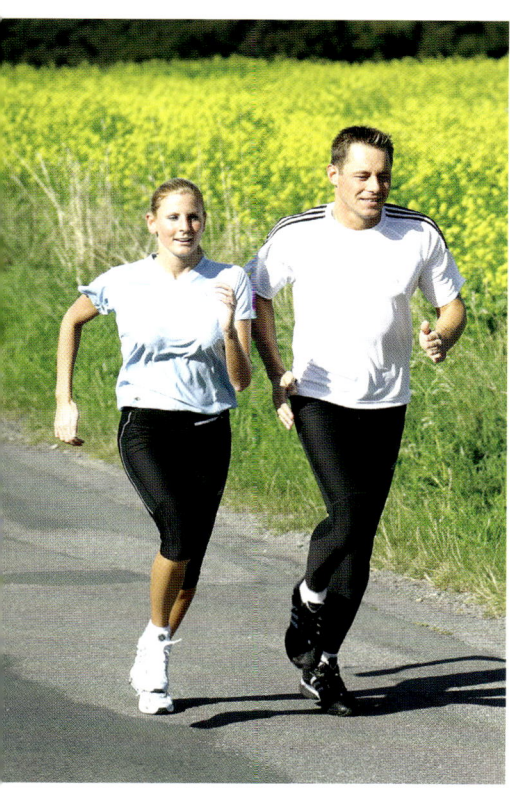

entsprechenden langkettigen Fettsäurenderivate (Eicosanoide) umgesetzt werden. Deshalb ist für eine ausreichende Versorgung, insbesondere mit Eicosapentaensäure und Docosahexaensäure, der Verzehr bestimmter Fischsorten von großer, gesundheitlicher Bedeutung.

Sehr viel Eicosapentaensäure ist im Hering, Bückling, Thunfisch und Aal enthalten, während die Docosahexaensäure besonders in Thunfisch, Lachs, Aal, Salzhering und Makrele vorkommt. Im Prinzip sind alle aufgeführten Fischsorten wichtige Lieferanten der wertvollen langkettigen Omega-3-Fettsäuren. Sie enthalten bereits die fertigen Eicosanoide, die der Körper direkt nutzen kann.

So bekommen Sie Ihr richtiges Fett ab

— Bevorzugen Sie Omega-3-reiche Pflanzenöle und verwenden Sie diese täglich für die kalte Speisenzubereitung. Dazu gehören Lein-, Walnuss- und Sojaöl.

— Durch die Zugabe von etwas Weizenkeimöl schützen Sie die sehr empfindlichen ungesättigten Fettsäuren durch Vitamin E und erhalten ihre Wirkung.

— Rapsöl liefert einfach ungesättigte Fettsäuren und ist zum Erhitzen, Backen und Braten geeignet.

— Olivenöl ist ebenfalls ein wichtiges Pflanzenöl, da es viele einfach ungesättigte Fettsäuren enthält.

— Ein- bis zweimal pro Woche sollten Sie eine Portion von mindestens 150 Gramm Fisch wie Lachs, Thunfisch, Hering, Makrele, Aal oder Sardinen essen.

— Walnüsse und Avocados sind ebenfalls wertvolle Omega-3-Lieferanten.

— Geben Sie fettarmer Milch und Milchprodukten (Joghurt, Quark, Frischkäse, Käse usw.) den Vorzug. Das reduziert die Aufnahme gesättigter Fettsäuren.

— Beschränken Sie den Verzehr von Fleisch und Wurst auf zwei bis drei Portionen pro Woche. Grundsätzlich sollten Sie auch hier die mageren Sorten bevorzugen.

— Schränken Sie den Verzehr sehr fetthaltiger Lebensmittel wie Kartoffelchips, Pommes frites, Sahnetorten usw. stark ein.

Das aus Raps gewonnene Öl ist sehr hochwertig

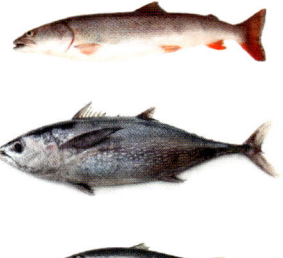

Bestimmte Fischsorten sind die besten Omega-3-Lieferanten!

Der Einfluss der Nahrungsfette auf das Cholesterol

Zivilisationskrankheiten kann man vorbeugen – Triathlon ist dabei eine ideale Präventionsmaßnahme

Cholesterin zählt ebenfalls zu den Fetten und hat als Vorstufe der Nebennierenrinden- und Sexualhormone sowie als Bausubstanz aller Zellmembranen eine große Bedeutung im Körper. Es wird über Lipoproteine (Fett-Eiweiß-

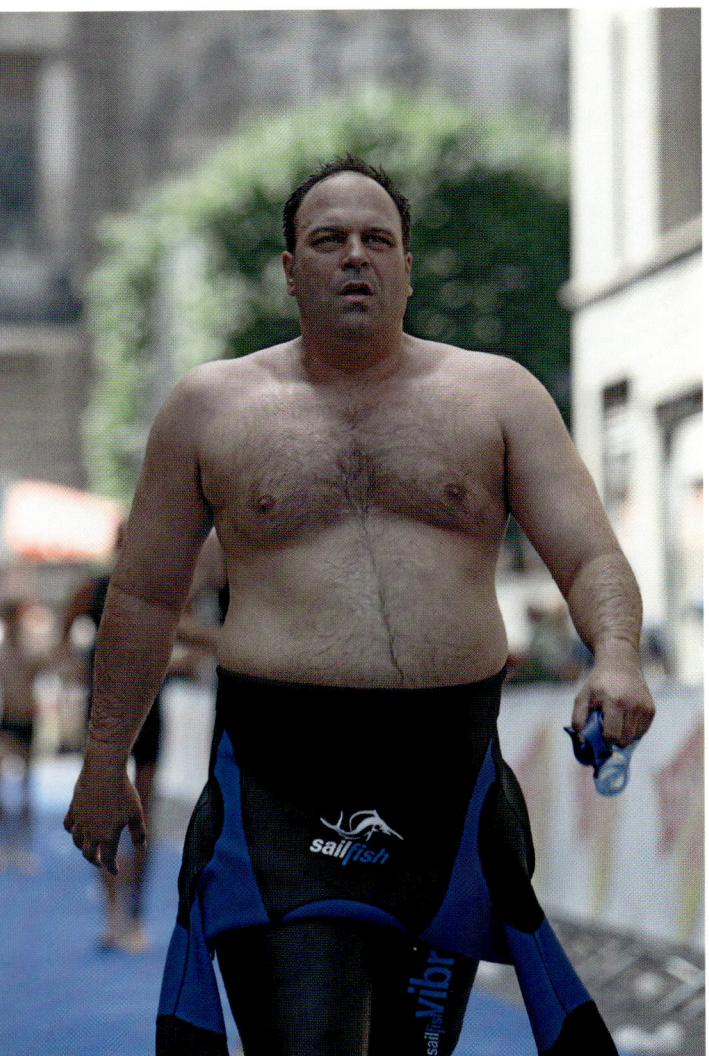

Verbindungen) auf dem Blutweg zur Leber und anderen Organen transportiert. Bei Fettstoffwechselstörungen kommt es zur veränderten Zusammensetzung der Lipoproteine im Blutplasma. Während ein erhöhter LDL-Cholesterolwert ein ernstzunehmender Risikofaktor für Herz-Kreislauf-Erkrankungen ist, schützen ausreichend hohe HDL-Cholesterolwerte die Arterien vor unerwünschten Ablagerungen und wirken so atherogenen Prozessen entgegen (siehe Kapitel 1).

Zusammenhänge: Fettkonsum und Zivilisationskrankheiten

– Eine insgesamt hohe Gesamtfettaufnahme mit einem hohen Anteil an gesättigten Fettsäuren führt zu einem Anstieg des LDL-Cholesterols

– Hauptlieferanten von gesättigten Fettsäuren sind besonders Butter, Sahne, Käse und andere fettreiche Milchprodukte wie Eier, Fleisch, Wurst und Fertigprodukte. Diese erhöhen das LDL-Cholesterol.

– Transfettsäuren erhöhen das LDL-Cholesterol und erniedrigen zugleich das HDL-Cholesterol.

– Einfach ungesättigte Fettsäuren (z. B. im Olivenöl) senken das Risiko für Fettstoffwechselstörungen.

– Mehrfach ungesättigte Fettsäuren üben ebenfalls einen cholesterolsenkenden Effekt aus.

– Erhöhte Cholesterolwerte können genetisch bedingt sein. Grundsätzlich erhöht das Nahrungscholesterin die Gesamtcholesterin- und die LDL-Cholesterolkonzentration nur gering, aber von Person zu Person in unterschiedlicher Höhe. Eine Zufuhr von Cholesterin über die Nahrung sollte nach DGE-Angaben der 300 Milligramm pro Tag nicht überschreiten.

(nach DGE)

Transfettsäuren und ihr Einfluss auf die Gesundheit

Transfettsäuren können sowohl durch Mikroorganismen im Pansen von Wiederkäuern entstehen als auch bei technischen Prozessen, die der Härtung von Fetten dienen. Das ist zum Beispiel bei der Herstellung von Margarine der Fall. Dabei verändern sich je nach Härtegrad die ungesättigten Fettsäuren. Wertvolle Doppelbindungen in cis-Konfiguration werden teilweise in eine trans-Konfiguration übergeführt. Damit verlieren die ungesättigten Fettsäuren ihre positive Wirkung auf die Gesundheit. Starke Erhitzungsprozesse wie beim Braten fördern ebenfalls das Entstehen von Transfettsäuren.

Transfettsäuren lassen die LDL-Cholesterolkonzentration im Blut ansteigen und senken zudem noch die HDL-Cholesterolkonzentration im Blut ab. Das ist ein doppelt negativer Effekt, der ein erhöhtes Risiko für Herz-Kreislauf-Erkrankungen birgt. Deshalb sollten Transfettsäuren so wenig wie möglich in der Nahrung vorhanden sein und maximal ein Prozent der Energiezufuhr ausmachen. Nach Angaben der Nationalen Verzehrsstudie (1991) beträgt die durchschnittliche Tagesaufnahme von Transfettsäuren 3,4 Gramm für Frauen und 4,1 Gramm für Männer. Insgesamt liegt die durchschnittliche Aufnahme von Transfettsäuren bei 2,2 Gramm in Deutschland (Poppel, 1998). Bei einem Energierichtwert von 2.400 Kilokalorien (männlich, 25 bis 50 Jahre, PAL 1,4) entspricht dies 2,6 Gramm Transfettsäuren am Tag.

Der Transfettsäuregehalt ausgewählter Lebensmittel

Lebensmittel	Transfettsäure-gehalt [g/100g]
Brat- und Backfette	0–30
Margarine	0–17
Butter	0–4,5
Pommes frites	1,6–3,1
Kartoffelchips	0,2–4,5
Blätterteig	3,3
Kekse	0–1,6
Nuss-Nougat-Creme	0,2–2,6

(nach www.inform24.de und Öko-Test 11/2006)

Nach Angaben der DGE beeinflussen Transfettsäuren auch die Nüchternkonzentration der Triglyzeride im Blut negativ. Über Fette und fetthaltige Produkte von Wiederkäuern (Butter, Milch, Milchprodukte, Käse, Sahne, Frischkäse) werden Transfettsäuren aufgenommen. Der Transfettsäuregehalt in Margarine hat dank neuer Technologien abgenommen und beträgt Analyseergebnissen zufolge im Durchschnitt nur noch ein bis zwei Prozent. Sonnenblumenmargarinen beinhalten mit vier bis fünf Prozent etwas mehr Transfettsäuren. Allerdings hat sich der Anteil gesättigter Fettsäuren aufgrund des gesteigerten Härtegrads erhöht. Empfehlenswert sind Diätmargarinen, die gar keine Transfettsäuren enthalten sollten.

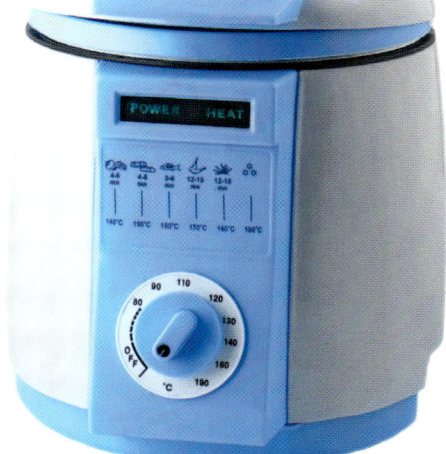

Fritteusen sind Krankmacher – nicht nur im Sportlerhaushalt haben sie nichts zu suchen!

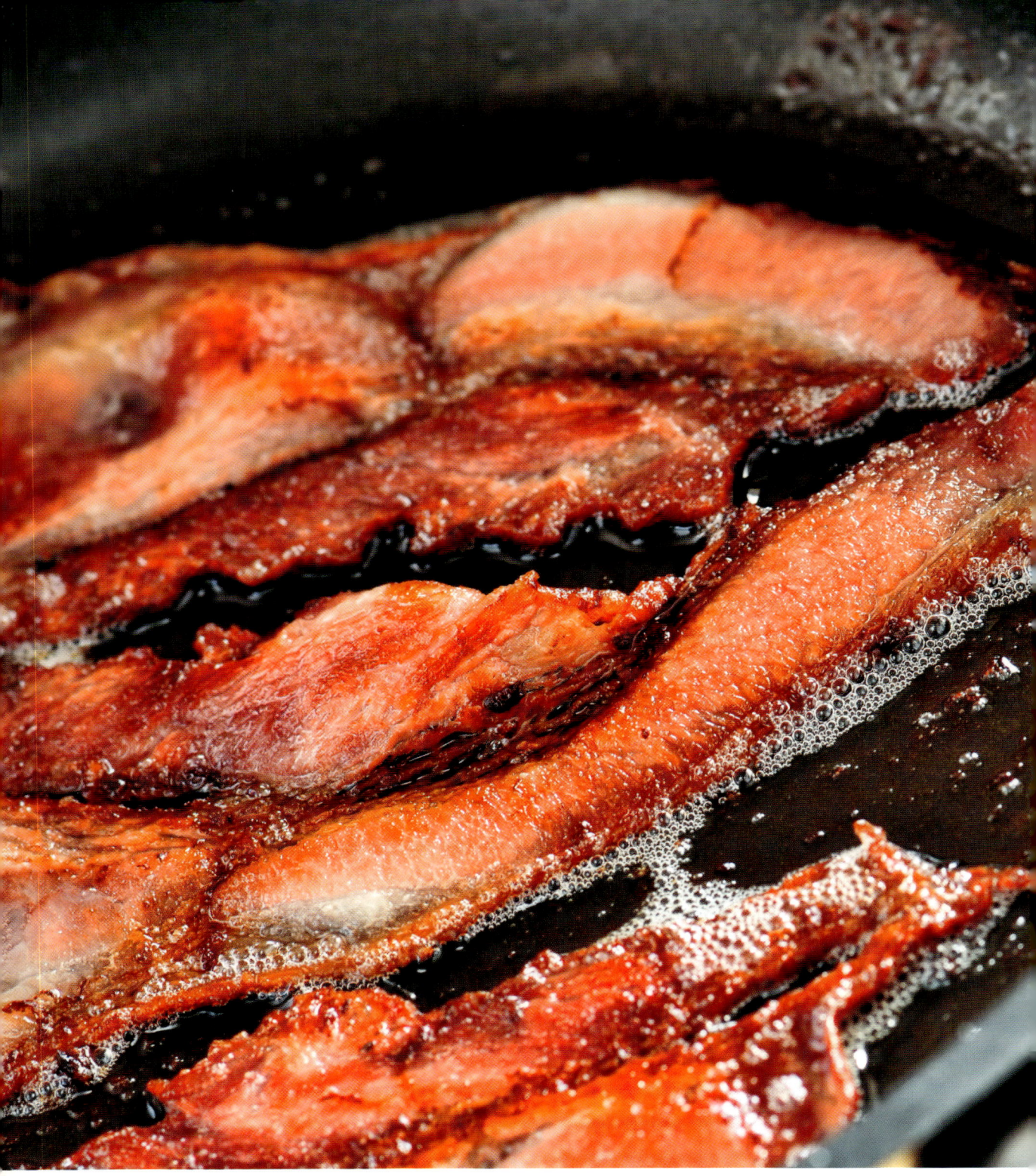

Die Werte können für unterschiedliche Produkte sehr stark schwanken. Nach Angaben der DGE haben insbesondere Backwaren, Frühstücksflocken mit Fettzusatz, Pommes frites, Trockensuppen, Fertiggerichte, Kartoffelchips, Kekse und Blätterteiggebäck einen hohen Anteil an Transfettsäuren. Wissenschaftliche Studien belegen einen Zusammenhang zwischen einer erhöhten Aufnahme von Transfettsäuren und dem Auftreten von Dyslipoproteinämien. Insbesondere die Kombination erhöhter Aufnahmen von gesättigten Fettsäuren und Transfettsäuren lässt das Risiko für Herz-Kreislauf-Erkrankungen ansteigen.

So reduzieren Sie die Transfettsäuren

- Reduzieren Sie frittierte Produkte wie Pommes frites oder Kartoffelchips.
- Verzehren Sie so wenig Gebäck aus Blätterteig wie möglich.
- Halten Sie sich bei Keksen und fetthaltigen Süßwaren zurück.
- Verwenden Sie keine Fertigprodukte wie Fertigsuppen usw.
- Bevorzugen Sie Diätmargarine.
- Ein Blick auf die Zutatenliste lohnt sich: Bemerkungen wie „enthält gehärtete Fette" oder „pflanzliches Fett z. T. gehärtet" weisen auf einen hohen Gehalt von Transfettsäuren hin.

Zusammenfassung

Die richtige Fettauswahl verschafft eine Vielzahl gesundheitlicher Vorteile, welche atherogene Risikofaktoren wie beispielsweise erhöhte Cholesterolwerte reduzieren können. Auch Sportler sollten das Beste sowohl kurz- als auch langfristig in ihre Gesundheit investieren, dazu gehören unter anderem die wertvollsten Pflanzenöle wie zum Beispiel Leinöl für die kalte und Rapsöl für die warme Speisenzubereitung. Wer zudem zwei- bis dreimal pro Woche Lachs und/oder Thunfisch verzehrt, kann von einer hervorragenden Omega-3-Schutzwirkung ausgehen, die neben entzündungseindämmenden Wirkungen zur Normalisierung von Bluthochdruck, Herzrhythmusstörungen, Blutfließeigenschaften und vielem mehr positiv beiträgt.

Ein hoher Verzehr von Transfettsäuren lässt das Risiko für Herz-Kreislauf-Erkrankungen enorm ansteigen!

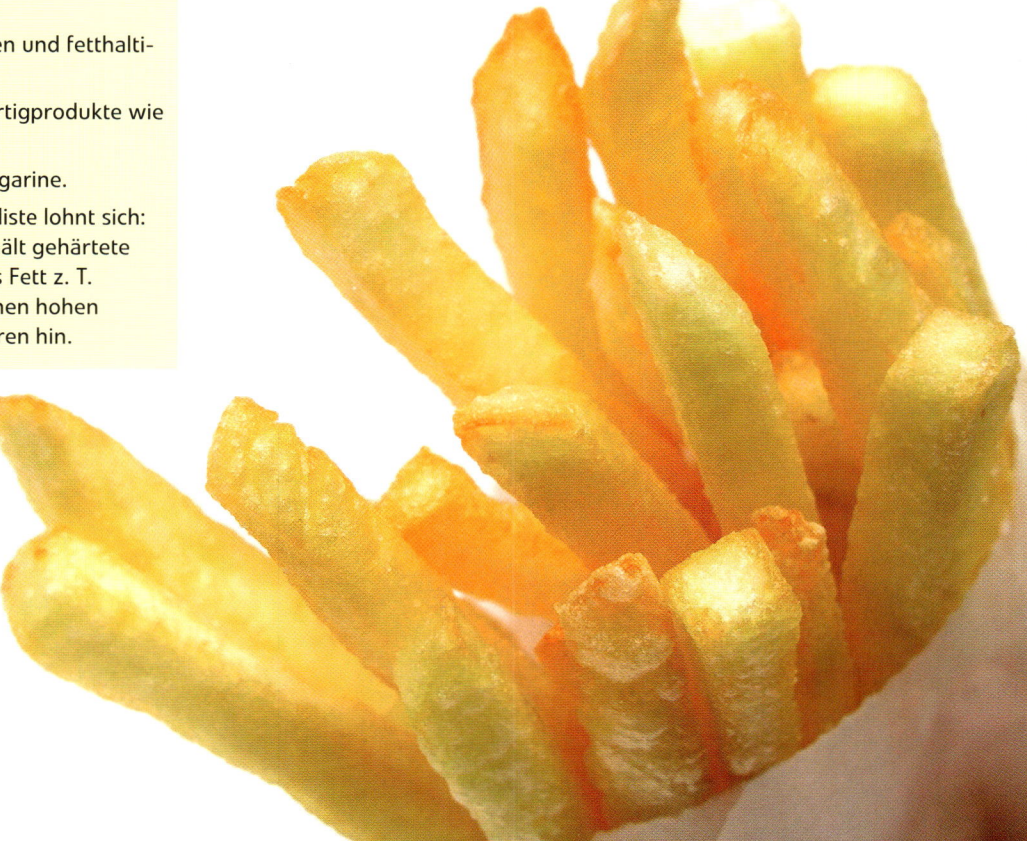

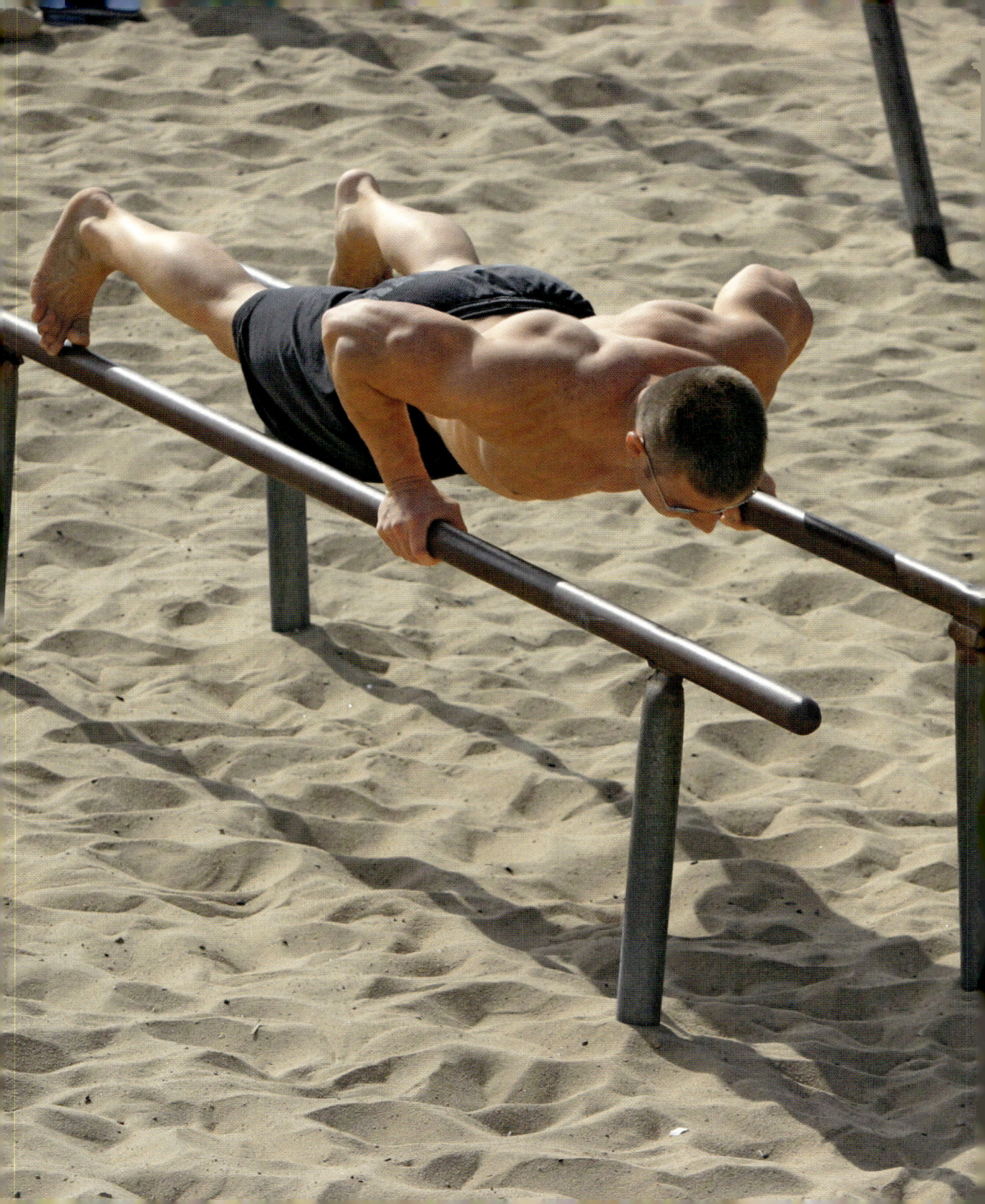

Kapitel 5

Eiweiß

Mehr als nur das Weiße vom Ei

Eiweiße, auch Proteine genannt, nehmen eine besondere Stellung in der Ernährung ein. Darauf deutet auch schon der Name Protein hin, der vom griechischen „Proteno" abgeleitet ist. Es bedeutet so viel wie: Ich bin an erster Stelle!

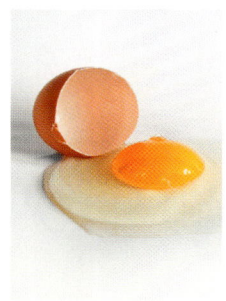

Eiweiß ist mehr als das Weiße vom Ei: der komplexeste Nährstoff

J ede Körperzelle besteht aus Proteinen. Zugleich enthält Eiweiß Stickstoff und Schwefel, zwei lebensnotwendige Elemente, die durch keine anderen Makronährstoffe geliefert werden. Eiweiß kann deshalb auch nicht aus Fetten oder Kohlenhydraten aufgebaut werden – der Körper ist auf eine ausreichende Zufuhr angewiesen.

Eiweiß setzt sich aus kleinen Bausteinen, den Aminosäuren, zusammen. Man hat früher zwischen essenziellen (vom Körper nicht selbst herstellbaren) und nicht essenziellen unterschieden. Verschiedene Krankheitsbilder wie beispielsweise eine gestörte Nierenfunktion können allerdings einen Bedarf an nicht essenziellen Aminosäuren begründen, sodass diese Einteilung nicht ganz gerechtfertigt scheint.

Auch bei gesunden Erwachsenen konnte bei längerem Verzicht auf spezifische, als nicht essenziell eingestufte Aminosäuren abfallende Plasmakonzentrationen beobachtet werden, was wiederum einen gravierenden Einfluss auf den Stoffwechsel haben kann. Ein Beispiel hierfür ist das Histidin: Ein Histidinmangel beeinflusst die Synthese des roten Blutfarbstoffs (Hämoglobin) negativ. Die Bedarfsempfehlungen der Deutschen Gesellschaft für Ernährung (DGE) enthalten Richtwerte nicht für die einzelnen Aminosäuren, sondern für Eiweiß insgesamt – zum einen, weil Aminosäuren durch deren Verzehr zugeführt werden, zum anderen, weil über den genauen Bedarf einzelner Aminosäuren immer noch geforscht wird.

Die Aufgaben des Eiweißes

Zur Gruppe der Proteine gehören die Enzyme (Stoffwechselkatalysatoren), Hormone, kontraktile Elemente, Schutzproteine, Speicherproteine, Strukturproteine und Transportproteine. Ausgehend von einer ausgeglichenen Stickstoffbilanz, die Voraussetzung ist für das Wachstum, die Reparatur und den Erhalt von Körpersubstanz, gibt es nach Angaben der DGE für den gesunden Menschen acht unentbehrliche Aminosäuren. Diese können vom Körper nicht selbst aufgebaut werden und müssen daher täglich zugeführt werden.

Histidin und Arginin sind im Säuglingsalter essenziell. Cystein kann aus Methionin und Tyrosin aus Phenylanalin vom Körper gebildet werden, allerdings muss eine ausreichend hohe Zufuhr dieser Bausteine sichergestellt sein.

Eiweiße und ihre Bedeutung für den Körper

Eiweißgruppe	Beispiele	Funktionen und Vorkommen
Enzyme	Lipase	Fettspaltung
Hormone	Insulin	Kohlenhydratstoffwechsel
	Wachstumshormon	Knochenwachstum
kontraktile Eiweiße	Aktin und Myosin	Muskelkontraktion
Schutzproteine	Immunglobuline	Abwehrstoffe des Immunsystems
	Fibrinogen	Blutgerinnung
Speicherproteine	Ovalbumin	Eiklar
	Casein	Milch
Strukturproteine	Elastin	elastisches Bindegewebe
	Kollagen	faseriges Bindegewebe
Transportproteine	Hämoglobin	Sauerstofftransport
	Myoglobin	Sauerstoffspeicher im Muskel

(nach Biesalski et al. 1999)

Aminosäuren sind sowohl Bausteine von Eiweißen als auch Vorstufen von wichtigen Wirkstoffen im Körper. Aus der Aminosäure Serin beispielsweise wird Acetylcholin, ein wichtiger Überträgerstoff der Nervenenden, gebildet, aus Lysin hingegen entsteht Carnitin, das für den Fettsäuretransport in die Mitochondrien zuständig ist. Die Verbindung von mindestens zwei Aminosäuren bezeichnet man als Peptid. Durch die Verknüpfung vieler Aminosäuren entsteht ein Polypeptid. Ab einer Anzahl von ungefähr 300 Aminosäuren spricht man von einem Eiweiß oder Protein. Alle 20 Aminosäuren können sehr verschiedenartig zu solchen Ketten kombiniert werden. Daraus ergibt sich eine unendliche Zahl unterschiedlicher Eiweiße mit vielen lebensnotwendigen Funktionen für den Körper.

Unentbehrliche und entbehrliche Aminosäuren

unentbehrliche (essenzielle) Aminosäuren	mehr oder weniger entbehrliche Aminosäuren
– Isoleucin – Leucin – Lysin – Methionin – Phenylalanin – Threonin – Tryptophan – Valin	– Histidin – Alanin – Asparagin – Asparaginsäure – Glutaminsäure – Glycin – Prolin – Arginin – Cystein – Glutamin – Serin – Tyrosin

Komplizierte Struktur: das Hämoglobin als Beispiel eines wichtigen Eiweißes

für die jeweiligen Prozesse sind die unterschiedlichen pH-Werte im Magen-Darm-Trakt.

Di- und Tripeptide können in Schleimhautzellen gelangen und dann innerhalb der Zellen aufgespalten werden zu Aminosäuren, die über die Pfortader zur Leber gelangen. Auch kleine Mengen von Eiweiß können durch die Schleimhaut gelangen und so für die Immunabwehr im Dünndarmbereich nützlich sein.

Der Proteinstoffwechsel

Das Nahrungseiweiß wird im Magen verdaut. Die Magensäure bewirkt eine Aktivierung spezifischer Enzyme (z. B. Pepsin), die zur Eiweißaufspaltung notwendig sind. Weitere Enzyme (Proteasen) zerlegen Nahrungseiweiß in kürzere Ketten, die Poly- beziehungsweise Oligopeptide. Im Dünndarm spalten Trypsin und Chymotrypsin die langen Bruchstücke in Di- und Tripeptide auf. Carboxypeptidasen, Enzyme der Darmschleimhaut, teilen diese teilweise in freie Aminosäuren auf. Entscheidend

Untersuchungen haben gezeigt, dass nach ungefähr drei Stunden 70 bis 80 Prozent der zugeführten Nahrungsproteine aufgenommen werden. Dabei werden Eiweiße von tierischen Lebensmitteln schneller verdaut als pflanzliche. Ursache dafür sind Begleitstoffe wie bestimmte Nahrungsfasern, welche eine Aufnahme verzögern. Der Eiweißstoffwechsel wird sowohl durch das aktuelle Vorhandensein von Aminosäuren als auch durch hormonelle Regelsysteme (Insulin und Glukagon) gesteuert. Während die

Aufgaben und Quellen von Aminosäuren

Aminosäure	Produkte und Funktion	Lebensmittelquellen (u. a.)
Isoleucin	Muskelaufbau und Immunabwehr	Eier, Milch, Fleisch, Getreide, Oliven, Avocados, Walnüsse
Leucin	Muskelaufbau, Immunabwehr und Bindegewebe	Mais, Weizen; eigentlich in allen Proteinen enthalten
Lysin	Fettsäuretransport (Carnitin)	Krebs, Fisch, Fleisch, Eier, Milch, Sojasprossen, Sellerie
Methionin	liefert aktive Gruppen für Kreatin, Carnitin, Adrenalin, Taurin, Histidin usw.	Lachs, Garnelen, Fleisch, grünes Gemüse, Vollkornbrot, Reis, Kohlarten, Knoblauch
Phenylalanin	Produktion von Hormonen und Botenstoffen; stimmungsaufhellend	Karotten, Rote Bete, Tomaten, Spinat, Äpfel, Ananas
Threonin	Knochenwachstum, Bestandteil des Bindegewebes	Fleisch, Milch, Eier, Cerealien, grünes Blattgemüse, Papayas, Karotten
Thryptophan	Hormon und Botenstoff (Serotonin)	Milch, Käse, Geflügel, Rind, Eier, Erbsen, Nüsse, Rettich, Fenchel
Valin	Muskelaufbau und Nervenfunktion, Leber	grüne Blattsalate, Zucchini, Tomaten, Rüben, Reis, Pfirsiche, Pistazien
Histidin	Histamin (wird bei allergischen Reaktion gebildet)	Rüben, Rettich, Sellerie, Gurken, grüner Salat, Zwiebel, Knoblauch, Äpfel, Ananas, Papayas
Alanin	Energiequelle	Fleisch, Fisch, Eier, Geflügel
Asparagin	Kontrolle der Nerven- und Gehirnzellfunktionen	Hülsenfrüchte, Spargel
Asparaginsäure	Pyrimidinbasen: Bestandteil von Genen	Maiskörner, Keimlinge
Glutaminsäure	Bestandteil von Muskulatur; Vorstufe von Glutamin	Quark, Getreidekörner, Tomaten, Käse, Sojasoße
Glycin	Bestandteil von Kollagen und Gallensäuren (wichtig für Fettverdauung), Botenstoff für Nervenzellen	Gelatine
Prolin	Bildung von Kollagen	Fleisch, Milch, Eier
Arginin	Kreatin: zur Regeneration von ATP (Energie); gut für die Knochendichte	kommt in fast allen Eiweißen vor, auch in Buchweizen, Kürbis, Rettich, Lauch, Kartoffeln
Cystein	Taurin: Bestandteil von Gallensäuren, welche bei der Aufnahme von fettlöslichen Substanzen helfen	Lachs, Garnelen, Geflügel, Sojabohnen, Rind
Glutamin	fördert Glykogenbildung; Nährstoff für Immunzellen	Quark, Sojabohnen, Weizen
Serin	Acetylcholin: wichtiger Botenstoff; wichtig fürs Immunsystem	Fleisch, Sojabohnen, Erdnüsse, Milch, Weizen
Tyrosin	Adrenalin, Noradrenalin (beides Stresshormone), Melanin: Pigmente von Haut und Haaren	Käse, Milch, in fast allen Eiweißen

(nach Biesalski et al. 1999)

Aminosäuren Arginin, Leucin, Isoleucin und Valin die Insulinsekretion fördern, bewirken Asparagin, Glycin, Serin und Cystein eine Glukagonsekretion. Insulin begünstigt die Aufnahme der Aminosäuren in die Muskulatur und damit den Aufbau von Muskeleiweiß. Glukagon dagegen bewirkt eine Aufnahme der Aminosäuren in die Leber und regt dort über die Bildung bestimmter Enzyme zur Glukoseneubildung (Glukoneogenese) an. Durch dieses hormonelle Zusammenspiel können unnötige Verluste über den Urin verhindert werden. 70 bis 80 Prozent der im Körper vorhandenen Aminosäuren befinden sich in der Skelettmuskulatur.

Geschätzter Bedarf an einzelnen Aminosäuren

Aminosäure	Bedarf Männer [mg/kg KG/Tag]	Bedarf Frauen [mg/kg KG/Tag]
Isoleucin	10–11	10
Leucin	11–14	13
Lysin	9–12	10
Methionin und Cystein	11–14	13
Phenylalanin und Tyrosin	14	13
Threonin	6	7
Tryptophan	3	3
Valin	14	11
Gesamtbedarf	81–87	80

(nach Munro et Crim 1988)

Der tägliche Eiweißbedarf

Der Bedarf an Aminosäuren wird über die Zufuhr von Nahrungseiweiß gedeckt. Die Deutsche Gesellschaft für Ernährung empfiehlt Erwachsenen eine tägliche Eiweißzufuhr von 0,8 Gramm pro Kilogramm Körpergewicht beziehungsweise 10 bis 15 Prozent des täglichen Gesamtenergiebedarfs. Dieser Wert schließt sowohl individuelle Schwankungen als auch eine häufig verminderte Verdaulichkeit des Eiweißes bei Mischkost mit ein.

Für Sportler postulieren Wissenschaftler einen Bedarf von 1,2 bis 1,7 Gramm pro Kilogramm Körpergewicht. Gründe dafür sind, insbesondere im Ausdauersport, eine vermehrte Bildung spezifischer Enzymsysteme in den Mitochondrien, die eine bessere Energiebereitstellung ermöglichen. Eine Eiweißzufuhr von über 2 Gramm pro Kilogramm Körpergewicht und Tag hat keine zusätzlichen Effekte. Der genaue Bedarf einzelner Aminosäuren wird derzeit immer noch erforscht. Es gibt Schätzwerte, die in obiger Tabelle aufgelistet sind.

Der Bedarf an essenziellen Aminosäuren nimmt mit zunehmendem Alter ab. Erwachsene benötigen nur noch ungefähr 19 Prozent essenzielle Aminosäuren am Gesamteiweißbedarf, während es bei Säuglingen 43 Prozent sind.

Eiweiß als Baustein der Muskulatur

Neben einer ausreichenden Zufuhr ist die Qualität der Proteine entscheidend für den Aufbau körpereigenen Eiweißes. Dazu muss das zugeführte Nahrungseiweiß vollständig umgesetzt werden, was bestimmte Bedarfsmengen an essenziellen Aminosäuren voraussetzt. Von einem Kilogramm Nahrungseiweiß werden besonders die drei verzweigtkettigen essenziellen Aminosäuren zur Gewebsbildung umgesetzt: Leucin (48 g), Isoleucin (42 g) und Valin (42 g) sowie auch die Aminosäure Lysin (42 g) sind für den Gewebeaufbau wichtig.

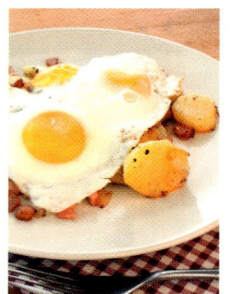

Idealkombination: Die Eiweiße aus Hühnereiern und Kartoffeln ergänzen sich perfekt

Die biologische Wertigkeit beschreibt die Qualität eines Eiweißes. Sie gibt an, wie viel von dem zugeführten Nahrungseiweiß für den Aufbau von Gewebe genutzt werden kann. Eine biologische Wertigkeit von 100 sagt demzufolge aus, dass eine 1:1-Übernahme möglich ist. Wenn allerdings nur eine der essenziellen Aminosäuren nicht ausreichend vorhanden ist, ist die biologische Wertigkeit gemindert und der Muskelaufbau wird nach dem „Aufbrauchen" der begrenzt verfügbaren Aminosäuren eingestellt. Sie stellt die limitierende Aminosäure dar.

Biologische Wertigkeit einzelner Eiweißlieferanten

Grundsätzlich hat tierisches Eiweiß eine höhere biologische Wertigkeit als pflanzliches. Aber auch hier gibt es Ausnahmen, zu denen Amaranth (Körnerfrucht der Inkas) zählt. Aus 100 Gramm Eiweiß aus Schweinefleisch können 85 Gramm körpereigenes Eiweiß gebildet werden, während das Eiweiß aus Hühnereiern zu 100 Prozent verwendet werden kann.

Die biologische Wertigkeit verschiedener Eiweißkombinationen

Kann eine biologische Wertigkeit von 100, wie es bei Hühnereiern der Fall ist, noch getoppt werden? Ja, das funktioniert – indem pflanzliche Eiweißlieferanten mit tierischen kombiniert werden. Eiweiße verschiedener Lebensmittel können sich gegenseitig in ihrer Aminosäurenzusammensetzung ergänzen. Das steigert die biologische Wertigkeit, sodass auch Werte größer als 100 erreicht werden können. Man spricht in diesem Zusammenhang auch von der Ergänzungswirkung einzelner Aminosäuren. Komplementäre Eiweißquellen

Eiweißbausteine, die am Aufbau von 1 kg Gewebe beteiligt sind

Aminosäure	Anteil in Gramm pro Kilogramm Nahrungseiweiß
Leucin	48
Lysin	42
Isoleucin	42
Valin	42
Phenylalanin	28
Tyrosin	28
Threonin	28
Methionin	22
Cystein	22
Tryptophan	14

sind zum Beispiel Getreideeiweiß und Hülsenfrüchte. Getreideproteine sind arm an Lysin, Threonin und Tryptophan, enthalten dafür aber Methionin, welches wiederum bei Hülsenfrüchten die limitierende Aminosäure darstellt. Mit steigender Wertigkeit eines Proteins sinkt die Menge, die zur Bedarfsdeckung notwendig ist.

Eiweiße: Das sollten Sie kombinieren!

- Getreide mit Eiern: Pfannkuchen, Eierwaffeln
- Getreide mit Milch oder Milchprodukten: Müsli mit Joghurt oder Milch, Vollkornbackwaren mit Käse oder Quark, Teigwaren mit Käse, Milchreis
- Getreide mit Hülsenfrüchten: Teigwaren, Reis oder Kartoffeln mit Bohnen, Erbsen oder Kichererbsen
- Kartoffeln mit Ei oder Milchprodukten: Pellkartoffeln mit Quark, Spiegelei, Rührei oder Käse

Einflussfaktoren auf die Verfügbarkeit von Aminosäuren in der Nahrung

Sowohl Lagerung als auch Hitzebehandlungen wie beim Kochen, Backen und Braten vermindern die Verfügbarkeit der enthaltenen Aminosäuren. Auch eine sehr hohe Zufuhr einzelner Aminosäuren kann toxische Wirkungen und mindernde Effekte auf das Wachstum haben. Methionin und Tyrosin besitzen die höchste toxische Wirksamkeit von allen Aminosäuren. Gezielte Aminosäurezugaben können einen Wachstumsstillstand, der durch eine überschüssig zugeführte andere Aminosäure ausgelöst wurde, abmildern. Die Zugabe einer limitierenden Aminosäure kann ebenfalls wachstumsfördernde Wirkung zeigen.

Biologische Wertigkeiten einzelner Lebensmittel

Eiweißquelle	biologische Wertigkeit
Hühnerei	100
Fisch	94
Amaranth	92
Schwein	85
Soja	81
Rindfleisch	80
Geflügelfleisch	80
Roggenmehl	78
Kartoffeln	76
Kuhmilch	72
Bohnen	72
Mais	72
Reis	66
Weizenmehl	47

Wie viel Gramm körpereigenes Eiweiß können durch 100 Gramm des jeweiligen Lebensmittels aufgebaut werden?

Ideale Eiweißkombinationen

Kombination	biologische Wertigkeit
36 % Vollei + 64 % Kartoffel	136
75 % Milch + 25 % Weizenmehl	125
60 % Vollei + 40 % Soja	124
68 % Vollei + 32 % Weizen	123
76 % Vollei + 24 % Milch	119
51 % Milch + 49 % Kartoffeln	114
88 % Vollei + 12 % Mais	114
52 % Bohnen + 48 % Mais	99

(nach Elmadfa und Leitzmann 1998)

Muskelaufbau: Strategien der richtigen Eiweißversorgung

Der Skelettmuskel enthält neben essenziellen Aminosäuren ungefähr 70 Prozent Wasser, 7 Prozent Fett und 22 Prozent kontraktile Elemente, die aus Eiweißverbindungen bestehen. Der Eiweißgehalt der Muskulatur liegt demnach insgesamt bei circa 220 Gramm pro Kilogramm. Um 0,5 Kilogramm Muskulatur aufzubauen, benötigt der Körper circa 110 Gramm Eiweiß pro Woche beziehungsweise 15 Gramm pro Tag.

Studien belegen einen erhöhten Umsatz an Eiweiß sowohl während des Krafttrainings als auch während Ausdauerbelastungen. Durch das Krafttraining werden Maximal- und Schnellkraft verbessert, was sich im Aufbau von Muskelmasse wiederspiegelt. Dazu ist eine ausreichend hohe Eiweißaufnahme notwendig. Studien ergaben, dass eine tägliche Aufnahme von 1,7 bis 1,8 Gramm pro Kilo-

Durch die richtige Ernährungsstrategie lässt sich der Muskelaufbau beschleunigen

gramm Körpergewicht nicht unterschritten werden sollte, da sonst eine negative Stickstoffbilanz erzielt wird, was ein deutliches Zeichen einer ungenügenden Eiweißzufuhr ist. Darüber liegende Zufuhren haben allerdings keinen zusätzlichen Nutzen mehr auf die Muskelbildung im Körper.

Beim Ausdauertraining wird weniger aktive Muskelmasse aufgebaut, vielmehr kommt es zu einer erhöhten Eiweißoxidation sowie zur Glukoseneubildung aus Aminosäuren während der Belastung. Circa ein bis sechs Prozent der aufgebrachten Energie während Ausdauerbelastungen stammt aus der Verwertung von Aminosäuren. Dies wird durch eine unzureichende Energie- und/oder Kohlenhydratzufuhr begünstigt. Intensive Trainingseinheiten bewirken muskuläre Schäden, welche mit einer ausreichenden Eiweißzufuhr behoben werden müssen. Bei einer angemessenen Energie- und Kohlenhydratversorgung reicht Athleten während Trainingsphasen mit niedriger bis moderater Belastung eine tägliche Eiweißzufuhr von einem Gramm pro Kilogramm Körpergewicht aus. Dagegen halten Experten bei intensiv trainierenden Ausdauersportlern 1,6 Gramm pro Kilogramm Körpergewicht für angemessen.

Das fördert den Muskelaufbau

Die Fähigkeit, Muskulatur aufzubauen, ist genetisch festgelegt und wird durch die Art der Trainingsreize (Widerstandtraining) stimuliert. Eine energie- und eiweißadäquate Ernährung, die alle essenziellen Aminosäuren ausreichend enthält, ist eine sehr wichtige Voraussetzung für den Aufbau von Muskelmasse.

Wenn eine Eiweißzufuhr von mindestens einem Gramm pro Kilogramm Körpergewicht gewährleistet ist, kann Muskulatur bei ausreichender Energieversorgung aufgebaut werden. Um eine gute Aminosäurekonzentration im Blut zu erzielen, ist es vorteilhaft, wenn die Eiweißversorgung gleichmäßig über alle Mahlzeiten erfolgt.

Das richtige Timing von Training und Ernährung scheint für den Muskelaufbau ebenfalls von Bedeutung zu sein. Die Art und Menge der verabreichten Aminosäuren sowie der Zeitpunkt der Einnahme können anabole Prozesse beeinflussen. Das Australian Institute of Sport empfiehlt. insbesondere in den ersten 15 bis 30 Minuten nach Belastungsende 10 bis 20 Gramm hochwertigen Eiweißes (ca. 6 bis 12 Gramm essenzielle Aminosäuren) zuzuführen, um die Eiweißsynthese zum Aufbau und zur Reparatur von Muskelzellen zu fördern. Wer zusätzlich vor der Belastung schnell verfügbare Kohlenhydrate und/oder hochwertiges Eiweiß im Verhältnis von 3:1 bis 4:1 verzehrt, kann weitere Vorteile für die Bildung von Muskelsubstanz erzielen.

Das Optimum hinsichtlich einzelner Aminosäuren muss allerdings noch in weiteren Untersuchungen abgeklärt werden. Es ist jedoch bekannt, dass aufgrund einer verstärkten Ausschüttung des Speicherhormons Insulin eine kombinierte Einnahme von schnell verfügbaren Kohlenhydraten (8 bis 10 Gramm pro Kilogramm Körpergewicht) und essenziellen Aminosäuren (0,2 bis 0,5 Gramm hochwertiges Eiweiß pro Kilogramm Körpergewicht) nach der Belastung anabole Stoffwechselprozesse ankurbelt. Das betrifft die Muskulatur, die zuvor belastet wurde. Insbesondere die verzweigt-

Geeignete Eiweiß- und Kohlenhydratlieferanten zum Aufbau von Muskulatur

Sportler mit 60 Kilogramm	Sportler mit 80 Kilogramm
200 g Fruchtjoghurt + 1 Müsliriegel	200 g Fruchtjoghurt + 2 Müsliriegel
200 g Fruchtjoghurt + 250 ml Fruchtsaft	200 g Fruchtjoghurt + 250 ml Fruchtsaft + 1 Müsliriegel
200 ml Fruchtmilch + 1 Banane	200 ml Fruchtmilch + 1 Banane + 1 Müsliriegel

(www.sfsn.ethz.ch)

kettige Aminosäure Leucin scheint einen stimulierenden Einfluss auf die Proteinsynthese zu haben. Eine zusätzliche Supplementierung von Kreatin kann den Muskelaufbau, stimuliert durch spezifische Trainingsreize während der ersten vier bis sechs Monate eines gezielten Krafttrainings verstärken.

Statt Fruchtjoghurt kann auch Fruchtmilch verwendet werden. Die Banane kann gegen einen Müsliriegel eingetauscht werden.

Zusammenfassung

Eiweiß ist die Bausubstanz jeder Körperzelle, was diesem Nährstoff einen ganz besonderen Stellenwert gibt. Doch gerade aus diesem Grund darf die tägliche Versorgung mit Eiweiß für den Körper keine Schwierigkeit darstellen. Eiweiß wird über viele Lebensmittel verzehrt, sodass es selbst bei einer sehr kohlenhydratbetonten Kost immer noch sehr ausreichend, bedarfsgerecht und ohne Zuhilfenahme bestimmter Präparate aufgenommen werden kann. Kombinationen von pflanzlichen und tierischen Eiweißlieferanten ergeben dabei höchste Qualität. Kleine Verzehrmengen an hochwertigen Eiweißspendern, eingenommen entweder 30 Minuten vor dem Training oder innerhalb von 30 Minuten nach Belastungsende, können einen unterstützenden Beitrag zum Muskelaufbau leisten.

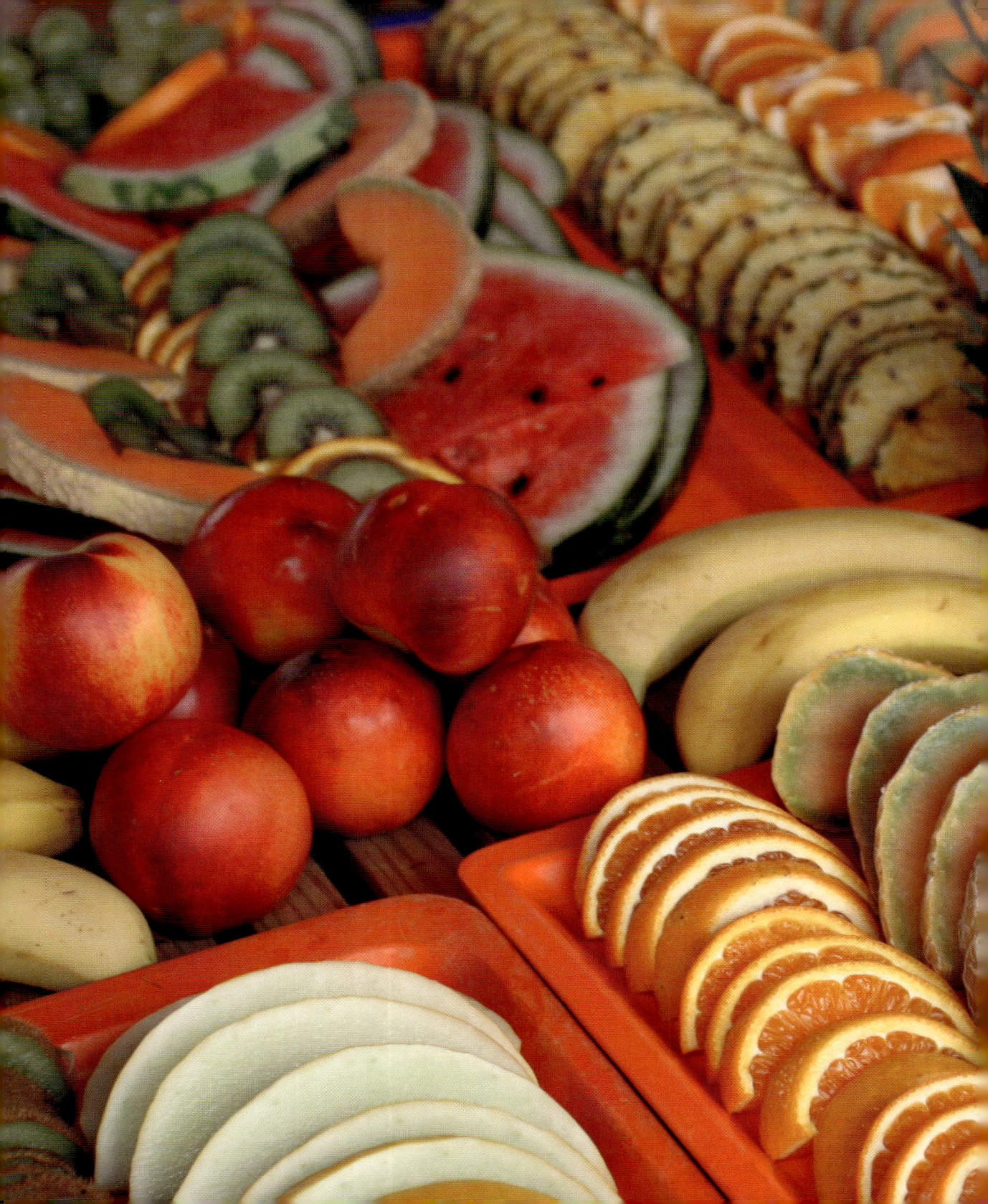

Kapitel 6

Vitamine

Kleine Dosis, große Wirkung

Neben den essenziellen Amino- und Fettsäuren sowie den Mineralstoffen gehören auch die Vitamine zu den lebensnotwendigen Nährstoffen.

1912 hat sich der polnische Biochemiker Casimir Funk intensiv mit einzelnen Wirkstoffen zur Aufklärung neuer Erkrankungen, zum Beispiel von Beri-Beri, beschäftigt. Es gelang ihm, aus Reiskleie einen Vitalstoff (Vitamin B_1 oder Thiamin) zu isolieren, der diese Mangelerkrankung beseitigen konnte. Das Analyseergebnis brachte eine stickstoffhaltige Verbindung hervor, für die er die Bezeichnung Vitamin (aus Vita, das Leben, und Amin als Bezeichnung für eine Stickstoffverbindung) erfand.

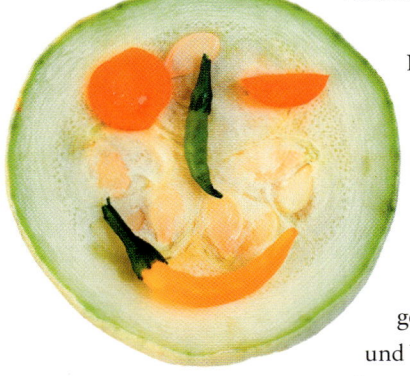

Obst und Gemüse sind eine ergiebige Vitaminquelle

Nach offizieller Definition sind Vitamine organische Verbindungen, die der Körper nicht oder in nur sehr geringen Mengen selbst herstellen kann. Sie sind demnach für den Körper essenziell und müssen ausreichend über die Nahrung zugeführt werden. Die Vitamine D, K und Niacin können als semiessenziell bezeichnet werden, da der Körper sie unter bestimmten Umständen selbst aufbauen kann. Das Vitamin D kann der Körper unter dem Einfluss von UV-Strahlung in der Haut aus einer bestimmten Form des Cholesterins synthetisieren. Damit kann er bis zu 80 Prozent seiner Vitamin-D-Versorgung decken. Die restlichen 20 Prozent stammen aus der Nahrung. Darmbakterien produzieren geringe Mengen Vitamin K und aus dem Abbau der Aminosäure Tryptophan erhält der Körper Niacin.

Die Vitamine im Körper

Für die Ausübung und Aufrechterhaltung physiologischer Funktionen im Körper sind Vitamine von größter Bedeutung. Es wird zwischen vier fettlöslichen und neun wasserlöslichen Vitaminen unterschieden. Während die fettlöslichen Vitamine in fetthaltigen Strukturen (Zellmembranen, Fett speichernde Zellen) vorkommen, befinden sich die wasserlöslichen Vitamine in wässrigen Medien (Zellzwischenräume, Zellflüssigkeit). Grundsätzlich sind die Speicher der fettlöslichen Vitamine größer als die der wasserlöslichen. Aufgrund der geringeren Reserven ist die Gefahr einer unzureichenden Versorgung mit wasserlöslichen Vitaminen damit schneller gegeben als bei fettlöslichen. Die meisten wasserlöslichen Vitamine üben eine Enzymfunktion aus, während aus fettlöslichen Vitaminen zum Beispiel Hormone gebildet werden können. Werden bestimmte Vitamine, egal ob fettlöslich oder wasserlöslich, in zu hohen Dosen zugeführt, können Vergiftungserscheinungen auftreten.

Vitamine sind wichtige Regulatoren des Stoffwechsels. Der Körper braucht sie für die Verwertung und Verwendung von Kohlenhydraten, Eiweißen, Fetten und Mineralstoffen sowie für deren Ab- und Umbauprozesse. Sie liefern selbst zwar keine Energie, sind aber am Prozess der Energiegewinnung indirekt beteiligt. Vitamine sind auch für das Funktionieren des Immunsystems wichtig. Vitamine stellen zwar keine Bausubstanz dar, dennoch sind sie für den Aufbau von Zellen, Knochen, Zähnen und vielem mehr lebensnotwendig. Einige

Die Vitamine und ihre möglichen Wirkformen im Körper und im Handel

Vitamin	mögliche Wirkstoffe	Handelsform
fettlösliche Vitamine		
Vitamin A	Vitamin A (Retinol) Retinal Retinen Vitamin A_2 β-Carotin als Vorstufe von Vitamin A	Vitamin-A-Acetat Vitamin-A-Palmitat Vitamin-A-Propionat
Vitamin D	Vitamin D_2 (Ergocalciferol) Vitamin D_3 (Cholecalciferol)	Vitamin D_2 Vitamin D_3
Vitamin E	α-Tocopherol β-Tocopherol γ-Tocopherol	d-α-Tocopherol dl-α-Tocopherol d-α-Tocopherylacetat dl-α-Tocopherylacetat
Vitamin K	Vitamin K (Phyllochinon, Phytomenadion, Phytonadion) Vitamin K_2 (Menachinon)	Vitamin K_1 Vitamin K_3 (Menadion, Menadion-Natriumbisulfit)
wasserlösliche Vitamine		
Vitamin C	Ascorbinsäure Dehydroascorbinsäure	Ascorbinsäure Natriumascorbat Calciumascorbat
Vitamin B_1	Thiamin	Thiaminhydrochlorid, Thiaminmononitrat Cocarboxylase
Vitamin B_2	Riboflavin	Riboflavin Riboflavin-5'-Phosphat-Natrium
Vitamin B_6	Pyridoxin (Pyridoxol, Adermin) Pyridoxal, Pyridoxamin	Pyriodoxinhydrochlorid
Vitamin B_{12}	Cobalamin	Cyanocobalamin Hydroxycobalamin (Aquocobalamin)
Niacin	Nicotinamid (Niacinamid) Nicotinsäure (Niacin)	Nicotinamid Nicotinsäure
Pantothensäure	Pantothensäure	Calcium-D-Pantothenat Natrium-Pantothenat D-Panthenol
Biotin	d-Biotin	d-Biotin
Folsäure	Folsäure (Pteroylglutaminsäure) Folsäurekonjugate (Pteroylhexaglutaminsäure, Pteroyldiglytaminylglutaminsäure)	Folsäure

(nach IUPAC 1976)

Vitamine und ihre Hauptfunktionen im Körper

Vitamine	Beispiele für deren Funktionen
fettlösliche Vitamine	
Vitamin A (Retinol) Vorstufe: β-Carotin	Sehprozess, Knochen- und Zahnbildung, Immunsystem, antioxidativ wirksam
Vitamin D (Cholecalciferol)	Knochen- und Zahnbildung, als Hormon wichtiger Regulator des Kalziumstoffwechsels
Vitamin E (Tocopherol)	antioxidativ wirksam
Vitamin K (Phyllochinon, Menochinon)	Blutgerinnung und Knochenstoffwechsel
wasserlösliche Vitamine	
Vitamin C (Ascorbinsäure)	antioxidativ wirksam, Kollagenbildung, Eisenresorption und Bildung von Adrenalin
Vitamin B1 (Thiamin)	Kohlenhydratstoffwechsel, Funktion des Zentralnervensystems
Vitamin B2 (Riboflavin)	Kohlenhydrat- und Fettstoffwechsel
Vitamin B6 (Pyridoxin)	Eiweiß- und Kohlenhydratstoffwechsel (Glukoseneubildung); Bildung roter Blutkörperchen und von Hämoglobin
Vitamin B12 (Cobalamine)	Bildung roter Blutkörperchen, Funktion des Nervengewebes; beteiligt an der Bildung von Erbgut (Nukleinsäuren)
Folsäure	als Koenzym am Kohlenhydrat-, Fett- und Eiweißstoffwechsel sowie an der Bildung von Erbgut beteiligt
Biotin	Haare und Haut; beteiligt an Glukoseneubildung, Abbau wichtiger Aminosäuren und Synthese von Fettsäuren
Pantothensäure	Energiestoffwechsel, Bildung von Fettsäuren und Cholesterin; Haarwuchs und Pigmentierung der Haare
Niacin (Nicotinsäureamid, Nicotinsäure)	Auf- und Abbau von Kohlenhydraten, Fettsäuren und Aminosäuren; Kollagen- und Pigmentbildung, Feuchtigkeitshaushalt der Haut

(nach Williams 1997, DGE 2000)

Vitamine sind antioxidativ wirksam und eliminieren Sauerstoffradikale, die in den Zellen unvermeidbar entstehen.

Die Wirkung eines Vitamins kann am besten bei einer Unterversorgung mit diesem festgestellt werden. Über den Bedarf hinaus eingenommene Vitaminmengen haben keine physiologische Wirkung mehr. Ursache dafür ist eine verschlechterte Aufnahme, ein beschleunigter Umsatz, ein beschleunigte Speicherung oder Ausscheidung erhöhter Vitaminmengen. Einige Vitamine können in erhöhten Aufnahmemengen toxische Wirkungen entfalten.

Der tägliche Vitaminbedarf

Die Deutsche Gesellschaft für Ernährung spricht für die fettlöslichen Vitamine A und D sowie für die wasserlöslichen Vitamine B_1, B_2, B_6, B_{12}, Niacin, Folsäure und Vitamin C Zufuhrempfehlungen und für die Vitamine E und K sowie für Pantothensäure und Biotin Schätzwerte für eine angemessene Zufuhr aus. Ursache dafür ist eine unterschiedliche Genauigkeit, die der jeweiligen Bedarfseinschätzung zugrunde liegt. Es bedarf noch weiterer Forschungen, um aus den Schätzwerten Zufuhrempfehlungen werden zu lassen. Die Schätzwerte geben allerdings auch gute Hinweise auf eine gesundheitlich unbedenkliche und ausreichende Zufuhr wieder.

Einflüsse auf den Vitaminbedarf

Es gibt viele Faktoren, die den Vitaminbedarf eines Menschen beeinflussen. So lassen beispielsweise körperliche Aktivität, schwere

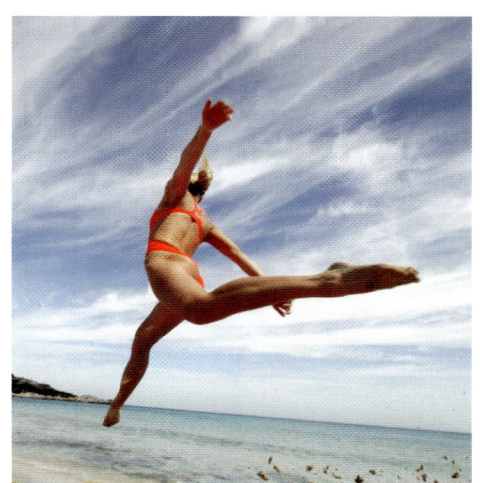

steigen. Auch der Konsum von Zigaretten macht eine erhöhte Vitamin-C-Aufnahme von 150 Milligramm erforderlich, da sich zum einen die Aufnahme um zehn Prozent verringert, die tägliche Umsatzrate aber zum anderen um 40 Prozent erhöht. Besondere Umstände wie Schwangerschaft oder Stillzeit erfordern höhere Zufuhren, um der jeweiligen besonderen Stoffwechselsituation gerecht zu werden. Im Alter können sich die Aufnahmeraten bestimmter Vitamine wie zum Beispiel von Vitamin B_{12} verschlechtern, sodass höhere Mengen zur Bedarfsdeckung zugeführt werden müssen. Eine eingeschränkte Mobilität kann für Ältere den Aufenthalt im Freien sehr erschweren, sodass der Körper durch die geringere UV-Einstrahlung weniger Vitamin D bildet. Auch hier muss über eine höhere Zufuhr über die Nahrung die Versorgungslage verbessert werden.

Vitamin D kann der Mensch selbst bilden – wenn er wohldosiert Sonne an seine Haut lässt

Krankheiten, Operationen und Traumen, Absorptionsstörungen, chronischer Alkoholmissbrauch und Wechselwirkungen mit bestimmten Arzneimitteln (zum Beispiel Antidepressiva) den Bedarf an Vitamin B_2 an-

Täglicher Bedarf für fett- und wasserlösliche Vitamine

Vitamin	15 bis 18 Jahre		19 bis 24 Jahre		25 bis 50 Jahre		51 bis 64 Jahre		65 Jahre u. älter	
	Mann	Frau	Mann	Frau	Mann	Frau	Mann	Frau	Mann	Frau
Vitamin A [mg]	1,0	0,9	1,0	0,8	1,0	0,8	1,0	0,8	1,0	0,8
Vitamin D [µg]	5	5	5	5	5	5	5	5	10	5
Vitamin K [µg]	70	60	70	60	70	60	80	65	80	65
Vitamin E [mg]	15	12	15	12	14	12	13	12	12	11
Vitamin C [mg]	100	100	100	100	100	100	100	100	100	100
Vitamin B_1 [mg]	1,3	1,0	1,3	1,0	1,2	1,0	1,1	1,0	1,0	1,0
Vitamin B_2 [mg]	1,5	1,2	1,5	1,2	1,4	1,2	1,3	1,2	1,2	1,2
Vitamin B_6 [mg]	1,6	1,2	1,5	1,2	1,5	1,2	1,5	1,2	1,4	1,2
Vitamin B_{12} [µg]	3	3	3	3	3	3	3	3	3	3
Folsäure [µg]	400	400	400	400	400	400	400	400	400	400
Biotin [µg]	30–60	30–60	30–60	30–60	30–60	30–60	30–60	30–60	30–60	30–60
Pantothensäure [mg]	6	6	6	6	6	6	6	6	6	6
Niacin [mg]	17	13	17	13	16	13	15	13	13	13

Die fettlöslichen Vitamine

Die Vitamine A, D, E und K zählen zu den fettlöslichen Vitaminen. Die Vitamine D und K werden als semi-essenziell bezeichnet, da der Körper sie teilweise selbst synthetisieren kann.

Vitamin-A-haltige Lebensmittel

Lebensmittel	Menge die 1.000 µg Vitamin A enthält [g]
Schweineleber	3
getrocknete Aprikosen	20
Karotten	60
Leberwurst	60
Aal	100
Grünkohl	120
Honigmelone	130
Fenchel	150
Camembert	160

(nach Elmadfa et Fritsche 2001)

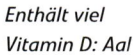

Eine hochwertige Quelle für Vitamin A: Schweineleber

Vitamin-D-haltige Lebensmittel

Lebensmittel	Menge die 5 µg Vitamin D enthält [g]
geräucherter Aal	6
Hering	20
Lachs	30
Thunfisch	100
Kalbfleisch (Kotelett)	130
Steinpilze	160
Pfifferlinge	240

(nach Elmadfa et Fritsche 2001)

Enthält viel Vitamin D: Aal

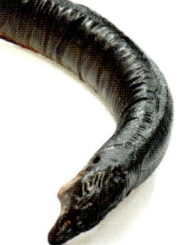

Vitamin A

Der Bedarf an Vitamin A wird sowohl durch bereits vorgebildetes Vitamin A aus Lebensmitteln tierischer Herkunft wie zum Beispiel Leber und Eiern oder durch Provitamine (zum Beispiel β-Carotin) aus pflanzlichen Lebensmitteln wie Karotten gedeckt. Dabei bilden sechs Milligramm β-Carotin ein Milligramm Vitamin A. Bei gemischter Kost wird der Hauptanteil an Vitamin A aus tierischen Produkten gedeckt, die auch geringe Mengen β-Carotin enthalten können. Dieses Provitamin A ist von allen Carotinoiden für den Menschen quantitativ gesehen von größter Bedeutung. Je besser die Versorgungslage mit Vitamin A ist, umso weniger β-Carotin wird gespalten und aufgenommen, um daraus Vitamin A zu bilden. Die Aktivität des dafür zuständigen Enzyms ist von der Versorgungslage mit Vitamin A abhängig. Leber enthält am meisten Vitamin A. Schon drei Gramm Schweineleber decken bereits den Vitamin-A-Tagesbedarf von 1.000 Mikrogramm. β-Carotin leistet für eine ausreichende Versorgung mit Vitamin A einen wichtigen Beitrag. Neben der Funktion als Provitamin (Vorstufe) A ist es antioxidativ wirksam und ein wichtiger Schutzfaktor vor Krebs. Studien zufolge sollte β-Carotin täglich in einer Menge von zwei bis vier Milligramm pro Tag zugeführt werden. Sie sind enthalten in 200 bis 400 Gramm Aprikosen, 300 bis 600 Gramm Tomaten oder Rosenkohl, 50 bis 100 Gramm Karotten oder rotem Paprikagemüse, 100 bis 200 Gramm Feld- oder Kopfsalat.

Vitamin-E-haltige Lebensmittel

Lebensmittel	Menge die 12 mg Vitamin E enthält [g]
Weizenkeimöl	7
Leinsamen	20
Sonnenblumenkernöl	25
Haselnusskerne	45
Schwarzwurzeln	200
Makrele	750

(nach Elmadfa et Fritsche 2001)

Vitamin-K-haltige Lebensmittel

Lebensmittel	Menge die 65 µg Vitamin K enthält [g]
Weizenkeime	20
Kresse	30
Brokkoli	40
Kopfsalat	50
Kartoffeln	120
Quark	220
Schweinefleisch	400

(nach Emadfa et Fritsche 2001, Biesalski 1997)

Vitamin D

Sehr gute Vitamin-D-Lieferanten sind tierische Lebensmittel wie Fisch, Fleisch und Speisen wie Pilze. Es gibt mehrere Substanzen, die als Vitamin D aktiv sind. Diese werden als Calciferole bezeichnet. Die Vitamin-D-Versorgung erfolgt sowohl durch Ergocalciferol oder Vitamin D_2 aus pflanzlichen Lebensmitteln als auch durch das Cholecalciferol oder Vitamin D_3 aus tierischen Lebensmitteln. Aus einer im Körper gebildeten Vorstufe und aus den Vorstufen von Vitamin D_2 und D_3 kann unter UV-Strahlung Vitamin D gebildet werden. Dazu reichen 10 bis 15 Minuten Sonneneinstrahlung täglich an Gesicht und Armen aus. Alle Wirkformen besitzen die gleiche Vitaminwirksamkeit.

Vitamin E

Wie beim Vitamin D umfasst auch der Begriff Vitamin E eine Vielzahl wirksamer Verbindungen. Die wichtigsten davon sind: α-, β-, γ- und σ-Tocopherole. Ein Milligramm Tocopherol entspricht dabei einem Milligramm α-Tocopherol, zwei Milligramm β-Tocopherol, vier Milligramm γ-Tocopherol und 100 Milligramm δ-Tocopherole. α-Tocopherol ist davon die wirksamste Form.

Vitamin E schützt sowohl Fette als auch leicht oxidierbare Substanzen im Körper. Der Bedarf an Vitamin E ist aus diesem Grund auch abhängig von der Aufnahme der sehr empfindlichen mehrfach ungesättigten Fettsäuren. Pro Gramm zugeführter mehrfach ungesättigter Fettsäure werden 0,5 Milligramm Vitamin E benötigt. Dies wurde bereits bei der Empfehlung von zwölf Milligramm am Tag berücksichtigt.

Vitamin K

Der Begriff Vitamin K umfasst eine Gruppe von fettlöslichen Verbindungen, von denen die wichtigsten die Vitamine K_1 (Phyllochinon) und K_2 (Menachinon) sind. Auf das synthetisch hergestellte Vitamin K_3 (Menadion) wird an dieser Stelle nicht genauer eingegangen. Vitamin K_1 kommt besonders in grünen Gemüsen vor. In Milch, Milchprodukten, Muskelfleisch, Eiern, Getreide und Früchten ist es ebenfalls enthalten. Vitamin K_2 wird von Bakterien unter anderem in der Darmflora gebildet. Welcher Anteil davon der Bedarfsdeckung dient, muss noch geklärt werden.

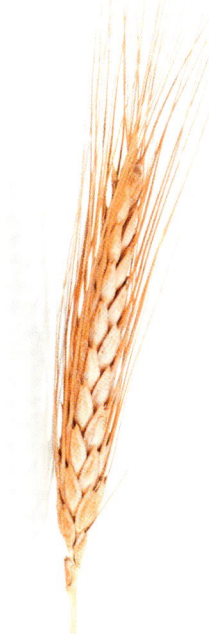

Das Öl aus Weizenkeimen liefert viel Vitamin E und K

Die besten Lieferanten für wasserlösliche Vitamine

Vitamin	Lebensmittelquellen	gute Kombinationen zur Bedarfsdeckung
Vitamin C	Grünkohl, Sanddornbeeren, Apfelsinen, Acerola-kirschen, Hagebutten, Paprikafrüchte, Brokkoli, Rosenkohl, Guavas, schwarze Johannisbeeren, Kartoffeln, Leber	Ein Glas (250 ml) Orangensaft zum morgendlichen Müsli deckt den normalen Tagesbedarf an Vitamin C und erhöht zudem die Eisenaufnahme aus dem Voll-korngetreide.
Vitamin B_1	Hähnchenfleisch, Schweinefleisch, Ente, Vollkornbrot und -produkte, Erbsen, Bohnen, Wirsing, Mais, Apfelsinen, Bierhefe, Milchprodukte, Kartoffeln	120 Gramm mageres Schweinefleisch mit Salat, Paprikaschoten, Mais, Salatgurke, frischen Kräutern und einem Öl-Essig-Dressing decken den täglichen Bedarf an Vitamin B_1 und liefern zugleich Eisen, Ballaststoffe und sekundäre Pflanzenstoffe.
Vitamin B_2	Leber, Milch, Milchprodukte, Eier, mageres Schweine-fleisch, Hähnchenfleisch, Seelachs, Spargel, Brokkoli, Rosenkohl, Spinat, Getreide, Hefe, Leberwurst, Kartoffeln	200 Gramm gebackener Camembert oder 150 Gramm Seelachs mit 200 Gramm Brokkoli und 200 Gramm Pellkartoffeln decken den Tagesbedarf an Vitamin B_2.
Vitamin B_6	Sardinen, Lachs, Huhn, Gans, Leber, Rindfleischfilet, Schweinekotelett, Weizenkeime, Hafer, Vollkornbrot, Vollkornreis, Bananen, Avocados, Fisch, Eier	1 Portion Linseneintopf mit Fleischeinlage und einer Scheibe Vollkornbrot deckt den täglichen Bedarf an Vitamin B_6.
Vitamin B_{12}	Seelachs, Thunfisch, Hering, Makrele, Leber, Sauerkraut	90 Gramm geräucherter Lachs decken den Tages-bedarf an Vitamin B_{12}; zusammen mit Hülsenfrüchten, Vollkornreis und einem Glas Orangensaft liefern sie Folsäure, Eisen und Vitamin B_6 zur Blutbildung; Vitamin C im Saft fördert die Eisenaufnahme.
Folsäure	Vollkornknäckebrot, Vollkornbrot, Weizenbrötchen, Brokkoli, Spargel, Paprikaschoten, Porree, Spinat, Erbsen, Grünkohl	45 Gramm Vollkornknäckebrot mit Camembert und magerer Leberwurst, danach eine Banane, decken den täglichen Bedarf an Folsäure und liefern zugleich Vitamin B_6, B_{12} und Eisen – gut für die Blutbildung.
Biotin	Leber, Sojabohnen, Champignons, Erbsen, Hafer-flocken, Spinat, Nüsse, Milch	85 Gramm Sojabohnen mit Vollkornreis decken den Tagesbedarf an Biotin und stärken zusammen mit Pantothensäure Haut, Haare und Nägel.
Pantothensäure	Hering, Leber, Mungobohnen, Blumenkohl, Champignons, Wassermelone, Vollkornreis	400 Gramm Wassermelone und eine Handvoll Walnusskerne decken den Tagesbedarf an Pantothensäure und stärken zusammen mit dem enthaltenen Biotin Haut, Haare und Nägel.
Niacin	Heilbutt, Makrele, Sardine, Lachs, Huhn, Leber, Fleisch, Austernpilze, Champignons, Steinpilze, Wildfleisch	170 Gramm Hähnchenbrust mit Avocado und Vollkorn-reis decken den täglichen Niacinbedarf und liefern die Vitamine B1, B_2 und B_6. Die B-Vitamine verbessern zugleich die Niacin-Versorgung, da diese bei der Syn-these von Niacin aus Tryptophan benötigt werden.

(nach Biesalski 1997)

Die wasserlöslichen Vitamine

Aus der nebenstehenden Tabelle können Sie die besten Lebensmittelquellen für wasserlösliche Vitamine sowie Beispiele für die Bedarfsdeckung mit dem jeweiligen Vitamin ablesen. Insbesondere Obst, Gemüse, Vollkornprodukte, Fleisch, Fisch und Nüsse enthalten sehr viele Vitamine und sollten deshalb täglich auf Ihrem Speiseplan stehen.

Vorkommen und Reserven einzelner Vitamine im Körper

Vitamin A wird zu 90 Prozent in der Leber und in geringen Mengen in der Lunge, den Schleimhäuten des Atem- und Verdauungstrakts sowie im Auge gespeichert. Die Speicher reichen bei Erwachsenen unter normalen Umständen ein bis zwei Jahre zur Bedarfsdeckung aus. Vitamin D wird hauptsächlich in Fettgewebe und Skelettmuskulatur gespeichert, wovon der Körper etwa zwei bis vier Monate zehren kann. Die Leber enthält ebenfalls nur wenig Vitamin D. Die Reservekapazität für Vitamin E reicht schätzungsweise für sechs bis zwölf Monate aus.

Die in der Leber gespeicherten Vitamin-K-Vorräte stehen für etwa zwei bis sechs Wochen zur Verfügung. Die körpereigenen Reserven in Höhe von 25 bis 30 Milligramm für Vitamin B_1 reichen für etwa vier bis zehn Tage, während die Bedarfsdeckung für Vitamin B_2 und B_6 für jeweils zwei bis vier Monate und für Vitamin

B_{12} drei bis fünf Jahre erfolgen kann. Der Speicher für Vitamin B_{12} beträgt zwei bis fünf Milligramm. Täglich werden nur etwa 0,1 Prozent ausgeschieden, so dass sich Mangelsymptome bei einer unzureichenden längerfristigen Zufuhr erst nach Jahren entwickeln. Die Speicherkapazitäten für Folsäure, Niacin, Vitamin C halten jeweils für zwei bis vier Monate, wobei der verfügbare Gesamtpool an Vitamin C etwa 1.500 bis maximal 3.000 Milligramm beträgt. Insbesondere Gehirn, Hypophyse, Leber, Lunge, Thymus, Nebennieren, Bauchspeicheldrüse und Retina sind sehr vitamin-C-haltig. Bakterien im Darmbereich können zwar geringe Mengen Folsäure herstellen, allerdings ist das für die Versorgungslage nicht von Bedeutung. Für Pantothensäure ist kein Speicherorgan bekannt, während Biotin wieder recycelt (reutilisiert) werden kann.

Die Folgen eines Vitaminmangels treten meistens erst mit einiger Verzögerung auf, da der Körper über gute Speichermechanismen verfügt

Mittlere Reservekapazität des Körpers für einzelne Vitamine

Vitamin	Reservekapazität
Vitamin B_{12}	3–5 Jahre
Vitamin A	1–2 Jahre
Vitamin E	6–12 Monate
Vitamin D	2–4 Monate
Vitamin B_2	2–4 Monate
Vitamin B_6	2–4 Monate
Vitamin C	2–4 Monate
Folsäure	2–4 Monate
Niacin	2–4 Monate
Vitamin K	2–6 Wochen
Vitamin B_1	4–10 Tage

Die Aufnahme der Vitamine im Körper

Was mit den Vitaminen nach der Nahrungsaufnahme im Körper geschieht, hängt vor allem von ihrer Löslichkeit ab. So ist es auch hier wichtig, die fett- von den wasserlöslichen Vitaminen zu unterscheiden

Aufnahme und Stoffwechsel von fettlöslichen Vitaminen

Die mit der Nahrung zugeführten fettlöslichen Vitamine werden zusammen mit Fett und oftmals unter der Einwirkung bestimmter Enzyme und Gallensalze aufgespalten, in Chylomikronen eingebaut und über die Lymphbahn ins Blut transportiert. Dieser Transport funktioniert aufgrund einer bestimmten Anlagerung der wasser- und fettlöslichen Teilchen, was auch als Mizellenbildung bezeichnet wird. Dabei sind die wasserlöslichen Teilchen nach außen und die fettlöslichen nach innen gerichtet.

Oftmals werden spezifische Bindungsproteine benötigt, damit die Mizellen von der Leber aufgenommen werden können. Dort kann das fettlösliche Vitamin gespeichert werden. Es existieren aber auch noch andere Zielorgane wie Niere, Muskel, Haut oder Knochen, die mit fettlöslichen Vitaminen versorgt werden oder bestimmte Vitamine speichern. Während Vitamin A vorwiegend in der Leber gespeichert wird, werden β-Carotin und Vitamin E überwiegend im Fettgewebe gelagert. Vitamin E wird auch in der Muskulatur gespeichert. Weitere Zielorgane von Vitamin D sind neben der Leber auch Haut, Bauchspeicheldrüse, Muskulatur, Niere und Knochen.

Die Vitamine A, D, E und K werden nur dann vom Körper aufgenommen, wenn sie in Fett gelöst sind

Aufnahme und Stoffwechsel von wasserlöslichen Vitaminen

Die Aufnahme der wasserlöslichen Vitamine erfolgt im Dünndarm, nachdem sie enzymatisch aufgespalten worden sind. Mithilfe spezifischer aktiver Transportmechanismen (Carrier) oder durch passive Diffusion gelangen sie in die Darmschleimhaut. Es erfolgt eine Aktivierung und eine Abgabe ins Blut, wo die wasserlöslichen Vitamine an bestimmte Eiweiße (Albumin oder vitaminspezifische Eiweiße) gebunden werden und zu den Zielzellen wie zum Beispiel in der Leber oder Muskulatur transportiert werden. Bei einem Überschuss werden die wasserlöslichen Vitamine in den meisten Fällen über die Nieren ausgeschieden.

Vitaminmangel

Werden essenzielle Nährstoffe unzureichend zugeführt, entwickeln sich Mangelsymptome, die anfangs unspezifisch sind und später mehr oder weniger schnell charakteristische Symptome entfalten. Diese Entwicklung kann in verschiedene Phasen des Mangels unterteilt werden, die ineinander übergehen.

Die Phasen des Vitaminmangels

Zunächst spricht man vom Stadium des prälatenten Mangels. In dieser Phase entleeren sich die Depots, insbesondere der in größeren Mengen gespeicherten Vitamine wie zum Beispiel Vitamin A oder Vitamin B_{12}.

Danach folgt die Phase des latenten Mangels. Kennzeichnend hierfür ist eine verringerte Bildung bestimmter nachweisbarer Stoffwechselprodukte. Der latente Mangel beinhaltet immer noch uncharakteristische Symptome. Diesen

Symptomen können auch andere Krankheitsbilder zugrunde liegen. Die Bestimmung von Blutparametern wie der Enzymaktivität gibt weitere Auskünfte. Zu guter Letzt spricht man von einem klinischen Mangel, der in ein Frühstadium und in ein Spätstadium eingeteilt werden kann. Auch hier kommt es erst zu unspezifischen, dann zu charakteristischen bis hin zu irreversiblen Merkmalen.

Vitamin A

Nimmt man nicht ausreichend Vitamin A zu sich und die Gewebespeicher sind stark „angezapft", treten gehäuft und verstärkt Infektionen der Atemwege auf. Dies ist ein deutliches Zeichen eines beginnenden Vitamin-A-Mangels. Außerdem kommt es zu Schwierigkeiten bezüglich der Sehkraft beim Übergang vom Hellen zum Dunkeln, was zu der bekannten Nachtblindheit führt.

Vitamin D

Es gibt Studien, die eine unzureichende Vitamin-D-Versorgung insbesondere bei Senioren beschreiben. Eine Ursache dafür ist die herabgesetzte Fähigkeit zur Bildung von Vitamin D in der Haut. Außerdem halten sich ältere Leute oft zu selten im Freien auf, was die Einwirkung der UV-Strahlung zur Bildung von Vitamin D ebenfalls vermindert. Auch eine aktuelle Studie des Robert-Koch-Instituts mit 4.000 Teilnehmern in Deutschland ergab, dass 57 Prozent der untersuchten Männer und 58 Prozent der Frauen aller Altersstufen eine erniedrigte Vitamin-D-Konzentration im Blut aufwiesen und damit unterhalb des Normbereichs lagen. Bei den über 65-jährigen Frauen lag der Anteil sogar bei 75 Prozent. Vitamin-D-Gaben in Höhe von etwa 15 bis 20 Mikrogramm am Tag können Knochenabbauprozesse vermindern

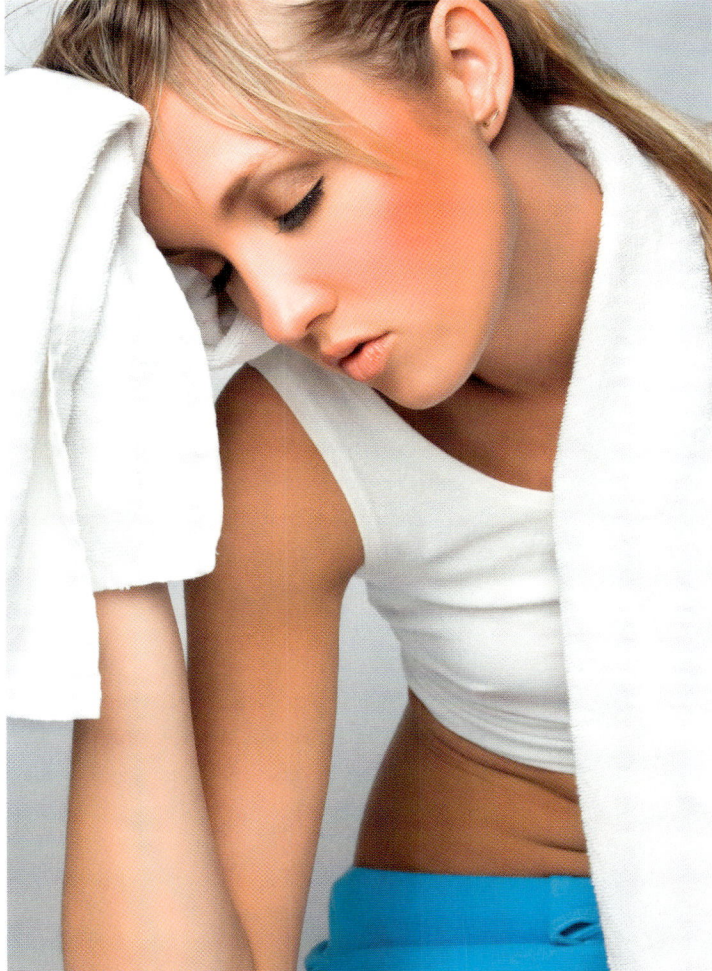

und in Verbindung mit einer ausreichenden Kalziumaufnahme das Risiko für Knochenbrüche senken. Die optimale Knochenmasse wird erst im dritten Lebensjahrzehnt erreicht. Eine ausreichende Vitamin-D-Aufnahme ist deshalb bereits in jungen Jahren von großer gesundheitlicher Bedeutung.

Vitamin E

Bei einer unzureichenden Vitamin-E-Versorgung häufen sich aggressive Radikale im Körper an, die zu Zellschädigungen führen

Vitaminmangel macht sich schleichend in mehreren Phasen bemerkbar

können. Außerdem kommt es zu Ausfallerscheinungen, die sowohl die Membranfunktionen als auch den Muskelstoffwechsel und das Nervensystem betreffen können.

Vitamin K

Wissenschaftlich fundierte Studien haben ergeben, dass Frauen im Alter von 36 bis 63 Jahren bei einer zu geringen Vitamin-K-Aufnahme ein erhöhtes Risiko für Knochenbrüche aufweisen. Vitamin K ist für die Bildung von Osteocalcin (Knochenprotein) wichtig. Eindeutige Zeichen eines Vitamin-K-Mangels sind eine gestörte Blutgerinnung mit mehr oder weniger sichtbaren Blutungen in verschiedenen Organen wie Magen-Darm-Trakt, Haut und Schleimhaut, Gehirn, Leber und Nebenniere.

Vitamin B_1

Insbesondere bei Alkoholkranken kann eine unzureichende Versorgung mit Vitamin B_1 auftreten, da die Verwertbarkeit negativ beeinflusst wird. Als Minimalbedarf wird ein Milligramm pro Tag angesehen.

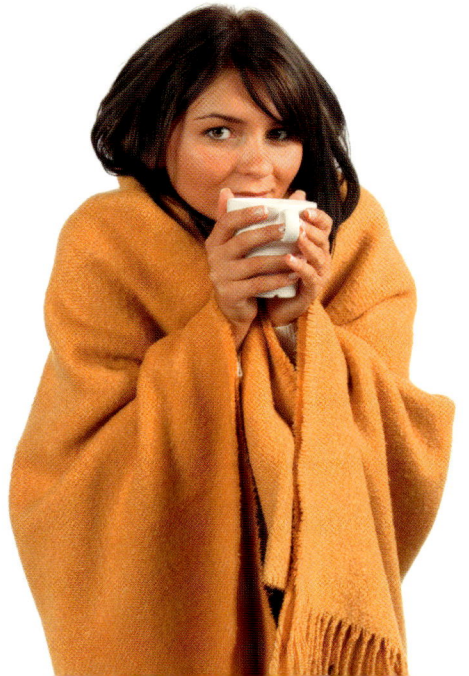

Ein Vitaminmangel kann sich in vielen spezifischen und unspezifischen Symptomen äußern

Vitamin B_2

Täglich sollten mindestens 1,2 Milligramm Vitamin B_2 zur Bedarfsdeckung zugeführt werden, da ansonsten Entzündungen der Mundschleimhaut, Zunge und Mundwinkelrhagaden als Zeichen einer unzureichenden Versorgung auftreten können.

Vitamin B_6

Eine unzureichende Vitamin-B_6-Versorgung zeigt sich in einer erhöhten Infektanfälligkeit, in Hautveränderungen im Nasen-Augen-Mund-Bereich und in Sensibilitätsstörungen. Unter normalen Bedingungen treten bei einer Zufuhr zwischen 1,2 und 2 Milligramm am Tag keine Mangelsymptome auf.

Vitamin B_{12}

Zwei Mikrogramm Vitamin B_{12} am Tag reichen bereits zur Sicherung der Versorgung aus. Insbesondere im Alter treten Probleme im Magen-Darm-Trakt auf, die in Verbindung mit einer vitamin-B_{12}-armen Ernährung Mangelzustände hervorrufen können. So zeigte eine holländische Studie, dass 30 Prozent der über 65-Jährigen chronische Entzündungen der Magenschleimhaut entwickeln, die die Aufnahme von Vitamin B_{12} negativ beeinflussen. Ein fortgeschrittener Mangel beeinträchtigt die Zellbildung im Knochenmark negativ und führt zu einer megaloblastären Anämie. Darunter versteht man eine Blutarmut mit übernormal großen roten Blutkörperchen. Außerdem kann es zu einer Abnutzung bestimmter Rückenmarksbezirke kommen, die einen bleibenden Schaden am Nervensystem verursachen können. Mit der üblichen Mischkost werden ausreichende Mengen Vitamin B_{12} zugeführt. Mangelsymptome können sich lediglich bei einer streng veganen Kost ohne Fleisch, Milchprodukte und Eier über einen längeren Zeitraum entwickeln.

Niacin

Unter normalen Ernährungsbedingungen tritt heutzutage eigentlich kein Niacinmangel mehr auf. Zur Sicherstellung der Versorgungslage sollten täglich mindestens 13 Milligramm Niacin zugeführt werden. Das bekannteste Krankheitsbild eines schweren Niacinmangels ist die Pellagra. Kennzeichnend für diese Erkrankung sind Hautveränderungen, Durchfälle, Schleimhautveränderungen des Munds, der Zunge und des Magen-Darm-Trakts, depressive Verstimmungen, Kopfschmerzen, Müdigkeit und Verwirrtheitszustände.

Folsäure

Eine längerfristige Einnahme bestimmter Medikamente, die zum Beispiel bei der Behandlung von Krebs oder Autoimmunerkrankungen eingesetzt werden, kann zu einer unzureichenden Versorgung mit Folsäure führen. Untersuchungen haben zwar ergeben, dass mit 50 bis 100 Mikrogramm Folsäure täglich keine Mangelsymptome auftreten, allerdings führt erst eine Einnahme von 400 Mikrogramm Folsäure pro Tag zu erniedrigten Homocysteinspiegeln. Erhöhte Homocysteinkonzentrationen stellen dauerhaft ein erhöhtes Risiko für Atherosklerose dar (siehe Kapitel 1). Ansonsten kann im Fall einer dauerhaften Unterversorgung ebenfalls das Bild einer megaloblastären Anämie (siehe Vitamin B_{12}) beobachtet werden.

Pantothensäure

Ein Mangel an Pantothensäure tritt nur sehr selten auf und beinhaltet Symptome wie Appetitmangel, Hautbeeinträchtigungen, Müdigkeit oder verschlechterte Wundheilung.

Spezifische Mangelsymptome einzelner Vitamine

Vitamin	Symptome bei Mangelzustand
fettlösliche Vitamine	
Vitamin A	Nachtblindheit, gelblich verhornte Bitot-Flecken an der Augenbindehaut, Austrocknung der Tränendrüsen, Geschwürbildung der Hornhaut (Erblindung möglich), Abwehrschwäche
Vitamin D	Störungen im Kalzium- und Phosphatstoffwechsel, im Kindesalter Rachitis (Knochenverformungen) und Osteomalazie, herabgesetzte Muskelkraft, verminderter Muskeltonus, erhöhte Infektanfälligkeit
Vitamin E	verminderte Anzahl und verkürzte Lebenszeit der roten Blutkörperchen, verhindert Ablagerungen in Muskelzellen, neurologische Störungen, Beeinflussung bestimmter Enzymaktivitäten, Atherosklerose
Vitamin K	Störungen des Blutgerinnungssystems mit sichtbaren und unsichtbaren Blutungen
wasserlösliche Vitamine	
Vitamin C	zunächst allgemeine Müdigkeit, Leistungsschwäche, verlangsamte Erholungsfähigkeit, erhöhte Infektanfälligkeit, schlechte Wundheilung; später Störungen in der Knochenbildung, im Wachstum, Neigung zu Blutungen in Haut, Schleimhäuten, der Muskulatur und inneren Organen (Skorbut)
Vitamin B_1	Schlafstörungen, Appetitlosigkeit, Apathie, gastrointestinale Störungen, Muskelschmerzen; später zentralnervöse Ausfallerscheinungen
Vitamin B_2	Störungen der Eisenresorption, Anämie, Beeinflussung des Energiestoffwechsels, starker Tränenfluss, gereizte Schleimhäute in Gesicht und Magen-Darm-Trakt, Mundwinkelrhagaden, Entzündungen der Mundschleimhaut und Zunge
Vitamin B_6	negative Beeinflussung der Immunabwehr, Neuropathien; Hautbeeinträchtigung im Nasen-Augen-Mund-Bereich
Vitamin B_{12}	echter Mangel sehr selten, dann megaloblastäre Anämie
Niacin	Schlaflosigkeit, Appetitlosigkeit, Gewichtsverlust, Zungenbrennen, Diarrhö, Schwindel, Kopfschmerz, Gefühllosigkeit in den Gliedern, Verwirrtheit, später sind Haut, Verdauungstrakt und Nervensystem betroffen; Pellagra
Folsäure	Risiko für Neuralrohrdefekt beim Ungeborenen während der Schwangerschaft, megaloblastäre Anämie
Biotin	Beeinträchtigung bestimmter Enzyme, Säure im Urin, mentale Schwächen, Verwirrtheit, Krampfanfälle, Hautveränderungen
Pantothensäure	Appetitmangel, Hautbeeinträchtigungen, Kopfschmerz, Müdigkeit, Magen-Darm-Störungen, Herzklopfen, Missempfindungen, schlechte Wundheilung, Blutdruckentgleisungen, unkoordinierte Bewegungsabläufe, „brennende Füße", schweres Erbrechen, vermehrte Infekte

(nach DGE 2000, Biesalski 1997)

Biotin

Ein Biotinmangel kann bei einem genetisch bedingten Mangel eines spezifischen Enzyms auftreten. Zeichen davon sind mentale Schwächen, Verwirrtheit, Krampfanfälle oder Hautveränderungen. Aufgrund der Fähigkeit, körpereigenes Biotin, das teilweise an Proteine gebunden ist, wiederzuverwerten, ist das Risiko für einen Mangel unter normalen Umständen sehr gering.

Vitamin C

Skorbut ist eine der bekanntesten Mangelerscheinungen – vor allem die Seefahrer der Antike litten unter dem Vitamin-C-Mangel

Die klassische Vitamin-C-Mangelkrankheit ist beim Erwachsenen der Skorbut, unter dem in der Historie viele Seefahrer zu leiden hatten, die auf ihren Fahrten über die Weltmeere nicht ausreichend mit frischem Obst versorgt werden konnten. Der Skorbut äußert sich durch eine verstärkte Blutungsneigung von Haut und Schleimhäuten, der Muskulatur und der inneren Organe. Müdigkeit ist meistens das erste Anzeichen einer unzureichenden Versorgungslage mit Vitamin C, was sich ab einer Speicherreserve von weniger als 300 Milligramm bemerkbar machen kann. Leistungseinbußen, Unwohlsein, erhöhte Infektanfälligkeit und verschlechterte Wundheilung folgen nach.

Die Ursachen für Vitaminmangel

Es gibt viele Faktoren, die einen unzureichenden Versorgungszustand mit Vitaminen bewirken können (siehe Abbildung). Sowohl eine mengenmäßig unzureichende Aufnahme von Vitaminen und Energie über die Nahrung als auch eine monotone, qualitativ minderwertige Ernährungsweise mit ausreichend Energie begünstigt die Entstehung suboptimaler Versorgungszustände.

Mögliche Ursachen eines Vitaminmangels

- Fehlernährung
- Maldigestion und Malabsorption
- Bestimmte Erkrankungen
- Erhöhter Vitaminbedarf
- Medikamenteneinfluss
- Einflüsse auf Bioverfügbarkeit

(nach Elmadfa et Leitzmann 1998)

Gründe für eine Fehlernährung können beispielsweise Armut, Unwissen, Gleichgültigkeit, monotone Ernährungsgewohnheiten, ungünstige Lebensmittelauswahl oder falsche Nahrungszubereitung sein. Bei Verdauungsstörungen (Maldigestion) können die Inhaltsstoffe der Lebensmittel nicht freigesetzt und aufgenommen werden (Malabsorption). Das ist beispielsweise bei Patienten mit einer Zöliakie (Glutenunverträglichkeit) der Fall. Die Aufnahme bestimmter Vitamine wird aufgrund der Krankheit negativ beeinträchtigt. Aber auch Erkrankungen wie etwa an der Leber können zu verminderten Speicherreserven für die Vitamine A, E, K, B_6, Niacin, Folsäure und B_{12} führen sowie wichtige Umwandlungsprozesse negativ beeinflussen.

Ein erhöhter Vitaminbedarf besteht unter anderem während des Wachstums, in der Schwangerschaft und Stillzeit, bei vermehrter beruflicher oder sportlicher körperlicher Aktivität oder bei chronischem Alkoholmissbrauch. Dann muss der zusätzliche Bedarf gedeckt werden, um Mangelsymptomen vorzubeugen. Auch die Einnahme von Antibiotika und anderen Medikamenen kann aufgrund einer Beeinflussung der Aufnahme leichte Vitaminunterversorgungen hervorrufen. Eine langandauernde Einnahme von Penicillin begünstigt die Entstehung von Vitamin-B$_6$-Mangelsymptomen. Erhöhter Energieumsatz kann den Bedarf an bestimmten Vitaminen erhöhen. Werden etwa vermehrt Kohlenhydrate oder mehrfach ungesättigte Fettsäuren zugeführt, steigt der Bedarf an Vitamin B$_1$ bzw. Vitamin E.

Gefahr durch zu hohe Vitamindosen

Vitamine dürfen nicht in beliebiger Dosis zugeführt werden, da einige in überhöhten Konzentrationen arzneimittelähnliche und sehr fatale Wirkungen entfalten können. Das trifft insbesondere auf die Vitamine A und D zu. Über die Nahrung jedoch ist eine Überdosierung kaum möglich, bis auf eine in Mitteleuropa seltene Vitamin-A-Vergiftung durch den Verzehr von Fisch- oder Polarbärleber.

Vorsicht vor zu vielen fettlöslichen Vitaminen

Der Körper speichert die fettlöslichen Vitamine in Fettgewebe und Leber, was im Fall einer erhöhten Zufuhr zu einer Überladung mit toxischen Wirkungen führen kann. Insbesondere vitamin-A-reiche Medikamente können akute Nebenwirkungen wie Kopfschmerzen, Steigerung des Liquordrucks sowie bei chronischen Einnahmen zu Hautveränderungen, Gelbsucht und Lebervergrößerung, Zirrhose und schmerzhaften Skelettveränderungen führen. Sehr hohe Einzeldosen wie zum Beispiel das 130-Fache der Empfehlung führen zu akuten und Aufnahmen in Höhe des 150-Fachen der Empfehlung zu chronischen Vergiftungserscheinungen. Erwachsene soll-

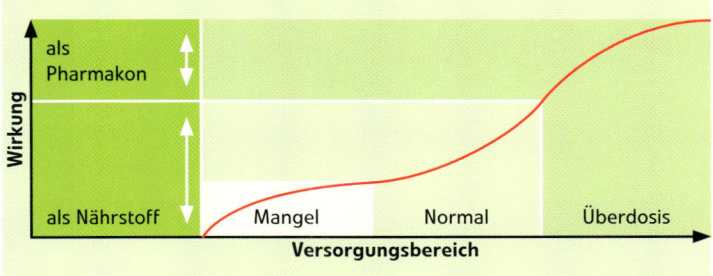

Beziehung zwischen Wirkung und Versorgungszustand in Abhängigkeit der Vitamindosis

(nach Elmadfa und Leitzmann 1998)

ten nicht mehr als 15 Milligramm Vitamin A pro Tag über Monate oder Jahre einnehmen, da es sonst zu negativen Beeinträchtigungen der Leber kommen kann. Zufuhren von mehr als fünf Milligramm pro Tag stören das Wachstum bei Kindern.

Vitamin D, das auch durch UV-Strahlung in der Haut gebildet wird, kann ebenfalls toxisch wirken. Folgen einer erhöhten Zufuhr sind eine vermehrte Kalziumaufnahme aus dem Darm und eine erhöhte Freisetzung aus den Knochen. Die dadurch gesteigerte Kalziumkonzentration im Blut führt zu schweren Organstörungen mit Begleitsymptomen wie häufiges Wasserlassen, Durst, Übelkeit, Erbrechen, Nierensteinen oder Niereninsuffizienz. Tägliche Vitamin-D-Zufuhren von 95 Mikrogramm können eine Hyperkalzämie auslösen, Einnahmen von bis zu 50 Mikrogramm pro Tag können dagegen als unbedenklich angesehen werden.

Vitamin E ist im Vergleich zu den Vitamin A und D weniger toxisch. Bei hohen Einnahmen können Störungen im Magen-Darm-Trakt sowie verringerte Schilddrüsenhormonwerte im Blut festgestellt werden. Negative

Die Folgen einer Vitamin-Überdosierung können wesentlich dramatischer ausfallen als die eines Mangels

95

Fettlösliche Vitamine können vom Körper im Fall einer Überdosierung nicht so schnell ausgeschieden werden wie wasserlösliche

Auswirkungen auf die Eicosanoidsynthese (siehe Kapitel 4) sind ebenfalls möglich. Liegt die Dosis über 800 Milligramm pro Tag, kann es zu einer verlängerten Blutungszeit kommen. Interessanterweise verschlechtert sich mit zunehmender Dosis die Aufnahme (Absorption) von Vitamin E. So liegt die Absorptionsrate bei Gaben von zwölf Milligramm Vitamin E bei 54 Prozent und sinkt bei Zufuhren von 200 Milligramm auf nur etwa zehn Prozent ab. Die Deutsche Gesellschaft für Ernährung hält eine Zufuhr von 200 bis 800 Milligramm α-Tocopherol-Äquivalente pro Tag noch für akzeptabel.

Vitamin K hat nach Angaben der Deutschen Gesellschaft für Ernährung auch im Bereich des 500-fachen Schätzwertes keine toxischen Auswirkungen für den Menschen.

Überversorgung mit wasserlöslichen Vitaminen

Für langfristige Vitamin-C-Einnahmen in Höhe von 500 Milligramm am Tag wurden negative Einflüsse auf das Erbgut beschrieben, die allerdings aufgrund der angewandten Versuchsbedingungen als widersprüchlich einzustufen sind. Einzeldosen von fünf Gramm Vitamin C pro Tag und mehr können kurzdauernde Durchfälle verursachen. Zusätzliche infektionsverhütende Wirkungen hochdosierter Vitamin-C-Gaben sind bis heute nicht ausreichend wissenschaftlich belegt. Einnahmen von mehr als 100 Milligramm am Tag vermindern die Aufnahme von Vitamin C und führen zu einer gesteigerten Ausscheidung mit dem Urin. Insbesondere ab 200 Milligramm können erhöhte Vitamin-C-Konzentrationen im Urin festgestellt werden. Um das – wenn auch geringe – Risiko der Harnsteinbildung durch

hohe Vitamin-C-Gaben auszuschließen, sollten nicht mehr als 1.000 Milligramm Vitamin C pro Tag zugeführt werden.

Hohe orale Dosen von Vitamin B_1 werden, nachdem das Gewebe ausreichend aufgenommen hat, schnell im Harn ausgeschieden. Bei einer hohen, intravenösen Verabreichung von Vitamin B_1 konnte in Einzelfällen eine sehr starke allergische Reaktion beobachtet werden.

Für Niacin sind Nebenwirkungen wie Gefäßerweiterung, Hitzegefühl, Magenschleimhautentzündung und Leberzellschäden ab einer Zufuhr von mehr als 35 Milligramm pro Tag bekannt. Diese können allerdings in dieser Höhe nicht aus der Nahrung stammen.

Langfristige Vitamin-B_6-Gaben in Höhe von 50 bis 500 Milligramm pro Tag können diverse Erkrankungen des Nervensystems (Neuropathien) hervorrufen. Eine kurzfristige Zufuhr von bis zu 100 Milligramm Vitamin B_6 pro Tag ist unbedenklich.

Die tägliche regelmäßige Zufuhr von zusätzlicher Folsäure sollte nicht über 1.000 Mikrogramm liegen, da es im Falle einer vorliegenden Vitamin-B_{12}-Unterversorgung zu verschlimmerten, neurologischen Mangelsymptomen von Vitamin B_{12} kommen kann.

Für hohe Einnahmen von Vitamin B_2 sind keine nachteiligen Effekte bekannt, da überschüssiges Vitamin B_2 über die Niere ausgeschieden wird. Eine regelmäßige Zufuhr von Pantothensäure gilt als unbedenklich. Auch für hohe Einnahmen von Biotin und Vitamin B_{12} (bis fünf Milligramm Vitamin B_{12} am Tag) sind bisher keine negativen Beeinträchtigungen bekannt.

Einflussfaktoren auf Vitamine in Lebensmitteln

Obst und Gemüse büßen bei falscher Lagerung sehr schnell einen Großteil ihrer Vitamine ein. Einflussfaktoren wie Sauerstoff, Tageslicht, Hitze, Kochen und Lagerdauer sind dafür verantwortlich. Eine falsche Lagerung mit ungünstigen Temperaturen kann dazu führen, dass beispielsweise Spinat bei Zimmertemperatur innerhalb von 24 Stunden 56 Prozent seines Vitamin-C-Gehalts verliert. Wird er dagegen im Kühlschrank gelagert, beträgt der Verlust nur etwa 25 Prozent. Blumenkohl, der bei Raumtemperatur gelagert wird, verliert nach einer Woche die Hälfte seines Vitamin-C-Gehalts, während einer, der im Kühlschrank aufbewahrt wurde, noch 90 Prozent des Vitamins C besitzt. Blattgemüse und Salate jedoch verlieren auch unter kühlen Temperaturen einiges an Vitaminen. Bereits nach zwei Tagen hat sich der Vitamin-C-Gehalt im Blattsalat um 37 Prozent verringert – trotz der Lagerung im Kühlschrank.

Nicht alle Obst- und Gemüsesorten vertragen Frost. Dazu gehören Bananen, Ananas, Mango, Auberginen, Kartoffeln, Salatgurken, Pepperoni und Zucchini. Diese sollten im dunklen Vorratskeller aufbewahrt werden. Je länger Obst und Gemüse transportiert oder gelagert werden müssen, bis sie verzehrt werden, desto geringer ist auch ihr Vitamingehalt.

Aber nicht nur gegenüber thermischen Einflüssen, sondern auch gegenüber Licht sind viele Vitamine empfindlich. Milch in hellen Glasflaschen verliert aufgrund der Einwirkung des Tageslichts innerhalb von zwei Stunden 85 Prozent des Vitamin-B_2-Gehalts. Dies muss insbesondere auch bei den Vitaminen A (in Margarine, Butter, Käse), D (in Margarine, Butter, Milch), E (Pflanzenöle, Nüsse), K (grüne Gemüsesorten), B_6 (Blumenkohl, Porree usw.) und B_{12} (Fleisch, Fisch, Käse) berücksichtigt werden. Auch zu hohe Kochtemperaturen bei zu langer Hitzeeinwirkung führen zu erheblichen Vitaminverlusten, die bei Folsäure sogar 90 Prozent betragen können.

Kühle Lagerung erhält die Vitamine – doch nicht alle Lebensmittel sind für den Kühlschrank geeignet

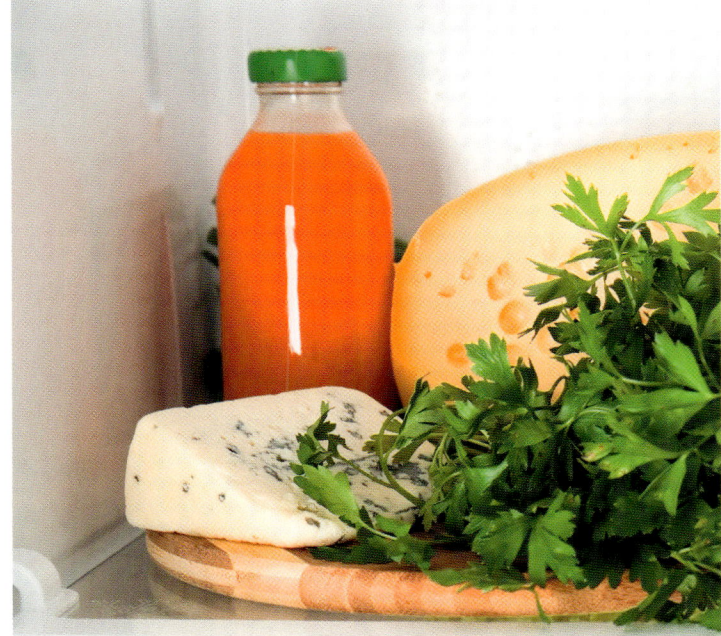

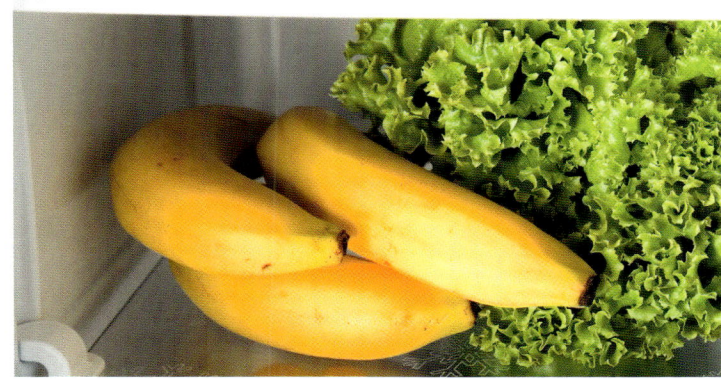

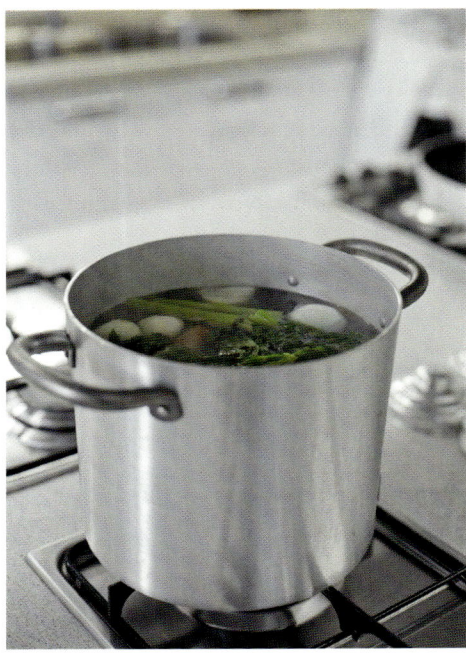

Schockgefrostetes Obst und Gemüse sind die beste Alternative, wenn frische Ware nicht verfügbar ist

Schädigung der Vitamine durch Lagerung und Verarbeitung

Vitamin	Sauer-stoff	Tages-licht	Hitze	Koch-verluste
Vitamin A	ja	ja	nein	10–30 %
Vitamin D	ja	ja	nein	gering
Vitamin E	ja	ja	nein	50 %
Vitamin K	nein	ja	ja	gering
Vitamin B$_1$	ja	nein	ja	30–50 %
Vitamin B$_2$	nein	ja	ja	0–50 %
Niacin	nein	nein	nein	0–30 %
Vitamin B$_6$	nein	ja	ja	0–40 %
Pantothensäure	nein	nein	ja	0–45 %
Vitamin B$_{12}$	ja	ja	nein	gering
Biotin	nein	nein	nein	0–70 %
Folsäure	nein	nein	ja	0–90 %
Vitamin C	ja	ja	ja	20–80 %

(nach Elmadfa und Leitzmann 1998)

Unnötige Vitaminverluste

Wie Sie Vitaminverluste zwar nicht ganz vermeiden, aber erheblich verringern können:

– Kaufen Sie Obst und Gemüse frisch und in kleinen Mengen ein, denn selbst unter den besten Lagerbedingungen sind Vitaminverluste nicht vermeidbar.

– Äpfel, Aprikosen und Avocados scheiden Ethylen aus und sollten deshalb nicht mit ethylenempfindlichen Sorten wie Kiwis, Brokkoli, Blumen- und Rosenkohl gelagert werden. Die Produktion des Reifegases beschleunigt den Vitaminverlust.

– Kühle Temperaturen und hohe Luftfeuchtigkeit sind optimale Lagerbedingungen für zahlreiche Obst- und Gemüsesorten: bewahren sie die Ware in gelochten Plastiktüten auf.

– Nicht alle Lebensmittel sind für den Kühlschrank geeignet. Ananas, Bananen, Salatgurken, Kartoffeln u.a. vertragen keine Kälte, besser ist die Lagerung in einem dunklen Vorratsraum (Keller).

– Zerkleinern Sie Obst und Gemüse nicht allzu sehr, da aus den verletzten Pflanzenzellen Gewebesaft mit vielen Vitaminen heraustritt.

– Das Beträufeln geschnittener oder geraspelter Obst- oder Gemüseware mit etwas Zitronensaft verringert ebenfalls Vitaminverluste oder -veränderungen.

– Bewahren Sie Rohkost am besten luftdicht verpackt auf – Sauerstoff aus der Luft beschleunigt den Vitaminabbau.

– Blanchieren ist die vitaminfreundlichste Zubereitungsart für Gemüse, auch schonend sind Dämpfen und Dünsten sowie Kochen mit dem Dampfdruckkochtopf.

– Garen Sie Gemüse nur bissfest. Verwenden Sie beim Kochen so wenig Wasser wie möglich – das Kochwasser enthält Vitamine und sollte, wenn möglich, weiterverwendet werden.

– Vermeiden Sie langes Warmhalten von fertig zubereiteten Speisen.

Der Nährstoffgehalt von frisch zubereitetem Gemüse liegt nicht immer unbedingt höher als von fertig zubereitetem Tiefkühlgemüse. Nach Ansicht der Deutschen Gesellschaft für Ernährung sind Nährwert, Geschmack und Aussehen von Gemüse, das ohne Salz, Fett oder Soßen tiefgekühlt und richtig gelagert wird, nahezu gleichwertig mit frischer Ware. Der Vitaminverlust kann durch das Tiefkühlen zwar nicht verhindert, aber dennoch deutlich verzögert werden. Der Vitamin-C-Gehalt von grünen Bohnen und Erbsen nimmt bei einer Lagerung zwischen zwei und vier Grad um etwa sieben Prozent pro Tag ab, während der Vitamin-C-Gehalt bei einer viermonatigen Lagerung bei minus 18 Grad nahezu 100 Prozent beträgt. Damit können soßenfreie Tiefkühlgemüsewaren das Frischgemüse-Sortiment sinnvoll ergänzen, insbesondere dann, wenn diese Sorten saisonal nicht frisch angeboten werden können. Wer frisches Gemüse selbst einfrieren möchte, sollte es zur Inaktivierung von Enzymen und Vermeidung von Farbveränderungen kurz mit kochendem Wasser übergießen. So können Vitaminverluste ebenfalls minimiert werden.

Interaktionen von Vitaminen

Einige Vitamine haben synergistische Wirkungen, das heißt sie wirken zusammen und verstärken dadurch ihre Wirkung. Aus der Tabelle wird ersichtlich, dass die Vitamine E, K, B_6, B_{12}, Folsäure und Vitamin C sich gegenseitig in ihren Wirkungen verstärken können. Vitamin E

Zusammenspiel einzelner Vitamine mit verstärkter Wirkung

Vitamin	A	D	E	K	B_1	B_2	B_6	B_{12}	Biot.	Fols.	Pant.	C
A			(+)			+		+				+
D												
E	(+)			+			+	+		+		+
K			+									+
B_1						+	+	+			+	
B_2	+				+		+	+	+	+		+
B_6			+		+	+			+	+		+
B_{12}	+		+		+	+	+		+	+	+	+
Biotin						+	+	+		+	+	
Folsäure			+			+	+	+	+		+	+
Niacin		+			+	+					+	
Pantothens.					+		+	+	+			+
C	+		+	+			+	+		+	+	

(nach Kutsky 1981)

ist ein wirksamer Radikalfänger. Indem es die Radikale neutralisiert, wird es jedoch selbst zum Radikal. Unter der Einwirkung von Vitamin C kann es wieder regeneriert werden und weiterhin seine Funktion ausüben.

Sekundäre Pflanzenstoffe

Obst und Gemüse enthalten neben Vitaminen, Mineralstoffen und Ballaststoffen noch weitere Wirkstoffe, die unter der Sammelbezeichnung sekundäre Pflanzenstoffe zusammengefasst werden. Sekundär deshalb, weil sie für den Energiestoffwechsel der Pflanzen keine Rolle spielen, sondern beispielsweise für die Farbenvielfalt von Obst und Gemüse verantwortlich sind.

Farben-, Geschmacks- und Abwehrstoffe: Die große Welt der sekundären Pflanzenstoffe und deren Wirkungen auf den Menschen ist noch nahezu unerforscht

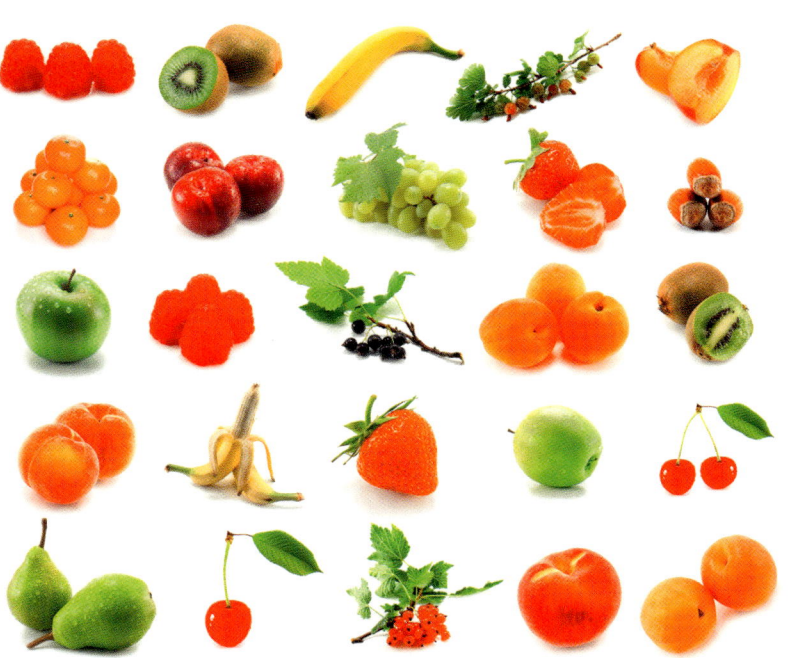

Groß angelegte Studien belegen einen Zusammenhang zwischen einem hohen Obst-, Gemüse- und Vollkornkonsum und einem verringerten Risiko für Herz-Kreislauf- und bestimmten Krebserkrankungen. Das große Gesundheitspotenzial der sekundären Pflanzenstoffe, von denen noch längst nicht alle identifiziert sind, ist Gegenstand zahlreicher aktueller Forschungsprojekte. Neben ihrer antioxidativen Wirksamkeit sind sie cholesterolsenkend und hemmen die Blutgerinnung.

Das breite Wirkungsspektrum sekundärer Pflanzenstoffe

Flavonoide haben eine blutgerinnungshemmende Wirkung und setzen so das Risiko für Herz-Kreislauf-Erkrankungen herab. Außerdem sind sie antioxidativ wirksam, indem sie die im Blut enthaltenen Fette (Cholesterol, Triglyzeride) vor oxidativen Schäden schützen und so das Risiko für Atherosklerose und wiederum für Herz-Kreislauf-Erkrankungen reduzieren. Die gleiche Wirkung zeigen auch Carotinoide. Sie schützen außerdem das Erbgut (DNA) sowie Netzhaut und Augenlinse vor schädlichen Einflüssen durch freie Radikale. Der Verzehr von Lutein und Zeaxanthin, als Wirkstoffe der Gruppe der Carotinoide in grünblättrigem Gemüse und Mais enthalten, senken unter anderem das Risiko, am grauen Star, einer Augenkrankheit mit Eintrübung der Linse, zu erkranken. Phytosterine senken die Cholesterolkonzentration, indem sie im Darm die Aufnahme des in der Nahrung enthaltenen Cholesterols hemmen. Vielen sekundären Pflanzenstoffen wird eine antimikrobielle Wirkung zugeschrieben, die dem Immunsystem insbesondere in der Anfangsphase von Infektionskrankheiten behilflich sein kann (siehe Kapitel 11).

Übersicht über die sekundären Pflanzenstoffe

sekundäre Pflanzenstoffe	Vorkommen in Lebensmitteln	Bedeutung für die Pflanze	möglicher Effekt für die Gesundheit
Carotinoide	Karotten, Tomaten, Paprika, grünes Gemüse (Spinat, Grünkohl, Mangold), Grapefruit, Aprikosen, Melonen, Kürbis	gelber, oranger oder roter Farbstoff	senken das Risiko bestimmter Krebserkrankungen, antioxidativ wirksam, gut für die Immunabwehr, senken das Risiko für Augenerkrankungen, verringern das Risiko von Herz-Kreislauf-Erkrankungen
Flavonoide	Äpfel, Birnen, Trauben, Kirschen, Pflaumen, Beerenobst, Zwiebeln, Grünkohl, Auberginen, schwarzer und grüner Tee	gelber, blauer oder violetter Farbstoff	senken das Risiko bestimmter Krebserkrankungen, antioxidativ wirksam, gut für die Immunabwehr, hemmen das Wachstum von Bakterien, Pilzen und Viren, hemmen die Blutgerinnung, reduzieren das Risiko von Herz-Kreislauf-Erkrankungen
Glucosinolate	alle Kohlarten, Rettich, Radieschen, Kresse, Senf	scharfer Geruch und Geschmack als chemischer Abwehrstoff gegen Feinde	senken das Risiko bestimmter Krebserkrankungen
Phenolsäuren	Kaffee, Tee, Vollkornprodukte, Grünkohl, Weißkohl, Radieschen	Abwehrstoffe gegen Feinde	senken das Risiko bestimmter Krebserkrankungen
Phytosterine	Nüsse, Pflanzensamen wie Sonnenblumenkerne, Sesam, Soja, Hülsenfrüchte	Membranbaustoff, Pflanzenhormone, die ähnlich wie Cholesterol aufgebaut sind	senken den Cholesterolspiegel
Phytoöstrogene	Sojabohnen, Leinsamen, Hülsenfrüchte, Getreidekleie, Getreide, viele Gemüse- und Obstsorten, Samen, Hopfen, Salbei, Tee, Bier, Wein, Bourbon (Whiskey)	Pflanzenhormone, die dem weiblichen Sexualhormon Östrogen im Aufbau sehr ähnlich sind	senken das Risiko bestimmter Krebserkrankungen, antioxidativ wirksam, gut für die Immunabwehr, festigen Knochen (Osteoporoseschutz), reduzieren das Risiko für Herz-Kreislauf-Erkrankungen
Sulfide	Zwiebeln, Lauch, Knoblauch, Schnittlauch	Duft- und Aromastoffe	hemmen das Wachstum von Bakterien, Pilzen und Viren, beeinflussen die Blutgerinnung, senken das Risiko bestimmter Krebserkrankungen

(nach DGE 2005)

Zum gegenwärtigen Zeitpunkt gibt die Deutsche Gesellschaft für Ernährung noch keine konkreten Zufuhrempfehlungen oder Bedarfsangaben für sekundäre Pflanzenstoffe heraus. Welche Stoffe in welcher Menge für die Gesundheit des Menschen zuträglich sind, gilt es in Zukunft zu beantworten. Es gibt zu wenige Kenntnisse darüber, ob sich sekundäre Pflanzenstoffe gegenseitig beeinflussen oder nur dann eine schützende Wirkung ausüben, wenn sie zusammen mit anderen in Obst und Gemüse vorkommenden Inhaltsstoffen (Vitamine, Mineralstoffe, Ballaststoffe) verzehrt werden.

Wussten Sie, dass an dem Spruch „An apple a day keeps the doctor away" etwas Wahres dran ist? Wissenschaftliche Studien beweisen, dass hohe Flavonoidaufnahmen, zum Beispiel durch einen hohen Verzehr von Äpfeln, das Risiko für Herz-Kreislauf-Erkrankungen signifikant senken.

Gut versorgt mit sekundären Pflanzenstoffen

Eine wichtige Empfehlung der Deutschen Gesellschaft für Ernährung für die Aufnahme vieler sekundärer Pflanzenstoffe ist die „Fünf-am-Tag-Regel" für Obst und Gemüse. Danach sollten täglich mindestens 400 Gramm Gemüse und 250 Gramm Obst verzehrt werden.

Eine Portion Gemüse

1 Hand voll ungekochter Hülsenfrüchte wie Linsen, Erbsen oder Bohnen

1 kleiner Kohlrabi, 1 Paprikaschote oder 1 große Fleischtomate

2 Hände voll Salat oder kleingeschnittener Karotten

1 kleine Dose Mais (125 g)

2 Hände voll Brokkoli, Spinat oder Champignons (125 g)

Eine Portion Obst

1 Birne, 1 Apfel, 1 Orange, 1 Banane oder 1 Pfirsich

2 Hände voll Erdbeeren, Himbeeren, Johannisbeeren, Heidelbeeren oder Weintrauben

4 Esslöffel ungezuckertes oder leicht gezuckertes Obstmus oder Kompott

5 Stück Trockenobst

Ein Glas Fruchtsaft mit einem Fruchtgehalt von 100 Prozent und ohne zugesetzten Zucker oder ein Glas Gemüsesaft können genauso wie 25 Gramm geschälte, ungeröstete und ungesalzene Nüsse eine der fünf Tagesportionen darstellen.

Zusammenfassung

Der Name Vitamine leitet sich von vita, das Leben, ab. Vitamine sind lebenswichtige Substanzen, die dem Körper täglich zugeführt werden müssen. Mit Ausnahme des Vitamins C (Tagesbedarf: 100 Milligramm) werden nur geringe Mengen von weniger als 20 Milligramm am Tag benötigt. Es wird zwischen neun wasser- und vier fettlöslichen Vitaminen unterschieden. Die größte Reservekapazität besitzt der Körper für das Vitamin B_{12} (drei bis fünf Jahre), während der Speicher für Vitamin B_1 (bis zu etwa zehn Tagen) am kleinsten ist. Sowohl eine Unter- als auch eine Überversorgung mit bestimmten Vitaminen können für den Körper gesundheitsgefährdend sein. Insbesondere vor einer zu hohen Aufnahme der Vitamine A, D, E, B_1, B_6 und Niacin muss aufgrund möglicher toxischer Wirkungen gewarnt werden. Wer Obst und Gemüse als wichtige Vitaminlieferanten richtig lagert und zubereitet, kann unnötige Vitaminverluste, die zum Beispiel beim Vitamin C bis zu 80 Prozent betragen können, vermeiden. Auch soßenfreies Tiefkühlgemüse kann einen wichtigen Beitrag zur Mikronährstoffversorgung leisten.

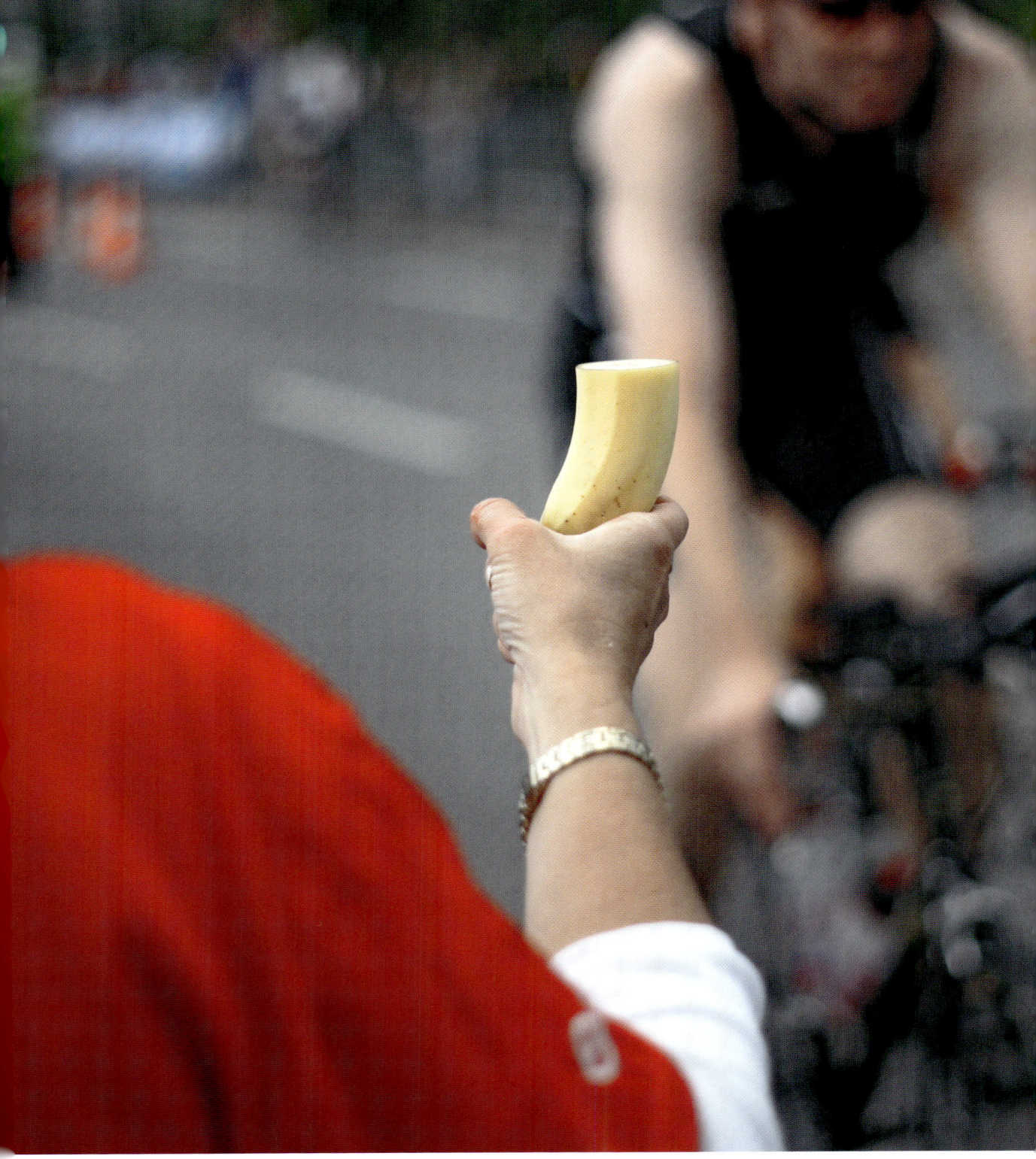

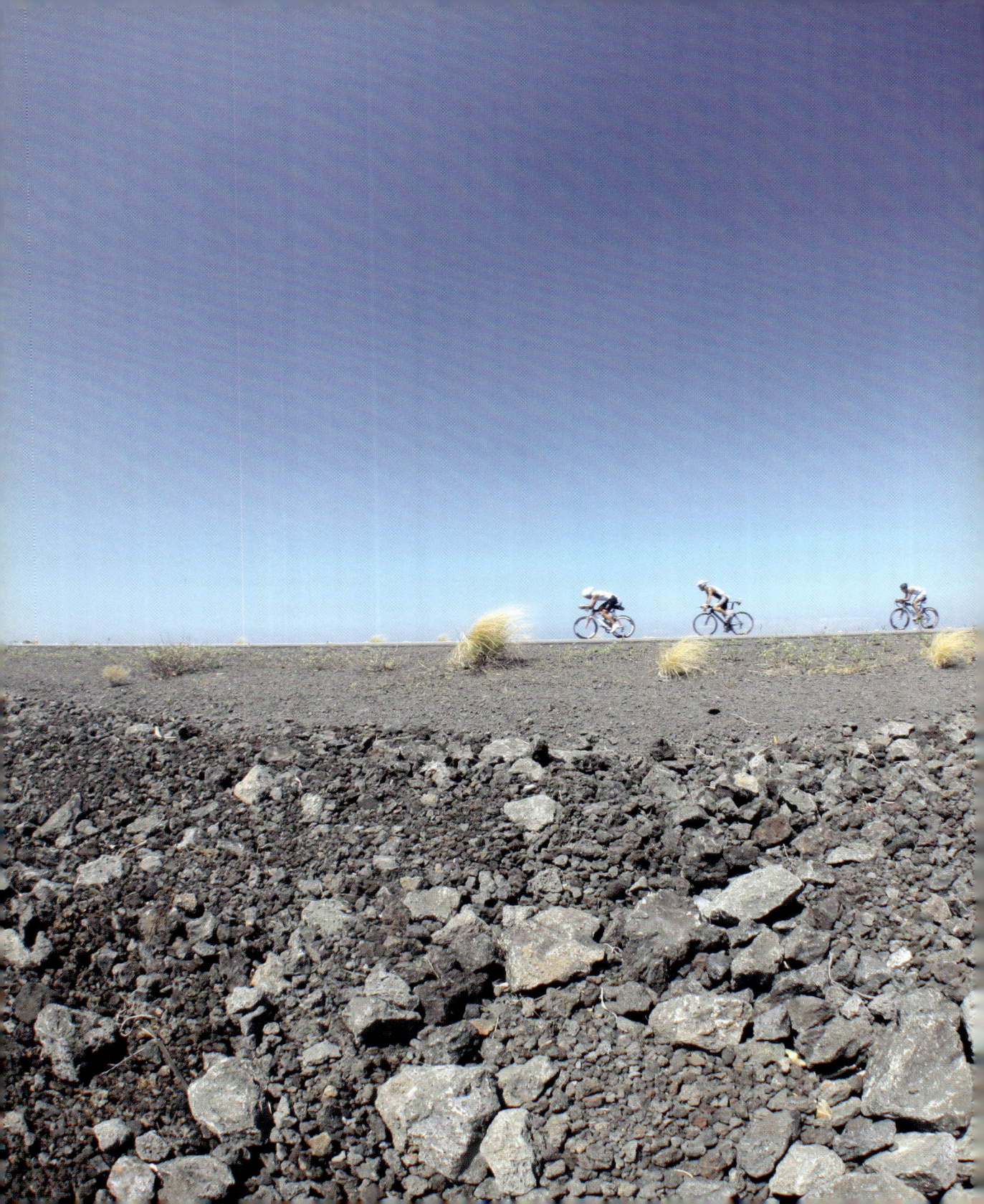

Kapitel 7

Mineralstoffe
Wichtige Bausteine des Körpers

Die Makronährstoffe (Kohlenhydrate, Fette, Eiweiß) und die Vitamine stellen die organischen Bestandteile des Körpers dar. Zu den anorganischen zählen Wasser und Mineralstoffe, die in Lebensmitteln pflanzlicher und tierischer Herkunft enthalten sind.

Mineralstoffe sind keine Energieträger. Je nach ihrer Menge im Körper werden sie in Mengen- und in Spurenelemente eingeteilt. Der Anteil einzelner Mengenelemente im Körper liegt dabei über 50 Milligramm pro Kilogramm Körpergewicht, während der an Spurenelementen unterhalb dieses Werts liegt. Eine Ausnahme bildet das Eisen, das es in einer Menge von mehr als 60 Milligramm pro Kilogramm Körpergewicht im menschlichen Körper vorkommt.

Mineralienverlust:
Das Salz lagert sich
im Trikot ab

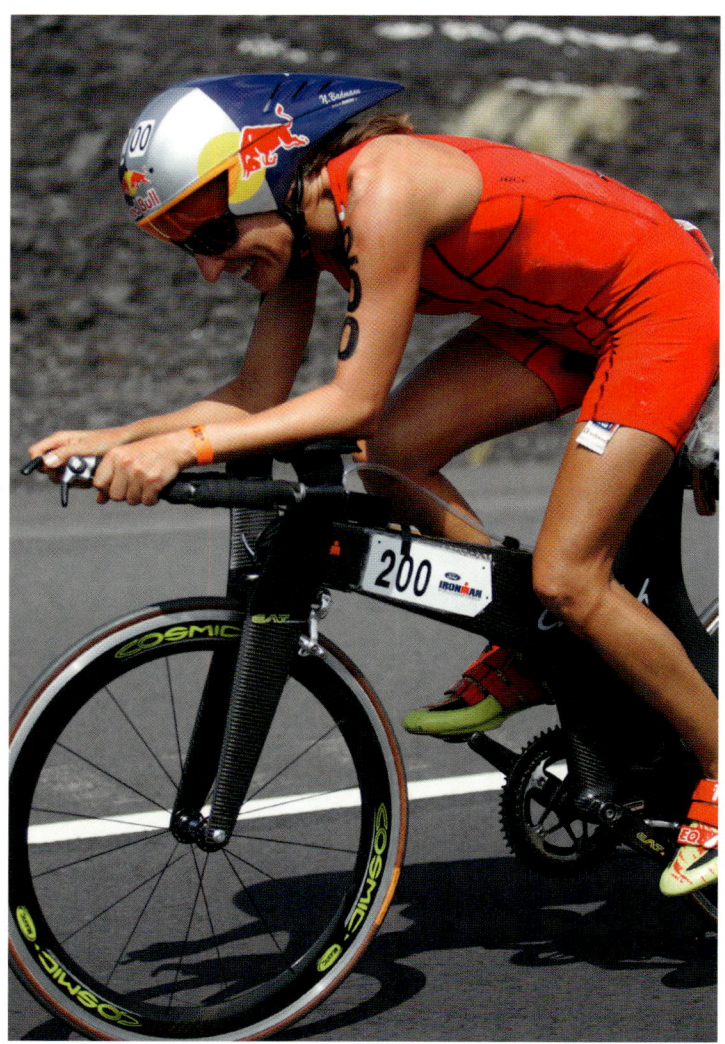

Mineralstoffe sind für den Körper essenziell und müssen deshalb wie die Vitamine, einige Aminosäuren und mehrfach ungesättigte Fettsäuren in ausreichenden Mengen zugeführt werden. Sie können Bestandteil von Zähnen und Knochen sein, den Wasser- und Säure-Basen-Haushalt regulieren und zahlreiche Enzyme aktivieren. In diesem Kapitel werden die sechs Mengenelemente Natrium, Chlorid, Kalium, Kalzium, Phosphat und Magnesium sowie die acht Spurenelemente Eisen, Jod, Fluorid, Zink, Selen, Kupfer, Mangan und Chrom vorgestellt.

Mengenelemente und ihre wichtigsten Aufgaben im Körper

Zu den Mengenelementen zählen neben Natrium und Chlorid, die in der Verbindung NaCl als Kochsalz bekannt sind, auch Kalium, Kalzium, Phosphat und Magnesium. Die bedeutendste Funktion der Mengenelemente liegt in der Mineralisierung der Skelettknochen und Zähne durch Kalzium und Phosphat.

Insbesondere die an der Muskelkontraktion beteiligten Mengenelemente sind für den Sportler von großer Bedeutung. Natrium, das insbesondere über den Schweiß verloren geht, spielt sowohl für eine schnelle Energiebereitstellung als auch die Wasseraufnahme eine entscheidende Rolle. Während alle anderen Mengenelemente ausreichend mit der Basisernährung ausreichend zugeführt werden müssen, sollte Natrium (neben den Kohlenhydraten) insbesondere auch schon während lang andauernder Belastungen aufgenommen werden.

Die Mengenelemente im menschlichen Körper

Mengenelement	Aufgaben/Funktion	Charakteristika/Bestand
Natrium (Na)	Aufbau und Aufrechterhaltung des osmotischen Drucks, Säure-Basen-Haushalt, Enzymaktivitäten in Verdauungssäften, Zucker- und Aminosäurenaufnahme, Muskelreizbarkeit	kommt als Kation vor allem in der extrazellulären Flüssigkeit vor, nur wenig intrazellulär; mittlerer Natriumbestand beim Mann: 100 Gramm, bei der Frau: 77 Gramm
Chlorid	in den Verdauungssäften vorhanden (Salzsäure); Säure-Basen- und Wasserhaushalt	häufigstes Anion in der extrazellulären Flüssigkeit; intrazellulär nur sehr wenig
Kalium (K)	Zellmassenwachstum, Elektrolytgleichgewicht; blutdrucksenkende Wirkung; neuromuskuläre Reizleitung, Sekretion von Hormonen, Glykogenbildung, Proteinsynthese	häufigstes Kation der intrazellulären Flüssigkeit; Kaliumbestand beim Mann: 150 Gramm, bei der Frau: 100 Gramm
Kalzium (Ca)	Stabilisierung von Zellmembranen sowie Knochen- und Zahnsubstanz, Signal- und Reizübermittlung im Nervensystem, Blutgerinnung	Kalziumbestand beim Mann: 900 bis 1.300 Gramm, bei der Frau: 750 bis 1.100 Gramm
Phosphat	Bestandteil von Membranen und Nukleinsäuren; beteiligt an vielen wichtigen Stoffwechselprozessen; Erhalt des pH-Werts, Energiestoffwechsel, Knochenaufbau	Phosphatbestand 600 bis 700 Gramm, wovon mehr als 85 Prozent im Skelett und in den Zähnen, 65 bis 80 Gramm in Geweben und 2 Gramm im Blut vorliegen
Magnesium (Mg)	wichtiger Enzymaktivator des Energiestoffwechsels, Bildung von Nukleinsäure, Knochenmineralisierung, Funktionieren der Membranen, neuromuskuläre Reizübertragung und Muskelkontraktion; Einfluss auf Blutgerinnung; Speicherung und Freisetzung von Hormonen	zu 60 Prozent im Skelett, zu 30 Prozent im Muskel; nur 1 Prozent in der extrazellulären Flüssigkeit, der Rest intrazellulär. Magnesiumbestand des Erwachsenen: 25 Gramm

(nach Elmadfa und Leitzmann 1998)

Auf den folgenden Seiten finden Sie die wichtigsten Informationen zu den einzelnen Mengenelementen, den jeweiligen Tagesbedarf, detaillierte Empfehlungen für die Nahrungsaufnahme sowie Hinweise auf die Gefahren im Fall eines Mangels, aber auch einer Überdosierung.

Natrium

Das Kochsalz (NaCl) besteht aus 40 Prozent Natrium und 60 Prozent Chlorid. Es ist bedeutend für den Wasser- und den Säure-Basen-Haushalt des Körpers und liegt hauptsächlich außerhalb der Körperzellen vor. Natrium wird zur Erregbarkeit von Muskulatur und Nerven, zur Reizweiterleitung und Muskelkontraktion benötigt. Außerdem ist es für die Aktivierung verschiedener Enzyme zuständig.

Die Bedarfsdeckung mit Natrium ist bei der deutschen Bevölkerung unproblematisch und liegt nach Angaben aktueller Studien sogar beim Vier- bis Sechsfachen der Bedarfsempfehlung. Je höher die Natriumverluste sind, desto höher ist auch der Natriumbedarf. Der Mehrbedarf an Natrium kann zum Beispiel begründet sein durch Durchfall, Erbrechen, starkes Schwitzen aufgrund des Klimas oder der sportlichen Aktivität, Medikamente mit entwässernder Wirkung oder Erkrankungen (zum Beispiel Nierenerkrankung). In Form von Speise- oder Kochsalz ist Natrium in sehr vielen Lebensmitteln enthalten. Die Deutsche Gesellschaft für Ernährung (DGE) empfiehlt, nicht mehr als sechs Gramm Speisesalz pro Tag zuzuführen (2,4 Gramm Natrium und 3,6 Gramm Chlorid).

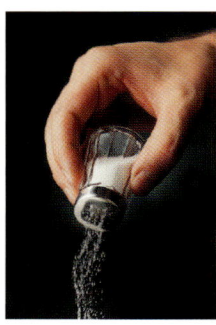

*Ein extremer
Salzverlust kann
tödlich enden!*

Ein extremer Verlust von Natrium, Kalium und Kalzium durch Erbrechen und Durchfall kann aufgrund von Störungen im Wasserhaushalt zum Tod führen. Im Sport können Extrembelastungen und heiße Witterungsbedingungen zu erhöhten, teils auch gefährlichen Natriumverlusten über die gesteigerte Schweißbildung entstehen (Hyponatriämie). Unter Hyponatriämie versteht man eine zu geringe Natriumkonzentration im Blut. In diesem Zusammenhang wird von einer Verdünnungshyponatriämie gesprochen, da die Natriummenge im Blut eigentlich normal, die Flüssigkeitsmenge aber zu hoch ist. Das kann beispielsweise bei Extremausdauersportlern passieren, wenn das zugeführte Getränk zu wenig Natrium beinhaltet (wie beispielsweise Leitungswasser). Symptome sind die Abnahme des Herzschlagvolumens, die Abnahme der Organdurchblutungen, ein starkes Durst- und gestörtes Geschmacksempfinden, Muskelkrämpfe, Krampfanfälle, Kopfschmerzen, Erschöpfung und Bewusstseinsstörungen, Schockzustände und neurologische Störungen bis hin zum Koma.

- **Gesamtbestand im Körper:** circa 1,38 Gramm pro Kilogramm Körpergewicht, was ungefähr 80 bis 100 Gramm sind, von welchen 40 bis 45 Prozent in den Knochen eingelagert sind
- **Aufnahme und Stoffwechsel:** Die Aufnahme von Natrium erfolgt zusammen mit Glukose, Galaktose und Aminosäuren über ein aktives Transportsystem.
- **Ausscheidung:** hauptsächlich über den Urin, hormonell gesteuert
- **Verluste:** Über Urin und Stuhl circa ein Millimol pro Tag, über die Haut circa zwei bis vier Millimol pro Tag. Über den Schweiß gehen durchschnittlich unter normalen Bedingungen circa 25 Millimol pro Liter verloren. Je nach Klimaeinflüssen und körperlicher Aktivität kann die Schweißbildung auf 47 Millimol pro Liter ansteigen.
- **Reservekapazität:** zwei bis drei Tage
- **Umrechnung:** 1 Millimol Natrium entspricht 23,0 Milligramm

Chlorid

Chlorid ist in Verbindung mit Natrium für die Flüssigkeitsverteilung im Körper und für die Aufrechterhaltung des osmotischen Drucks in den Körperzellen verantwortlich. Es ist insbesondere extrazellulär, also außerhalb der Körperzellen, und in geringeren Mengen auch intrazellulär vorhanden. Für die Regulation des Säure-Basen-Haushalts spielt Chlorid ebenfalls eine wichtige Rolle. Die zur Verdauung benötigte Magensäure enthält zu 0,3 bis 0,5 Prozent Salzsäure mit Chlorid als wichtigem Bestandteil. Auch für die Muskelfunktion ist Chlorid wichtig.

Starkes Schwitzen erhöht den Bedarf an Chlorid. Die DGE gibt für Chlorid lediglich einen Mindestbedarf an. Die Hauptzufuhr erfolgt

Lebensmittel mit unterschiedlichem Natriumgehalt

Lebensmittel mit sehr viel Natrium (> 1.300 mg/100 g)	Lebensmittel mit viel Natrium (100 bis 1.000 mg/100 g)	Lebensmittel mit wenig Natrium (< 100 mg/100 g)
– Salzstangen – Salzheringe – Salami – Schmelzkäse – Camembert – Oliven – Ketchup	– Backwaren – Konservengemüse – Gorgonzola – Gouda – Edamer – Tilsiter – Schinken – Würstchen – Sauerkraut – Sardinen – geräucherter Aal	– Haferflocken – Getreide – Hülsenfrüchte – frisches Gemüse und Obst – Milch und Milchprodukte – Muskelfleisch – Geflügel – Thunfisch – Barsch – Forelle

durch die Aufnahme von Kochsalz. Nach Angaben diverser Ernährungsberichte der DGE stammt die Hälfte der täglichen Salzaufnahme aus dem Verzehr von Brot und Gebäck sowie 30 Prozent aus Fleisch- und Wurstwaren.

Für die in Deutschland geltenden Klimabedingungen ist eine Kochsalzaufnahme von sechs Gramm pro Tag ausreichend. Zur Umrechnung gelten: Ein Gramm Speisesalz (NaCl) besteht aus je 17 Millimol Natrium und Chlorid. Ein Gramm NaCl enthält 0,4 Gramm Natrium.

Ein Chloridmangel kommt nur selten vor. Er kann wie der Natriummangel durch anhaltendes Erbrechen oder Durchfall sowie auch durch starke Schweißverluste verursacht werden.

– **Gesamtbestand im Körper:** circa 1,2 Gramm pro Kilogramm Körpergewicht, was einem durchschnittlichen Chloridgehalt des Körpers von ca. 100 Gramm entspricht
– **Aufnahme/Stoffwechsel:** Die Aufnahme von Chlorid ist eng an die von Natrium gekoppelt.
– **Ausscheidung:** hauptsächlich über den Urin (sechs bis neun Gramm pro Tag)
– **Verluste:** über Schweißbildung, circa 15 bis 42 Millimol pro Liter Schweiß möglich
– **Umrechnung:** 1 Millimol Chlorid entspricht 35,5 Milligramm

Kalium

Kalium ist neben anderen Mengenelementen auch an der Aufrechterhaltung des osmotischen Drucks in den Zellen beteiligt. Weitere Aufgaben sind die Regulierung des Wasserhaushalts und des Blutdrucks. Einige Enzyme, die im Eiweiß- und Kohlenhydratstoffwechsel eine entscheidende Rolle spielen, brauchen zu

Chloridhaltige und chloridarme Lebensmittel

chloridhaltige Lebensmittel	chloridarme Lebensmittel
– geräucherte und gepökelte Fleischwaren – gesalzener und geräucherter Fisch – Konserven – Käse – Fertigprodukte – Fertiggerichte – Chips – gesalzene Nüsse	– frisches Obst und Gemüse – Hülsenfrüchte – ungesalzene Nüsse

ihrer Aktivierung Kalium. Für die Erregbarkeit von Muskel- und Nervenzellen wird ebenfalls Kalium benötigt. Je mehr Natrium zugeführt wird, desto mehr Kalium scheidet der Körper aus. Eine sehr salzhaltige Ernährung erhöht die Kaliumverluste über den Urin.

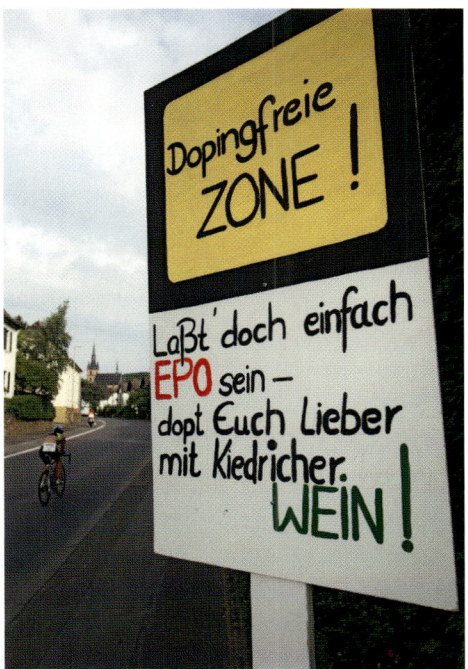

Weintrauben sind gute Kalium-Lieferanten

Auch für Kalium besteht ein Mindestbedarf, der ohne Probleme überwiegend durch pflanzliche Lebensmittel gedeckt werden kann. Kalium ist insbesondere enthalten in Getreide, Gemüse wie zum Beispiel Kartoffeln oder Spinat, in Beerenfrüchten, Pfirsichen, Trauben, Bananen, aber auch in Trockenobst und Säften. Fisch und Fleisch enthalten geringere Mengen an Kalium. Aufgrund seiner blutdrucksenkenden Wirkung benötigen Menschen mit Bluthochdruckproblemen etwas mehr als das Doppelte der täglichen Empfehlung. Kaliumverluste entstehen insbesondere dann, wenn Gemüse zu lange im Wasser liegt.

Ursachen eines Kaliummangels (Hypokaliämie) können ebenfalls lang andauerndes Erbrechen oder Durchfälle sein. Aber auch der Missbrauch oder eine Therapie mit abführenden Medikamenten führt zu hohen Kaliumverlusten. Neben Alkoholmissbrauch können auch ein zu hoher Salzkonsum, Essstörungen wie Bulimie, Störungen im Säure-Basen-Haushalt, einseitige Ernährungsgewohnheiten, zu geringe Flüssigkeitsaufnahme und starkes Schwitzen einen Kaliummangel provozieren. Hohe Kaliumverluste müssen durch eine erhöhte Zufuhr wieder ausgeglichen werden, da selbst bei Kaliummangel die Ausscheidung über die Niere nicht vermindert ist. Symptome wie Schwäche der Skelettmuskulatur, Erschlaffung der glatten Muskulatur bis hin zur Darmlähmung und Funktionsstörungen des Herzens sind Zeichen eines Kaliummangels.

- **Gesamtbestand im Körper:** circa zwei Gramm pro Kilogramm Körpergewicht; 98 Prozent des Kaliums befinden sich in der intrazellulären Flüssigkeit, zwei Prozent im extrazellulären Raum; der Kaliumbestand im Körper des Mannes liegt bei circa 150 Gramm und der Frau bei 100 Gramm
- **Aufnahme und Stoffwechsel:** Mehr als 90 Prozent des zugeführten Kaliums werden im Dünndarm über einen aktiven Transportvorgang aufgenommen.
- **Ausscheidung:** zu 90 Prozent über den Urin (35 bis 90 Millimol pro Tag), die restlichen 10 Prozent über den Stuhl (fünf bis zehn Millimol pro Tag)
- **Verluste:** über Schweißbildung, circa zehn Millimol pro Liter Schweiß (= mg/l) möglich
- **Reservekapazität:** ein bis zwei Tage
- **Umrechnung:** 1 Millimol Kalium entspricht 39,1 Milligramm

Kalzium

Kalzium macht mengenmäßig mit zwei Prozent den größten Mineralstoffanteil an der Körpermasse aus. Das meiste Kalzium ist in Zähnen und Knochen eingelagert, deren Stabilisierung und Erhalt die wichtigste Aufgabe dieses Mengenelements ist. Circa ein Prozent kommt in Blut und Körpergeweben vor. Kalzium ist auch bedeutend für die Blutgerinnung, Muskel- und Nervenfunktionen sowie die Funktionsfähigkeit von Herz, Nieren und Lunge.

Die besten Kalziumlieferanten sind wegen ihrer guten Verfügbarkeit Milch, Milchprodukte und Käse. Diese enthalten zugleich auch Phosphor. Weitere Phosphorlieferanten sind Fleisch, Getreide, Hülsenfrüchte, Trockenobst, Nüsse und kakaohaltige Getränke oder Lebensmittel.

Eine unzureichende Nahrungszufuhr, eine Störung der Nebenschilddrüse sowie Absorptionsstörungen nach der Aufnahme können zu einem Kalziummangel führen. Die anfänglichen

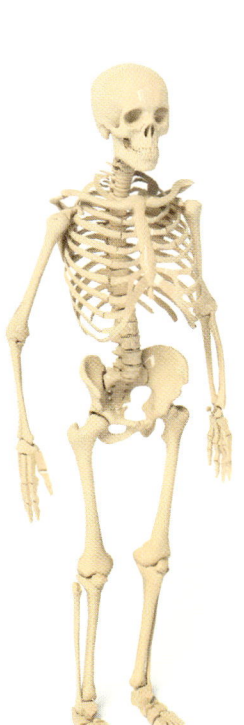

Der menschliche Körper besteht zu zwei Prozent aus Kalzium – mehr als bei jedem anderen Mineralstoff

Symptome machen sich insbesondere für sportlich aktive Menschen in Muskelzittern und Muskelkrämpfen bemerkbar. Langfristige Unterversorgungszustände führen zu Entkalkungen von Knochen und Zahnapparat mit den schwerwiegenden Folgen der Osteoporose (Knochenschwund). Darunter erkranken oft ältere Menschen, insbesondere Frauen in den Wechseljahren aufgrund des veränderten hormonellen Verhältnisse. Die höchstmögliche Knochenmasse und -dichte wird zwischen dem 30. und 35. Lebensjahr erreicht. Deshalb spielt eine kalziumreiche Ernährung vom Kindesalter an auch im späteren Leben noch eine wichtige Rolle für die Knochengesundheit. Eine gute Nachricht: Auch ältere Menschen können noch Knochenmasse aufbauen! Voraussetzungen dafür sind körperliche Aktivität, Ernährung mit einem ausgewogenen Energie- sowie einem ausreichenden Kalzium- und Eiweißanteil.

- **Gesamtbestand im Körper:** Im extrazellulären Raum befinden sich 1.000–2.000 Gramm Kalzium gebunden in Knochen und Zähnen sowie ein Gramm in freier Form in der Flüssigkeit. Intrazellulär liegen neun Gramm Kalzium in gebundener Form und 0,2 Milligramm in freier Form vor. Der gesamte Kalziumbestand beträgt somit 1.010 bis 2.010 Gramm.
- **Aufnahme und Stoffwechsel:** Kalzium wird im Dünndarm aufgenommen, zum einen durch ein kalziumbindendes Protein, das unter dem Einfluss von Vitamin D gebildet wird, zum anderen durch einen passiven und zugleich vitamin-D-unabhängigen Transport. Der zweite Transport wird durch zahlreiche Faktoren wie z. B. die Nahrungszusammensetzung (Phytinsäure, Ballaststoffgehalt, Gehalt an gesättigten Fettsäuren usw.) be-

Faktoren, die die Kalziumversorgung negativ beeinträchtigen

verminderte Absorption bei	vermehrte Ausscheidung mit dem Urin bei
– Vitamin-D-Mangel – sehr hoher Phosphataufnahme – viel Oxalat, Phytat, Ballaststoffe – viel gesättigten Fettsäuren – erhöhte Darmmotilität – bestimmte Medikamente – zu wenig Magensäure – Magen- und Darmoperationen – chronische Erkrankungen (Zöliakie, M. Crohn, Colitis ulcerosa, Lebererkrankungen, Nierenprobleme)	– sehr eiweißreicher Kost, insbesondere mit viel schwefelhaltigen Aminosäuren – hoher Gehalt an Speisesalz – hoher Koffeinaufnahme – regelmäßiger Alkoholkonsum – Übersäuerungszuständen

einflusst. Bei üblichen Ernährungsgewohnheiten hat der hemmende Effekt von Oxalaten oder Phytaten usw. keinen erheblichen Einfluss auf die Kalziumaufnahme. Vitamin D steigert dagegen die Kalziumaufnahme.

- **Ausscheidung:** Die endogene Ausscheidung mit den Verdauungssäften beträgt circa 100 bis 240 Milligramm pro Tag (2,5 bis 6 Millimol pro Tag), ist aber individuell verschieden. Eine Mehraufnahme an Eiweiß von 50 Gramm führt zu einer Erhöhung der Kalziumausscheidung um 60 Milligramm.
- **Verluste:** relativ geringe Verluste von circa 20 Milligramm pro Liter Schweiß möglich, was 25 bis 30 Prozent der gesamten Kalziumausscheidung ausmachen kann.
- **Reservekapazität:** 10 bis 20 Jahre (abhängig vom Vitamin-D-Status)
- **Umrechnung:** 1 Millimol Kalzium entspricht 40 Milligramm

Phosphat

Im Körper kommt Phosphor als Phosphat in einer Menge von circa 700 Gramm vor. Es ist ein wichtiger Baustoff von Knochen und Zähnen, die mengenmäßig das meiste Phosphat enthalten. Circa 80 Gramm Phosphat befinden sich im Körpergewebe, doch nur zwei Prozent im Blut. Phosphat macht zusammen mit Kalzium Zähne und Knochen hart. Phosphate sind unter anderem wichtig für den Energiestoffwechsel, die Kommunikation innerhalb von Körperzellen, das Säure-Basen-Gleichgewicht und die Wirkung von Hormonen.

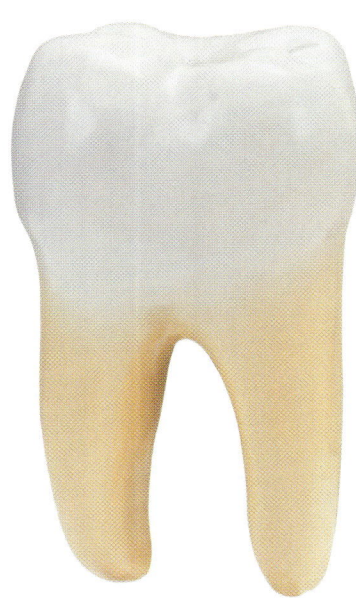

Phosphat lagert im Körper hauptsächlich in Knochen und Zähnen

Mit einer abwechslungsreichen Ernährung kann der Phosphatbedarf sehr leicht gedeckt werden, weshalb auch eine Unterversorgung sehr selten ist. Besondere Umstände wie Nierenfunktionsstörungen, ein Vitamin-D-Man-

gel, chronische Erkrankungen wie der Morbus Crohn oder die Colitis ulcerosa, lang andauernde Durchfälle, Alkoholismus oder bestimmte künstliche Ernährungsformen können einen Phosphatmangel hervorrufen. Phosphat kann bei unzureichender Zufuhr für lange Zeit aus den Knochen mobilisiert werden, sodass ein Mangelzustand lange verborgen bleiben kann. Das Risiko für Nierensteine steigt, wenn zugleich die Kalziumzufuhr sehr hoch ist.

– **Gesamtbestand im Körper:** circa 600 bis 700 Gramm, wovon sich mehr als 85 Prozent im Knochen und Zahnapparat, 65 bis 80 Gramm in übrigen Geweben und circa zwei Gramm im Blut befinden
– **Aufnahme/Stoffwechsel:** Ungefähr 55 bis 70 Prozent Phosphat werden aus der normalen Mischkost im Dünndarm enzymatisch gespalten und aufgenommen, was in geringer Menge auch Vitamin-D-abhängig erfolgt.
– **Ausscheidung:** Über den Stuhl werden 20 bis 40 Prozent ausgeschieden, 60 bis 80 Prozent über den Urin. Das Maß der Ausscheidung wird hormonell kontrolliert.
– **Umrechnung:** 1 Millimol Phosphor entspricht circa 31 Milligramm

Nach Angaben früherer Studien erschien ein Kalzium-Phosphat-Verhältnis von 1:1 für die Kalziumbilanz wichtig zu sein. Ursache dafür waren Studienergebnisse mit Tieren, bei denen eine hohe Phosphatzufuhr oder ein niedriger Kalzium-Phosphat-Quotient zu erniedrigten Kalziumkonzentrationen im Blut führten, die wiederum die Hormonbildung verstärkten und eine Demineralisierung des Knochengewebes bewirkten. Beim Menschen führen hohe Phosphatgaben zwar zu einer veminderten Kalzium-

Einflussfaktoren auf die Verfügbarkeit von Phosphat

gesteigerte Absorption bei	verminderte Absorption bei
– aktivem Vitamin D – hohen pH-Werten – Wachstumsalter	– hoher Eisenaufnahme – hoher Kalziumaufnahme

aufnahme, allerdings auch zu einer verbesserten Wiederaufnahme von Kalzium aus der Niere, sodass dieser Einfluss kompensiert werden kann. Aus heutiger Sicht ist nach Angaben der DGE ein bestimmtes Kalzium-Phosphat-Verhältnis nicht mehr notwendig, da keine knochenabbauenden Prozesse erhöht werden.

Magnesium

Der Körperbestand an Magnesium beträgt ca. 20 Gramm. Mehr als 50 Prozent davon sind im Knochen eingelagert, die restlichen Menge im Körpergewebe, nur 0,3 Prozent befinden sich im Blut. Magnesium ist bedeutend für die Knochenbildung und die Funktion der Muskulatur. Außerdem aktiviert es als Koenzym über 300 Enzyme und übt somit einen großen Einfluss im Stoffwechselgeschehen aus. Auch an der Erregungsleitung des Nervensystems und der Muskelfunktion ist es maßgeblich beteiligt. Für die Bildung von Erbmaterial wird ebenfalls Magnesium benötigt.

Magnesium ist ein zentraler Bestandteil des grünen Pflanzenfarbstoffs Chlorophyll. Deshalb sind insbesondere alle grünen Gemüsesorten magnesiumhaltig. Eine abwechslungsreiche Ernährung bringt ausreichend Magnesium mit sich. Bei sportlich aktiven Menschen, Diabetikern oder älteren Menschen kann der Bedarf erhöht sein. Bestimmte Medikamente (wie Abführmittel), langanhaltende Durchfälle, Alkoholismus oder einseitige Ernährungsweisen können ebenfalls einen erhöhten Bedarf verursachen. Sind die Unterversorgungszustände nur von kurzer Dauer, können Magnesiumvorräte in den Knochen angezapft werden.

– **Gesamtbestand im Körper:** Magnesium ist in allen Körperflüssigkeiten und Geweben enthalten. Der Magnesiumbestand im Körper eines Erwachsenen liegt bei etwa 20 Gramm, wovon sich 60 bis 65 Prozent im Skelett, 33 bis 34 Prozent in der Muskulatur und weniger als ein Prozent in der extrazellulären Flüssigkeit befinden.

– **Aufnahme und Stoffwechsel:** Circa 20 bis 30 Prozent des über die Nahrung zugeführten Magnesiums werden im Dünndarm aufgenommen. Vitamin D hat einen Einfluss auf die Magnesiumkonzentration im Blut. Magnesium wird in Bindegewebe, Haut, Leber und Darm umgesetzt.

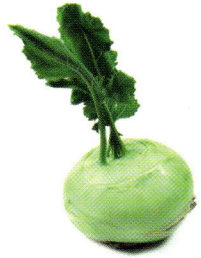

Besonders grüne Gemüsesorten helfen, den Magnesiumbedarf zu decken

Lebensmittel mit einem sehr hohen, hohen und geringen Magnesiumgehalt

Lebensmittel mit sehr viel Magnesium (> 100 mg/100 g)	Lebensmittel mit viel Magnesium (20 bis 100 mg/100 g)	Lebensmittel mit wenig Magnesium (< 20 mg/100 g)
– Vollkornbackwaren, -getreide und -produkte – Haferflocken – Naturreis – grünes Gemüse – Sesam – Sonnenblumenkerne – Nüsse – Hülsenfrüchte – bestimmte Mineralwasser	– Brokkoli – Kohlrabi – Fenchel – Kartoffeln – Reis – Fleisch – Fisch – Milch und Milchprodukte – Beerenobst	– Kopf-, Feld-, Endiviensalat – Kohlsorten – Sauerkraut – Hühnerei – Limonaden

Einflussfaktoren auf die Verfügbarkeit von Magnesium

gesteigerte Absorption bei	verminderte Absorption bei
– Aufnahme von Laktose und anderen Kohlenhydraten	– Aufnahme von Oxal- oder Phytinsäure – Aufnahme von Ballaststoffen oder langkettigen Fettsäuren – Aufnahme enorm hoher Kalzium-Dosen – erhöhter Alkoholkonsum

Dagegen ist ein Austausch in Knochen, Muskeln und Erythrozyten sehr langsam.

- **Verluste:** Über den Schweiß gehen nur geringe Mengen Magnesium von circa zehn Milligramm pro Liter verloren.
- **Ausscheidung:** Magnesium wird überwiegend über den Urin ausgeschieden, nicht absorbiertes über den Stuhl.
- **Umrechnung:** 1 Millimol Magnesium entspricht 24 Milligramm

Die Versorgung mit Mengenelementen lässt sich auch flüssig regeln – zum Beispiel mit Mineralwasser oder Milch

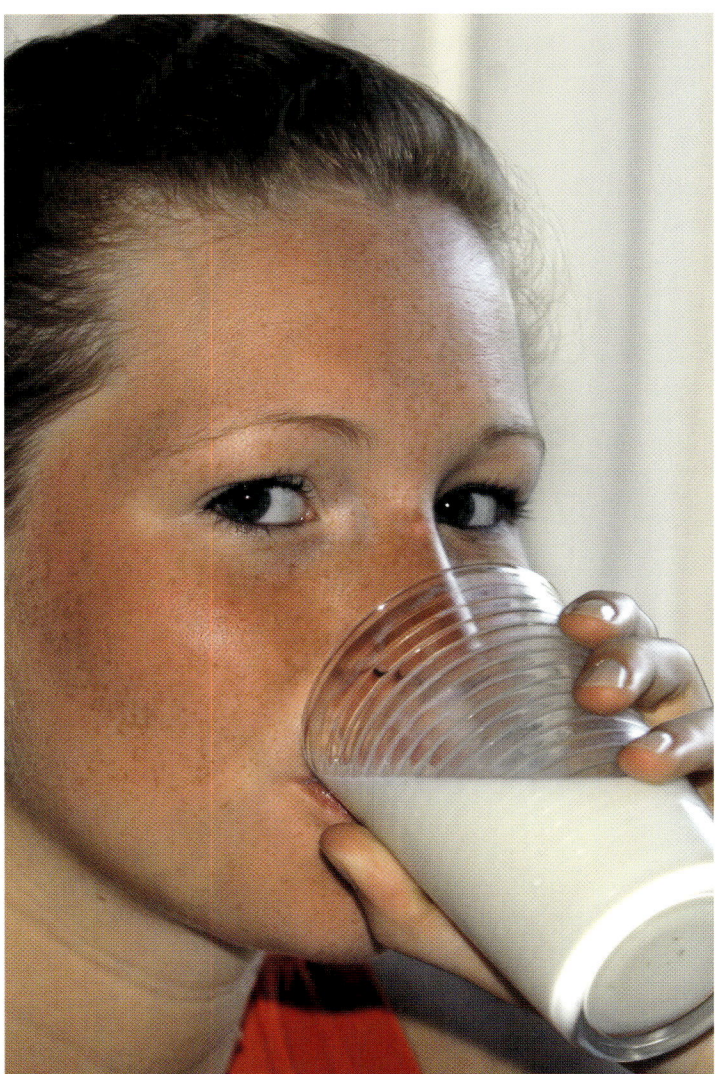

Die Versorgung mit Mengenelementen

Neben den in der Tabelle genannten Lebensmitteln kann auch Mineralwasser ein wertvoller Mineralstofflieferant sein. Das kann insbesondere für Kalzium gelten, da dessen Verfügbarkeit sehr hoch ist. Achten Sie auf das Etikett Ihres Mineralwassers: Liegt der Kalziumgehalt bei über 150 Milligramm pro Liter, so kann das Mineralwasser ebenfalls einen wichtigen Beitrag zur Bedarfsdeckung und somit zur Prävention von Osteoporose (Knochenbrüchigkeit) leisten. Insbesondere Personen mit Laktoseintoleranz können aufgrund eines stark eingeschränkten Konsums von kalziumreichen Milchprodukten davon profitieren. Ein bestimmtes Verhältnis von Kalzium zu Magnesium (2:1), das oftmals in der Werbung propagiert wird, ist für eine optimale Aufnahme beider Mineralstoffe nicht notwendig. Erst sehr hohe Zufuhrmengen von Kalzium (über dem Achtfachen der Magnesiumzufuhr), wie sie allerdings nicht durch eine normale Ernährung erreicht werden, können sich aufgrund gleicher Transportsysteme negativ auf die Magnesiumversorgung auswirken.

Der Mangel an Mengenelementen

Unzureichende Versorgungszustände entwickeln sich wie bei der Vitaminversorgung meistens schleichend. Ein latenter Mangel muss nicht zwangsläufig zu einer Beeinträchtigung der Gesundheit oder der Leistungsfähigkeit führen. Die Symptome sind zunächst unspezifisch. Da Sportler in der Regel ein besseres Körpergefühl aufweisen als Nichtsporttreibende, nehmen sie unzureichende Versorgungslagen schneller wahr.

Die Mengenelemente in der täglichen Ernährung

Mengenelement	Tagesbedarf	Vorkommen	Beispiel
Natrium	Jugendliche und Erwachsene: 550 mg	Salz, Fleisch-, Wurstwaren, Hartkäse, Konserven, Fertig-produkte und -soßen, Brot, Weichkäse, Fisch	50 g Hartkäse oder 150 g Frischkäse 50 g gekochter Schinken
Chlorid	Jugendliche und Erwachsene: 830 mg	Salz, mehr in tierischen als in pflanzlichen Lebensmitteln	
Kalium	Jugendliche und Erwachsene: 2.000 mg	Forelle, Gans, Pumpernickel, Hülsenfrüchte, Sojabohnen, Spinat, Karotten, Kohlrabi, Brokkoli, Mangold, Kürbis, Kartoffeln, Fenchel, Trüffel, Champignons, Apfelsinen, Bananen, Melone	150 g Bohnen oder 300 g Spinat
Kalzium	15 bis 18 Jahre: 1.200 mg; ab 19 Jahren: 1.000 mg	Milch, Milchprodukte, Käse, Kresse, Brokkoli, Spinat, Grünkohl, bestimmte Mineralwasser	900 ml Milch oder 120 g Gouda
Phosphat	15 bis 18 Jahre: 1.250 mg; ab 19 Jahren: 700 mg	Bergkäse, Parmesan, Seelachs, Hering, Lachs, Felchen, Klaffmuschel, Truthahn, Fleisch, Vollkornbrot, Sojabohnen, Hülsenfrüchte	120–200 g Hartkäse oder 140–240 g Walnüsse
Magnesium	15 bis 18 Jahre: Männer 400 mg, Frauen 350 mg 19 bis 24 Jahre: Männer 400 mg, Frauen 310 mg ab 25 Jahren: Männer 350 mg, Frauen 300 mg	Steinbutt, Seezunge, Huhn, Mais, Roggen-, Haferflocken, Naturreis, Hirse, Pumpernickel, Vollkornbrot, Hülsenfrüchte, Portulak, Grünkohl, Avocados, Beerenobst	220–290 g Haferflocken oder 170–230 g grüne Bohnen

(nach DGE)

115

Mengenelemente: Symptome bei Mangel und Überdosierung

Mengen-element	erste Mangelsymptome	ausgeprägte Mangelsymptome	Überdosierungs-erscheinungen
Natrium	– Antriebsschwäche, Müdigkeit – niedriger Blutdruck – Magen-Darm-Beschwerden – Kopfschmerzen – Appetitlosigkeit – Muskelschwäche und -krämpfe – Verwirrtheit	– Hyponatriämie – lebensbedrohliche Störungen im Wasserhaushalt	– Durst – Müdigkeit – Unruhe, Nervosität, Krampf-anfälle, Muskelzuckungen – Fieber – Erbrechen, Übelkeit – Atemnot – Vorsicht: Zu viel Salz fördert den Knochenabbau und die Kalium-ausscheidung über den Urin!
Chlorid	– flache Atmung – Muskelschwäche und -krämpfe – verschlechterte Verdauung	– Störungen im Säure-Basen-Haushalt – Herzfunktionsstörungen – Wachstumsstörungen – Hirnschwellungen mit Lebensgefahr	– Bluthochdruck – erhöhtes Risiko für Herzinfarkt, Herzmuskelschwäche und Schlaganfall – Arteriosklerose – Vorsicht: Zu viel Salz fördert den Knochenabbau!
Kalium	– Muskelschwäche und -krämpfe – Müdigkeit – Kopfschmerzen – Schwindelgefühle – Übelkeit – Stimmungsschwankungen – Kreislaufprobleme – Verstopfungen	– Lähmungserscheinungen – Herzrhythmusstörungen – Nierenfunktionsstörungen	– Muskelschwäche und -krämpfe – Durchfall – Müdigkeit, Kopfschmerzen, Schwindelgefühle – Übelkeit – Stimmungsschwankungen, Kreislaufprobleme – bei Kaliumvergiftung: verringerte Herzfrequenz, Herzstillstand, Sprach- und Schluckstörungen
Kalzium	– Muskelzittern – Muskelkrämpfe – gesteigerte Erregbarkeit des Nervensystems – Missempfindungen an der Haut (Kribbeln, pelziges Gefühl)	– Entkalkung von Knochen und Zähnen – Knochenverformungen – Osteoporose (Knochenschwund)	– Müdigkeit, Leistungsabfall – Erbrechen – Verstopfung – Herzrhytmusstörungen – Bluthochdruck – Lähmungserscheinungen
Phosphor	– Wachstumsverzögerungen – schlechte Knochen- und Zahnbildung – Rachitis bei Kindern – Gewichtsverlust – Müdigkeit	– Nierensteine (bei gleichzeitig hoher Kalziumzufuhr)	– Magenschmerzen – Erbrechen – Durchfall – Schockzustand – Leberschäden
Magnesium	– Muskel- und Wadenkrämpfe – Nervosität, Unruhe – Schwindelgefühle – Konzentrationsverlust – Kopfschmerzen – Übelkeit, Erbrechen	– Migräneanfälle – Herzrhythmusstörungen, Herzrasen – Bauchkrämpfe	– Durchfall, Übelkeit, Erbrechen – herabgesetzte Erregbarkeit von Muskulatur und Nervensystem – Lähmungserscheinungen gestörte Erregungsbildung am Herzen – Blutdruckabfall – flache Atmung

Manifest ist ein klinischer Mangel dann, wenn Gesundheit und Leistungsfähigkeit nachweislich vermindert sind. Ein Beispiel für eine ausgeprägte Mangelerkrankung im fortgeschrittenen Stadium ist die Osteoporose. Wer Milch und Milchprodukte meidet, geht ein hohes Risiko ein, an Osteoporose zu erkranken. Das gilt auch für Sportler, die zudem noch einen erhöhten Bedarf an Mengenelementen haben, der zum Beispiel durch ungünstige Ernährungsgewohnheiten ebenfalls zu Mangelversorgungszuständen führen kann. Grundsätzlich fördert sportliche Bewegung die Einlagerung von Kalzium in die Knochen, doch zur Prävention von Osteoporose gehört auch für den Sportler eine kalziumhaltige Ernährung.

Überdosierung einzelner Mengenelemente

Mineralstoffe wirken toxisch, wenn sie über einen bestimmten Zeitraum in hohen Dosen zugeführt werden. Das Ausmaß der Vergiftung ist neben der Zufuhr abhängig von der Aufnahmerate im Körper, dem Versorgungszustand oder der Verteilung im Körper.

Studien belegen einen Zusammenhang zwischen der Kochsalzzufuhr und dem Auftreten von Bluthochdruck. Neben einer genetischen Veranlagung gibt es auch natriumsensitive Personen, die bei einem üblichen Speisesalzkonsum mit Bluthochdruck reagieren. Ein Kochsalzgehalt in Nahrung und Getränken von einem Gramm am Tag wird als streng natriumarm bezeichnet, drei Gramm Speisesalz am Tag als natriumarm und als mäßig natriumarm gelten fünf Gramm Kochsalz am Tag. Nach Angaben des Bundesinstitutes für Risikobewertung kann aus einer übermäßigen Natriumzufuhr ein Kaliummangel entstehen. Somit

scheint neben der Kochsalzaufnahme auch das Verhältnis von Natrium zu Kalium entscheidend für die Höhe des Blutdrucks zu sein, zumal ausreichend hohe Kaliumzufuhren einen blutdrucksenkenden Effekt aufweisen. Dies ist bei der Behandlung von Bluthochdruck wünschenswert. Studien haben ergeben, dass mithilfe einer kaliumreichen Ernährung die Kochsalzsensitivität (Empfindlichkeit gegenüber Kochsalz) reduziert und damit das Auftreten von Bluthochdruck verhindert werden kann. Eine zu hohe Kochsalzaufnahme kann sich nicht nur auf den Blutdruck negativ auswirken, sondern auch auf die Kalziumversorgung und damit auf die Knochenstabilität. Insbesondere Frauen in den Wechseljahren können aufgrund einer hohen Speisesalzaufnahme knochenabbauende Prozesse verstärken und das Risiko für Osteoporose erhöhen. Umgekehrt führt auch eine zu hohe Kaliumaufnahme zu einer vermehrten Natriumausscheidung. Bei einer bestehenden Niereninsuffizienz kann es aufgrund einer gestörten Kaliumausscheidung zu Vergiftungserscheinungen kommen, was sich insbesondere in Störungen der Herzfunktion äußert.

Die Dosis macht das Gift: Mineralstoffe wirken bei übermäßiger Zufuhr über lange Zeit toxisch

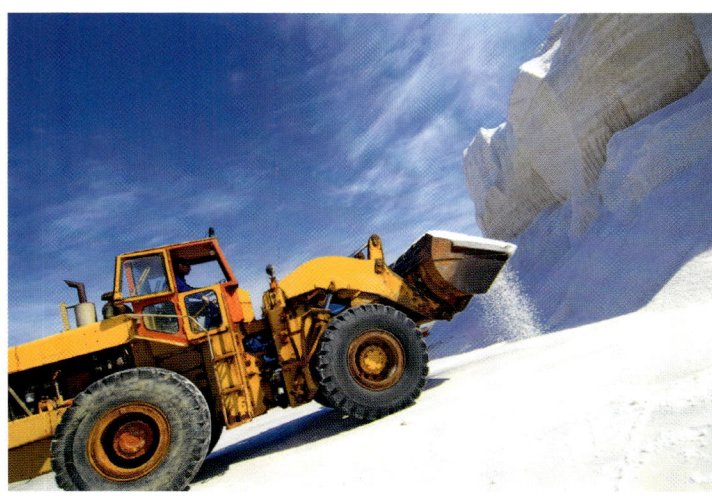

Eine Magnesiumaufnahme in Höhe von drei bis fünf Gramm verursacht Durchfall. Beeinträchtigungen des Nervensystems, Muskellähmungen und Tod können bei Nierenkranken infolge zu hoher Magnesiumeinnahmen auftreten. Menschen mit einem erhöhten Risiko von Harnsteinen sollten eine übermäßige Kalziumzufuhr meiden. Bei Kalziumzufuhren von mehr als vier Gramm pro Tag kann es zu Kalziumablagerungen in den Weichteilen, insbesondere der Niere, kommen. Um grundsätzlich Überdosierungserscheinungen aufgrund zu hoher Aufnahmen zu vermeiden, nennt die DGE zusätzliche tolerierbare Mengen für gesunde Erwachsene, die unter Ausschluss von unerwünschten Nebenwirkungen in Form von Supplementen im Bedarfsfall zugeführt werden können. Dabei gelten zwei Gramm für Kalzium (bei einem Urinvolumen von mehr als zwei Liter am Tag) und 350 Milligramm für Magnesium als unbedenklich.

Spurenelemente sind für den Körper genauso wichtig wie die Mengenelemente, kommen aber in geringerer Konzentration vor

Spurenelemente im Körper

Spurenelemente kommen in der Regel in einer Konzentration von weniger als 50 Milligramm pro Kilogramm Körpergewicht vor. Eine Ausnahme bildet dabei Eisen. Das Jod ist vorrangig in der Schilddrüse eingelagert und für die Bildung der Schilddrüsenhormone lebensnotwendig. Die nachstehende Tabelle gibt einen Überblick über die acht Spurenelemente Eisen, Jodid, Fluorid, Zink, Selen, Kupfer, Mangan und Chrom.

Eisen

Eisen liegt in Lebensmitteln pflanzlicher Herkunft als Nicht-Hämeisen und in Lebensmitteln tierischer Herkunft als Hämeisen vor. Die Aufnahme von Hämeisen ist im Vergleich zu Nicht-Hämeisen besser. Je nach Funktion des Eisens wird zwischen verschiedenen Wirkformen unterschieden. Dazu gehören:

– **Hämproteine mit Hämoglobin** (roter Blutfarbstoff) und **Myoglobin** (Sauerstoffspeicher in der Muskulatur)
– **Cytochrome:** wichtig für die Atmungskette
– **Enzyme**
– **Ferritin** und **Hämosiderin:** wichtige Eisenspeicherformen vor allem in Leber, Milz und Knochenmark
– **Transferrin:** für den Transport von Eisen

Hämoglobin enthält am meisten Eisen. Es ist in den roten Blutkörperchen enthalten und transportiert den Sauerstoff von der Lunge zu den Geweben.

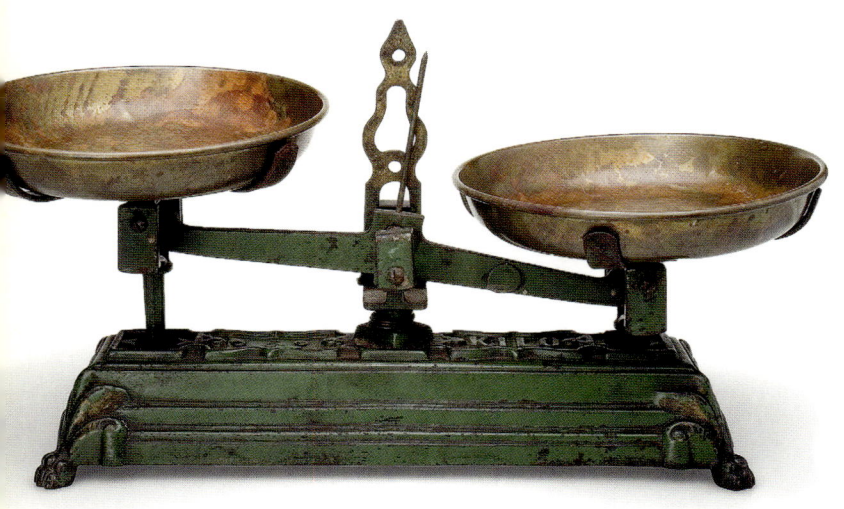

Mit einer gemischten Kost werden sowohl Nicht-Hämeisen aus pflanzlichen Lebensmitteln als auch Hämeisen aus tierischen Lebensmitteln zugeführt. Die Anteile liegen dabei im Durchschnitt bei 5 bis 15 Milligramm Nicht-Hämeisen und ein bis fünf Milligramm Hämeisen. Während die Verfügbarkeit von Hämeisen bei über 20 Prozent liegt, beträgt sie bei Nicht-Hämeisen nicht mehr als fünf Prozent. Bei entleerten Eisenspeichern kann die Aufnahmerate für Hämeisen auf 35 Prozent und für Nicht-Hämeisen auf 20 Prozent ansteigen. Insbesondere Vegetarier oder Veganer müssen auf eine sorgfältige Lebensmittelauswahl achten, um ausreichend mit Eisen versorgt zu sein. Es ist deshalb empfehlenswert, zu den pflanzlichen Eisenlieferanten, deren Begleitstoffe oftmals die Eisenaufnahme hemmen, gleichzeitig Vitamin C oder Zitronensäure (zum Beispiel in Früchten) zu verzehren, um die Eisenaufnahme zu fördern.

Die Spurenelemente im menschlichen Körper

Spurenelement	Aufgaben/Funktion	Charakteristika/Bestand
Eisen (Fe)	Bildung des roten Blutfarbstoffs (Hämoglobin), Energiegewinnung, Synthese von Hormonen, Gallensäuren und Botenstoffen	Eisenbestand: 50 bis 60 Milligramm pro Kilogramm Körpergewicht; circa 60 Prozent des Eisens sind im Hämoglobin, 25 Prozent in Ferritin und Hämosiderin; der Rest verteilt sich auf Myoglobin, Transferrin, eisenhaltige Enzyme und frei verfügbares Eisen
Jodid (J)	Bestandteil der Schilddrüsenhormone, Einfluss auf Reifung von Knochen und Gehirn	Jodbestand: 10 bis 20 Milligramm; 70 bis 80 Prozent sind davon in der Schilddrüse lokalisiert
Fluorid (F)	Härtung des Zahnschmelzes, Hemmung von Karies, an Wachstum und Knochenbildung beteiligt	Fluorbestand: 2 bis 6 Gramm, wovon über 95 Prozent in den Knochen vorhanden sind
Zink (Zn)	Immunsystem, Stoffwechsel von Hormonen, Genexpression, wesentlicher Bestandteil zahlreicher Enzyme, antioxidativ wirksam	durchschnittliche Zinkkonzentration im Körper: 20 bis 30 Milligramm pro Kilogramm Körpergewicht, was einem Bestand von circa 1,5 bis 2,5 Gramm entspricht; 60 Prozent davon sind in der Muskulatur, 30 Prozent in Knochen, der Rest in Augen, Bauchspeicheldrüse, Knochen, Leber, Haaren, Haut, Blut
Selen (Se)	Schilddrüsenstoffwechsel, aktiviert Immunabwehr, antioxidativ wirksam, schützt Haut vor UV-Strahlung	Selenbestand: 10 bis 15 Milligramm oder circa 0,15 bis 0,2 Milligramm pro Kilogramm Körpergewicht; das meiste Selen ist in der Muskulatur zu finden
Kupfer (Cu)	Bestandteil vieler Enzyme, antioxidativ wirksam, wichtig für Kollagen- und Elastinquerverbindungen, in den Nerven enthalten, wichtig für Hormonstoffwechsel, die Bildung von Melanin und die Blutbildung	Körperbestand an Kupfer: circa 80 bis 100 Milligramm; circa 50 Prozent davon in Muskulatur und Knochen, in der Leber befinden sich 15 Prozent und im Gehirn 10 Prozent
Mangan (Mn)	aktiviert Enzyme für Harnstoffbildung, Eiweißstoffwechsel, Verwertung von Glukose und die Bildung von Fettsäuren	Manganbestand: 10 bis 40 Milligramm, davon 25 Prozent in den Knochen
Chrom (Cr)	verstärkt Insulinwirkung, wichtiger Bestandteil des Glukosetoleranzfaktors, wichtig für Schilddrüse und die Eiweißbildung	circa 0,01 bis 0,05 Mikrogramm Chrom pro Deziliter Plasma; 20–30 Mikrogramm pro Kilogramm Chrom in Organen und Geweben

(nach Elmadfa und Leitzmann 1998)

Magere Fleischwaren (Filetstücke) bleiben die besten Eisenlieferanten und sollten zwei- bis dreimal pro Woche verzehrt werden. Aber auch eine magere (fettreduzierte) Leberwurst kann die Eisenversorgung verbessern.

Bei mehr als der Hälfte der Frauen in Deutschland ist die Eisenzufuhr über die Nahrung nicht ausreichend!

Ein Eisenmangel kommt gar nicht so selten vor. Insbesondere Frauen leiden oft unter einem leichten bis mittleren Eisenmangel. Das bestätigt die Nationale Verzehrsstudie II, die vom Max-Rubner-Bundesforschungsinstitut im Auftrag des Bundesministeriums für Ernährung, Landwirtschaft und Verbraucherschutz zwischen November 2005 und Januar 2007 mit fast 20.000 deutschsprachigen Personen im Alter von 14 bis 80 Jahren durchgeführt wurde. Das Ergebnis spricht für sich: 14 Prozent der Männer und 59 Prozent der Frauen in Deutschland nehmen täglich deutlich zu wenig Eisen über die Nahrung zu sich. Mögliche Ursachen für einen Eisenmangel können eine unzureichende Zufuhr eisenhaltiger Lebensmittel, vegetarische Ernährungsweisen, erhöhte Blutverluste durch Menstruation, Verletzungen, Erkrankungen

im Magen-Darm-Trakt oder die Einnahme von Medikamenten, die die Eisenaufnahme aus der Nahrung beeinträchtigen, sowie Störungen im Hormonhaushalt oder ein Mangel an anderen Mikronährstoffen (zum Beispiel Vitamin B_6) sein.

Die Eisenaufnahme wird sehr streng reguliert und schützt vor einer Überladung des Gewebes mit Eisen. Bei Alkoholmissbrauch, einer erblich bedingten Eisenspeicherkrankheit (Hämochromatose) oder bei überhöhter Einnahme von Nahrungsergänzungspräparaten kann es zu einer Eisenüberladung kommen. Chronisch erhöhte Eisenzufuhren führen zu Schädigungen von Leber, Bauchspeicheldrüse und Herzmuskel. Neuere Untersuchungen zeigen einen möglichen Zusammenhang von Eisenüberladung und Herzinfarkt sowie Krebserkrankungen. Insbesondere hohe Eisenzufuhren in Form von Hämeisen aus rotem Fleisch können Auslöser davon sein. Weiterhin ist zu beachten, dass viele Lebensmittel wie beispielsweise Frühstückscerealien, die insbesondere von Kindern verzehrt werden, oder bestimmte Säfte mit Eisen angereichert sind, die ebenfalls die Zufuhrmengen ansteigen lassen können. Bei Dosierungen von 100 bis 200 Milligramm Eisen pro Tag, die in Form von Eisentabletten eingesetzt werden, können Nebenwirkungen wie Übelkeit, Erbrechen, Oberbauchschmerzen, Reizung der Schleimhäute, Verstopfung oder Durchfälle auftreten. Erst bei extremen Überdosierungen in Form von Eisensupplementen in einer Höhe von mehr als 180 Milligramm Eisen pro Kilogramm Körpergewicht kommt es zu Eisenvergiftungserscheinungen, die allerdings äußerst selten sind. Das Bundesinstitut für Risikobewertung (BfR) kommt zu dem

Einflussfaktoren auf die Eisenaufnahme aus pflanzlichen Lebensmitteln

absorptionsfördernde Stoffe	absorptionshemmende Stoffe
– Vitamin C (Ascorbinsäure) – Zitronensäure – schwefelhaltige Aminosäuren (Cystein) – Eiweiß aus Fleisch – Eiweiß aus Geflügel – Eiweiß aus Fisch – Fruktose	– Phytinsäure – Weizenkleie – Polyphenole in Tee (Tanine) – Kaffee (Chlorogensäure) – Soja- und Milchproteine (Casein) – Eialbumin – Kalziumsalze – Phosphate – Oxalate – Salizylate

(nach Elmadfa und Leitzmann 1998)

Entschluss, dass keine positiven Wirkungen einer über den Bedarf hinausreichenden Supplementierung mit Eisen bekannt sind, während negative Wirkungen nicht ausgeschlossen werden können. Aus diesem Grund sollte täglich nur so viel Eisen über die Nahrung zugeführt werden, wie es der Empfehlung der DGE entspricht. Seit 2004 rät das BfR von einer Anreicherung von Lebensmitteln und von Nahrungsergänzungspräparaten mit Eisen ab.

– **Gesamtbestand im Körper:** zwei bis vier Gramm Eisen, das zu 60 Prozent an Hämoglobin, zu 25 Prozent an Ferritin und Hämosiderin und zu etwa 15 Prozent an Myoglobin und Enzyme gebunden ist

– **Aufnahme und Stoffwechsel:** Die Aufnahme von Eisen erfolgt im Dünndarm und wird durch zahlreiche Faktoren beeinflusst. Wer beispielsweise zu Bohnen ein Glas Orangensaft trinkt, kann die Eisenaufnahme aus Bohnen durch das Vitamin C im Saft erhöhen.

– **Ausscheidung und Verluste:** Die Ausscheidung erfolgt über Urin und Stuhl sowie über Haut und Schweiß. Über den Urin werden täglich ca. 0,1 Milligramm, über Haut und Schweiß ca. 0,25 Milligramm ausgeschieden und über abgeschilferte Darmzellen gehen ca. 0,1 Milligramm pro Tag verloren. Die Galle sorgt für einen Verlust von 0,25 Milligramm pro Tag, dazu kommen Blutverluste von 0,5 Milligramm pro Tag. Männer kommen so auf einen durchschnittlichen Eisenverlust von 1,2 Milligramm pro Tag. Da Frauen aufgrund der Eisenverluste durch die Menstruation 0,6 bis 2,0 Milligramm pro Tag verlieren, beträgt ihr durchschnittlicher Eisenverlust 1,8–3,2 Milligramm pro Tag.

– **Reservekapazität:** Männer: 1,5 bis 2 Jahre, Frauen: 1 bis 1,5 Jahre

Vollkornprodukte: Phytinsäure hemmt die Mineralstoffaufnahme

Phytinsäure kommt natürlicherweise in den Randschichten von Getreidekörnern vor und hemmt die Aufnahme von Kalzium, Phosphat, Magnesium, Eisen und Zink, indem sie mit den Mineralstoffen unlösliche Komplexe bildet. Daraus resultieren Mineralstoffverluste. Wird beispielsweise Vollkornbrot mit Sauerteig gebacken, kann die Phytinsäure abgebaut werden. Das gleiche Ergebnis kann erzielt werden, wenn zu Vollkornflocken und -backwaren zugleich Vitamin C oder Zitronensäure verzehrt werden. Beide Substanzen sind insbesondere in Früchten enthalten und fördern den Abbau von Phytinsäure, was wiederum die Verwertung der Mineralstoffe verbessert.

Jodid

70 bis 80 Prozent des Bestands an Jod bzw. 8 bis 15 Milligramm liegen in der Schilddrüse vor, wo das Jod für die Bildung der Schilddrüsenhormone Trijodthyronin (T3) und Tetrajodthyronin oder (T4) benötigt wird. Die Schilddrüsenhormone und damit indirekt das Jod haben einen großen Einfluss auf den Grundumsatz, die Wärmeregulation und den Stoffwechsel anderer Hormone. Eine weitere wichtige Voraussetzung für den Schilddrüsenhormonstoffwechsel ist eine ausreichende Selenversorgung.

Lebensmittel weisen einen unterschiedlichen Jodgehalt auf, der sehr stark vom Jodgehalt des Bodens und der Nutztiere abhängt. Viel Jod ist enthalten in Brathering, Thunfisch, Makrele, Rotbarsch, Kabeljau, Scholle, Seelachs oder Schellfisch, aber auch Milch und Eier sind jodidhaltig und leisten ihren Beitrag zur Jodversorgung.

Jod ist vor allem für die Funktion der Schilddrüse und ihrer hormonellen Regelkreise bedeutsam

Trotz der Einführung von jodiertem Speisesalz, das meistens auch Fluorid enthält, ist die Jodzufuhr ebenso wie die Eisenzufuhr nach Angaben der Nationalen Verzehrsstudie II verbesserungswürdig. 27 Prozent der Männer und 55 Prozent der Frauen konnten nicht die Empfehlung der DGE für Jod erreichen. Die Funktionsleistung der Schilddrüse ist auf eine ausreichende Jodversorgung angewiesen. Insbesondere in der frühen Entwicklungsphase (Embryonalzeit, Kindesalter) führt eine unzureichende Jodversorgungslage zu schweren körperlichen und geistigen Unterentwicklungen. Im Erwachsenenalter führt ein Jodmangel zu einer Unterfunktion der Schilddrüse (Hypothyreose) mit charakteristischen Symptomen wie Müdigkeit, Antriebslosigkeit, Konzentrationsstörungen, gestörter Thermoregulation (Kälteempfindlichkeit) oder verlangsamter Reaktionsfähigkeit.

Trinkwasser enthält neben zu wenig Jodid in Mitteleuropa meistens auch zu wenig Fluorid

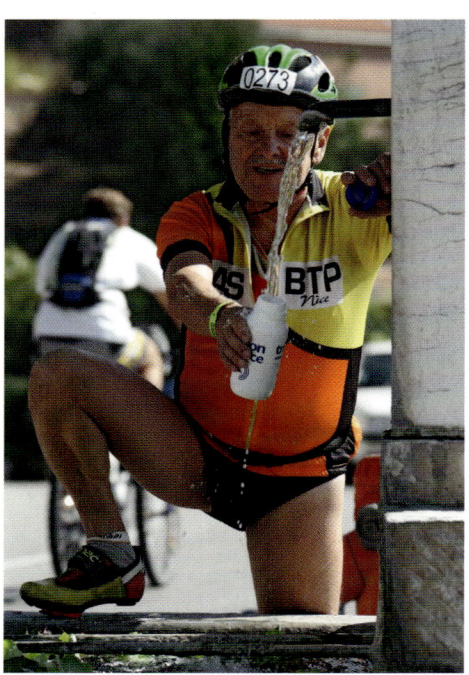

Die European Food Safety Authority gibt 600 Mikrogramm Jod am Tag als maximal tolerierbare Jodzufuhr an. Zufuhren in Höhe von 500 Mikrogramm Jod am Tag sollten aufgrund eines zu großen Einflusses auf die Schilddrüsenfunktionsleistung nicht überschritten werden. Insbesondere wenn vor einer erhöhten Jodzufuhr schon einmal eine Schilddrüsenerkrankung vorgelegen hat, können die Einflüsse gravierend sein und eine Überfunktion der Schilddrüse (Hyperthyreose) auslösen. Die mit dem Speisesalz versetzte Menge an Jod (20 Milligramm Jod pro Kilogramm Speisesalz) löst keine Überdosierungserscheinungen aus. Diese können bei einer Dosis von einem Milligramm Jod am Tag in Form von Magen-Darm-Problemen, Hautausschlägen, Brennen und Schmerzen im Mund-Rachen-Bereich auftreten. Bei bestimmten Schilddrüsenerkrankungen wie

einer Überfunktion oder der Autoimmunerkrankung Hashimoto-Thyreoditis sollte die Jodzufuhr kontrolliert beziehungsweise sehr gering erfolgen.

- **Gesamtbestand im Körper:** Circa 10 bis 20 Milligramm, überwiegend in der Schilddrüse, aber auch in Leber, Drüsen, Eierstöcken usw. kann Jod angesammelt werden.
- **Aufnahme und Stoffwechsel:** Jod wird nahezu vollständig aus dem Magen-Darm-Trakt aufgenommen. Ein Anteil von circa 15 Prozent gelangt über die Blutbahn zur Schilddrüse, wo es in die Schilddrüsenhormone eingebaut wird. Der prozentuale Anteil kann bei unzureichender Zufuhr zugunsten der Schilddrüse gesteigert werden. Im Blut werden beide Hormone an Transporteiweiße gebunden. Nur ein geringer Anteil ist frei und wird als freies T3 (fT3) bzw. T4 (fT4) bezeichnet.

– **Ausscheidung/Verluste:** Die Jodausscheidung erfolgt überwiegend über die Niere. 15 bis 20 Mikrogramm Jod werden täglich über den Stuhl ausgeschieden. Über den Schweiß geht ebenfalls eine geringe Menge verloren.

Fluorid

Fluorid kommt vor allem in Knochen und Zähnen vor. Die Konzentration liegt hier bei circa 200 bis 2.000 Milligramm pro Kilogramm. Es wirkt präventiv gegen Karies: Fluorid vermindert zum einen die Löslichkeit des Zahnschmelzes, zum anderen hemmt es die Säurebildung durch Bakterien im Zahnbelag. Außerdem wird es für das Zahnwachstum und den Zahndurchbruch benötigt.

Ein Fluoridmangel ist zwar im Vergleich zu einer ungesunden Ernährung und mangelnder Mundhygiene nicht die vorrangige Ursache von Karies, dennoch kann eine bedarfsdeckende Versorgung mit Fluorid das Auftreten von Karies deutlich vermindern. Das betrifft in besonderem Maße auch Triathleten, die ihre Zähne durch die häufige Aufnahme sehr kohlenhydratreicher Getränke aus Kunststoffflaschen ohne eine anschließende Zahnpflegemöglichkeit einem besonders hohen Risiko aussetzen.

Da das Trinkwasser vieler Regionen Mitteleuropas zu wenig Fluorid enthält, sollte dem Körper zusätzlich Fluorid über entsprechende Mineralwasser, angereichertes Speisesalz, fluoridhaltige und altersgerechte Zahnpasten oder im Einzelfall auch über Fluoridtabletten nach ärztlicher Absprache zugeführt werden. Werden Fluoridtabletten eingesetzt, sind die anderen Maßnahmen nicht notwendig – andernfalls kann eine Überdosierung entstehen.

Neue mögliche Zusammenhänge zwischen einer unzureichenden Fluoridversorgung und dem Auftreten von Osteoporose (Knochenschwund) und Arteriosklerose (Arterienverkalkung) müssen noch durch weitere Studien abgeklärt werden.

Im angereicherten Speisesalz liegt die Fluoridkonzentration bei 250 Milligramm pro Kilogramm. Kommen neben dem fluoridhaltigen Kochsalz noch versehentlich Fluoridtabletten zum Einsatz, muss nicht zwangsläufig mit gesundheitlichen Beeinträchtigungen gerechnet werden. Allerdings kann es zu diesen kommen, wenn für Säuglinge und Kleinkinder keine altersgerechte Zahnpasta, das heißt eine Zahnpasta mit zu hohem Fluoridgehalt, verwendet wird, zumal diese oft verschluckt wird. In einer einmalig zugeführten Dosis in Höhe von mehr als einem Milligramm pro Kilogramm Körpergewicht kommt es zur toxischen Wirkung mit den Symptomen Übelkeit, Erbrechen und Bauchschmerzen. Eine chronische, zweifach über dem Bedarf liegende Zufuhr führt nach Angaben der DGE zu kleinen, meist bandförmigen

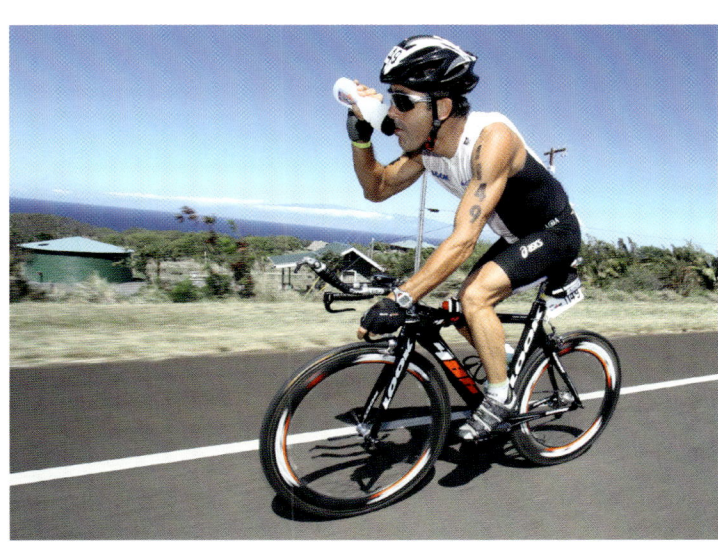

weißen Flecken im Zahnschmelz. Wird noch mehr aufgenommen, kommt es zu braunen Zahnverfärbungen. Um diese negativen Einflüsse zu vermeiden, sollte die maximale Fluoridzufuhr in den ersten acht Lebensjahren weniger als 0,1 Milligramm pro Kilogramm Körpergewicht betragen. Später treten diese Symptome nicht mehr auf,

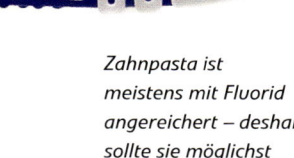

Zahnpasta ist meistens mit Fluorid angereichert – deshalb sollte sie möglichst nicht verschluckt werden

da der Prozess der Zahnschmelzbildung abgeschlossen ist. Chronische Fluoridaufnahmen in Höhe von mindestens zehn Milligramm am Tag über einen Zeitraum von mindestens zehn Jahren können eine Skelettfluorose auslösen, die sich in Gelenkschmerzen und -versteifungen aufgrund verkalkter Sehnen und Gelenkkapseln äußert. Je höher die chronische Aufnahme, desto gravierender ist die Symptomatik. Als oberen, noch sicheren Grenzwert für die tägliche Fluoridzufuhr nennt die European Food Safety Authority 0,12 Milligramm pro Kilogramm Körpergewicht.

- **Gesamtbestand im Körper:** Der Körperbestand an Fluor liegt bei zwei bis sechs Gramm. Über 95 Prozent davon sind im Knochenskelett vorhanden.
- **Aufnahme und Stoffwechsel:** Die Aufnahme erfolgt bereits im Magen. Insbesondere Knochen und Zahnschmelz nehmen das zugeführte Fluorid rasch auf. Die Aufnahme kann durch Kalzium, Magnesium, Aluminium oder Eisen negativ beeinträchtigt werden.
- **Ausscheidung und Verluste:** Die Niere scheidet überwiegend Fluorid aus. Im Schweiß sind nur geringe Menge von 0,3 bis 0,6 Mikrogramm Fluorid pro Milliliter

enthalten. Im Stuhl werden täglich weniger als 0,2 Mikrogramm Fluorid ausgeschieden.

Zink

Zink ist mengenmäßig das bedeutendste Spurenelement. Es beeinflusst die Aktivität von rund 300 bekannten Enzymen. Sowohl der Zell- und Hormonstoffwechsel als auch die gesamte Immunabwehr sind auf eine ausreichende Zinkversorgung angewiesen. Darüber hinaus ist es auch antioxidativ wirksam und schützt Zellen vor freien Radikalen.

Zink aus tierischen Lebensmitteln wird besser verwertet als aus pflanzlichen. Ursache dafür ist vor allem ein hemmender Einfluss der Phytinsäure auf die Aufnahme von Zink. Liegen zugleich hohe Kalziumkonzentrationen vor, kommt es zu weiteren Komplexbildungen, die die Verfügbarkeit von Zink zusätzlich erschweren. Werden Lebensmittel pflanzlicher Herkunft zusammen mit tierischer Herkunft verzehrt (zum Beispiel Vollkornbrot mit Käse), dann verbessert das tierische Eiweiß die Verfügbarkeit von Zink und setzt somit den hemmenden Einfluss der im Vollkornbrot enthaltenen Phytinsäure herab. Untersuchungen bestätigen außerdem eine Anpassungsfähigkeit des Körpers an phytinhaltige Kost, sodass keine großen negativen Beeinträchtigungen in der Mineralstoffversorgung zu erwarten sind. Eine unzureichende Zinkversorgung kann sich auch negativ auf die Aufnahme von Eisen auswirken.

Der menschliche Körper weist keine großen Zinkspeicher auf, sodass eine kontinuierliche Zinkzufuhr für eine ausreichende Bedarfsdeckung von großer Bedeutung ist. Gute Zinklieferanten sind neben Rind- und Schweinefleisch auch Geflügel, Eier, Milch und Käse.

Bei einer unzureichenden Zinkzufuhr über die Nahrung entwickelt sich relativ schnell ein Zinkmangel. Die Versorgung der deutschen Bevölkerung mit Zink ist besser als die mit Eisen oder Jod. Immerhin 70 Prozent der Männer und 80 Prozent der Frauen sind täglich ausreichend mit Zink versorgt. Zu einem erhöhten Risiko für einen Zinkmangel führen beispielsweise einseitige Ernährungsweisen (Diäten, fleischlose Ernährung), bestimmte Medikamente (zum Beispiel mit entwässernder Funktion), anhaltende Durchfälle, bestimmte Erkrankungen wie Akne oder Neurodermitis, bestimmte Lebensphasen oder -umstände wie Schwangerschaft, Stillzeit oder Wachstum und der Leistungssport. Zu den Symptomen eines Zinkmangels gehören eine vermehrte Infektanfälligkeit, Nachtblindheit, ein gestörter Geschmacks- und Geruchssinn, Wachstumsverzögerungen, Konzentrationsstörungen, eine verzögerte Wundheilung, Irritationen an der Mundschleimhaut, Haarausfall oder brüchige Fingernägel.

Zinkaufnahmen in Höhe von 50 Milligramm pro Tag beeinflussen bereits den Eisen- und Kupferstoffwechsel negativ. Vergiftungserscheinungen mit Zink dagegen sind sehr selten, da die Toxizitätsschwelle für Zink sehr hoch liegt. Dennoch können Tageszufuhren in Höhe von zwei Gramm Zink akute Vergiftungserscheinungen mit schweren Magen-Darm-Problemen, Fieber und anderen Symptomen auslösen. Chronische Zinkaufnahmen von mehr als 110 Milligramm am Tag begünstigen das Entstehen von Blutarmut und einer krankhaft verminderten Anzahl wichtiger Immunzellen (Granulozyten) im Körper, was wiederum durch einen gleichzeitig auftretenden Kupfermangel begünstigt wird. Um negative Einflüsse auf den Eisen- und Kupferstoffwech-

sel zu vermeiden, sollten nicht mehr als 25 Milligramm Zink pro Tag zugeführt werden.

– **Gesamtbestand im Körper:** Der Bestand beträgt circa zwei Gramm Zink, davon sind etwa 70 Prozent in Knochen, Haut und Haaren enthalten.
– **Aufnahme und Stoffwechsel:** Die Aufnahme von Zink erfolgt im Dünndarm. Je nach Versorgungszustand ist der Körper in der Lage, die Aufnahme und Ausscheidung von Zink zu verändern, um eine ausreichende Zinkversorgung zu gewährleisten.
– **Ausscheidung und Verluste:** Zink wird hauptsächlich mit dem Stuhl ausgeschieden. Im Urin sind lediglich 0,3 bis 0,6 Milligramm Zink pro Tag enthalten. Mit dem Schweiß wird ebenfalls Zink in Höhe von circa 1,2 Milligramm pro Liter ausgeschieden.

Ein Zinkmangel kann sich bei unzureichender Ernährung relativ schnell entwickeln

Selen

Selen liegt im Körper in verschiedenen Formen vor. Dazu gehören Selenomethionin, Selenat, Selenocystein und Selenit. Als Bestandteil des Enzyms Glutathion-Peroxidase ist es antioxidativ wirksam und schützt die Zellen vor Schädigungen durch Radikale. Auf die Bedeutung von Selen für den Schilddrüsenhormonstoffwechsel

Hemmende und fördernde Einflussfaktoren auf die Zinkaufnahme

absorptionshemmende Stoffe	absorptionsfördernde Stoffe
– Casein – Phytinsäure – hohe Kalziumkonzentrationen – Tannine in Kaffee und Tee – Eisenaufnahmen (Supplemente) – chronischer Alkoholismus – Interaktion mit Kupfer und Cadmium möglich	– Peptide – Aminosäuren (Histidin, Cystein) – Citrat

(nach Elmadfa und Leitzmann 1998, DGE 2008)

wurde bereits beim Jod hingewiesen. Selen erhöht außerdem die Abwehrbereitschaft bestimmter Immunzellen. Es gibt auch Hinweise für eine antikanzerogene oder krebspräventive Wirkung von Selen.

Der Selengehalt in den Böden ist von Land zu Land verschieden. Demzufolge sind auch die Selenkonzentrationen in Getreide und Gemüse unterschiedlich hoch. Selen wird vor allem über Fleisch, Fisch, Eier, Linsen und Spargel zugeführt.

Ein Mangel an Selen kann bei einer eiweißarmen Ernährung entstehen. Aber auch der regelmäßige Verzehr von Getreide und Gemüse aus selenarmen Böden verschlechtert den Versorgungszustand. Bei einer unzureichenden Selenversorgung können eine erhöhte Anfälligkeit gegenüber bakteriellen Infektionen, weiße Flecken auf den Fingernägeln und dünnes sowie blasses Haar beobachtet werden. Bei einem extremen Selenmangel kommt es zur Erkrankung des Herzmuskels oder zur Verformung der Gelenke.

Symptome einer chronischen Selenvergiftung treten bei Erwachsenen ab einer Tageszufuhr von 800 Mikrogramm Selen auf. Zu den Frühsymptomen zählen Übelkeit, Durchfall, Muskelschwäche, Kopfschmerzen und Müdigkeit. Nachfolgend können Haarausfall, Hautverletzungen, Flecken am Zahnschmelz, Durchfälle, neurologische Veränderungen oder der Verlust von Fingernägeln auftreten. Die European Food Safety Authority hält einen oberen Grenzwert von 300 Mikorgramm Selen pro Tag aus dem Verzehr von Lebensmitteln und Supplementen für ungefährlich und damit für akzeptabel.

- **Gesamtbestand im Körper:** Circa 10 bis 15 Milligramm Selen kommen im Körper vor, was einer Menge von 0,15 bis 0,2 Milligramm pro Kilogramm Körpergewicht entspricht. Am meisten Selen enthält die Muskulatur.
- **Aufnahme und Stoffwechsel:** Die Aufnahme von Selen erfolgt unabhängig von der Selenversorgung im Dünndarm. Je nach vorliegender Form stehen verschiedene Transportmechanismen bereit. Selenit, Selenat und Selenoaminosäuren werden sehr gut aufgenommen, während elementares Selen oder Selenide schwerer verfügbar sind. Zudem wird die Verfügbarkeit von Selen durch Wechselwirkungen mit Cadmium, Quecksilber, Blei oder Arsen negativ beeinflusst. Einen nachteiligen Einfluss scheinen auch sehr warme Temperaturen zu haben. So reduziert Hitze den Selengehalt in Getreide, Gemüse, Fisch und Fleisch.
- **Ausscheidung und Verluste:** 60 Prozent werden über die Niere ausgeschieden (15 bis 45 Mikrogramm pro Liter). Werden sehr hohe Selendosen zugeführt, kann auch eine Abgabe über die Atemluft erfolgen, was an einem dominanten Knoblauchgeruch zu erkennen ist.

Kupfer

Kupfer besitzt eine große Bedeutung für den Eisenstoffwechsel. Es ist unter anderem zuständig für die Aktivierung von Eisen, damit dieses zur Bildung von Hämoglobin genutzt werden kann. Als Bestandteil des Enzyms Superoxid-Dismutase ist es außerdem antioxidativ wirksam gegen schädigende Sauerstoffradikale. In Form anderer Enzyme ist es entscheidend an der Bildung bestimmter bindegewebsverknüpfender Stoffe beteiligt. Aber auch Melanin, das für die Pigmentierung von Augen, Haaren und Haut verantwortlich ist, wird kupferabhängig gebildet. Weitere kupferhaltige Enzyme sind für die Inaktivierung bestimmter Hormone verantwortlich.

Kupfer ist enthalten in Getreideprodukten, Leber, Fische, Schalentieren, Nüssen, Kakao, Schokolade, Kaffee und Tee sowie in den meisten grünen Gemüsesorten.

Eine sehr einseitige Ernährung oder Aufnahmestörungen für Kupfer sowie hohe Zinkeinnahmen können eine unzureichende Kupferversorgung bewirken. Eine unzureichende Versorgung mit Kupfer kann sich in Symptomen wie Blutarmut, einer verringerten Anzahl an weißen Blutkörperchen, einer geschwächten Immunabwehr, in Pigmentstörungen der Haut, Wachstumsverzögerungen sowie in neurologischen Störungen zeigen. Allerdings ist ein Kupfermangel sehr selten.

Aus gesundheitlichen Gründen sollten pro Liter Trinkwasser nicht mehr als zwei Milligramm Kupfer enthalten sein. Akute Kupfervergiftungen, die bei Einnahmen von mehr als zehn Gramm Kupfer pro Tag auftreten, sind bei Erwachsenen sehr selten. Als Symptome treten Geschwüre im Magen-Darm-Bereich, Lebernekrosen (knotige Veränderungen), Nierenversagen, Krämpfe und Koma sowie – im schlimmsten Fall – der Tod auf. Fünf Milligramm Kupfer sind nach Angaben der European Food Safety Authority der noch akzeptable Grenzwert für die tägliche Kupferaufnahme.

– **Gesamtbestand im Körper:** Der Körperbestand an Kupfer liegt bei 80 bis 100 Milligramm. Daran haben Muskulatur und

Knochen mit 50 Prozent den größten Anteil. Aber auch die Leber (15 Prozent) und das Gehirn (10 Prozent sind kupferhaltig, gefolgt von Herz und Nieren.

– **Aufnahme und Stoffwechsel:** Kupfer wird in geringen Mengen im Magen und größtenteils im Dünndarm aufgenommen. Je nach Bedarf wird es an

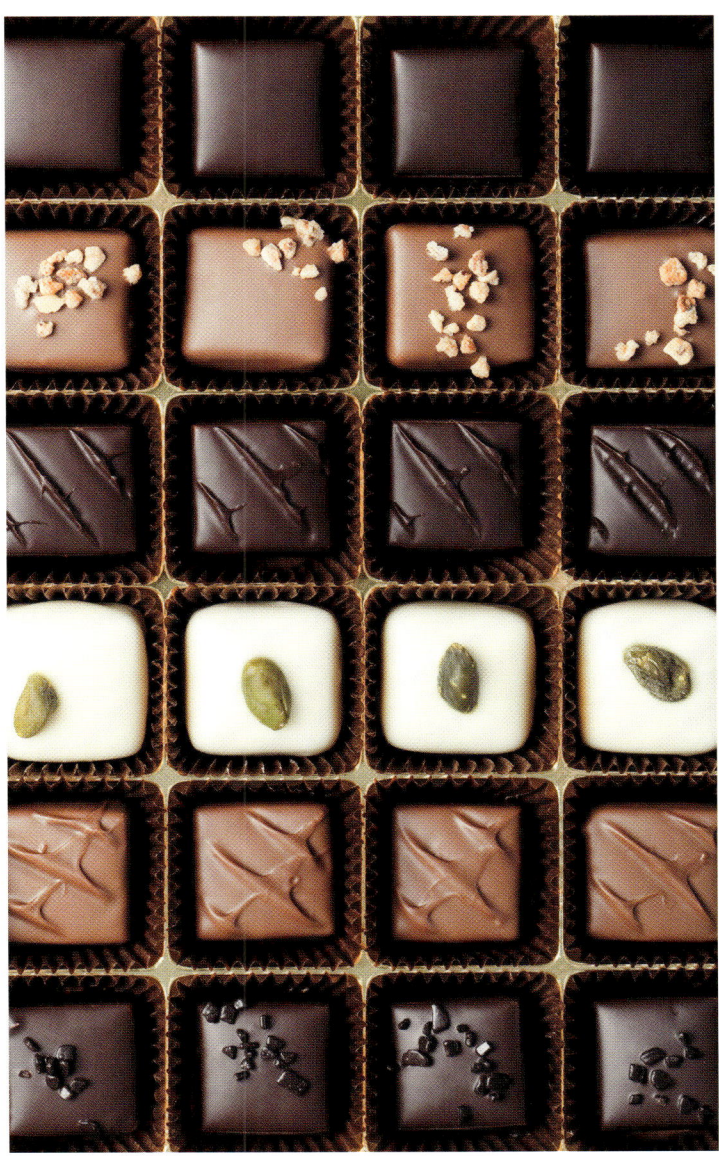

Eine beliebte Kupferquelle: Schokolade

Transportproteine gebunden und zu den entsprechenden Zielorganen befördert. Mit steigender Zinkkonzentration in der Nahrung nimmt die Aufnahmerate für Kupfer ab.

– **Ausscheidung und Verluste:** Kupfer wird zusammen mit Gallensäuren ausgeschieden und kann je nach Bedarf wieder aufgenommen werden. Nur ein kleiner Teil des Kupfers wird direkt über den Stuhl ausgeschieden. Über Urin und Haut gehen nur geringe Kupfermengen verloren. Die Verluste über Urin und Stuhl liegen ungefähr bei 1,25 Milligramm Kupfer pro Tag.

Mangan

Mangan aktiviert viele Enzyme, die unter anderem gegen zellschädigende Sauerstoffradikale antioxidativ wirksam oder am Aufbau von Bindegewebe beteiligt sind. Lebensmittel pflanzlicher Herkunft enthalten mehr Mangan als Lebensmittel tierischer Herkunft. Gute Manganlieferanten sind Tee, Lauch, Kopfsalat, Spinat, Erdbeeren und Haferflo-

Geflügel kann Kupfer enthalten – aber weniger in der Ernährungslehre

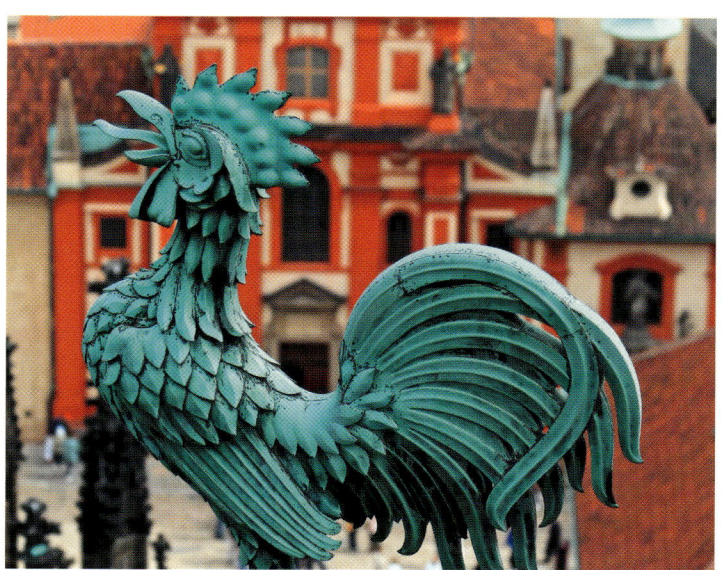

cken. Ein Manganmangel kann das Zusammenspiel von Insulin und Zellen negativ beeinflussen. Allerdings besteht diesbezüglich noch Forschungsbedarf.

In großen Mengen ist Mangan toxisch. Allerdings sind Manganvergiftungen über die Nahrung nicht bekannt. Lediglich bei einer langfristigen künstlichen Ernährung, bei der Mangan intravenös verabreicht wurde, konnten neurologische Störungen beobachtet werden. Frühsymptome einer Manganvergiftung, zum Beispiel hervorgerufen durch die Inhalation von Manganstaub, sind Teilnahmslosigkeit, Appetitverlust, Schlafstörungen, Muskelschmerzen, Desorientiertheit, Gedächtnisverlust, Halluzinationen und ein „Watschelgang". Auch in Leber und Bauchspeicheldrüse können Schäden auftreten.

– **Gesamtbestand im Körper:** Circa 10 bis 40 Milligramm Mangan sind im Körper enthalten. 25 Prozent davon liegen im Knochen vor, aber auch in Leber, Milchdrüse, Bauchspeicheldrüse und Niere ist Mangan zu finden.
– **Aufnahme und Stoffwechsel:** Aus der Nahrung werden nur drei bis vier Prozent Mangan im Dünndarm aufgenommen. Ist der Versorgungszustand mit Mangan schlecht, kann die Aufnahmerate etwas erhöht werden. Absorptionshemmende Einflüsse haben hohe Gaben an Kalzium, Phosphat und Phytinsäure sowie das gleichzeitige Vorkommen von Eisen und Cobalt, die mit Mangan in Interaktion treten.

Chrom

Chrom verstärkt die Wirkung des Speicherhormons Insulin und ist insbesondere für

Der Bedarf an den einzelnen Spurenelementen

Mengen-elemente	Tagesbedarf	Vorkommen	bedarfsdeckende Speisepläne
Eisen (Fe)	– Männer (15 bis 19 Jahre): 12 mg/Tag – Männer (über 19 Jahre): 10 mg/Tag – Frauen (15 bis 51 Jahre): 15 mg/Tag – Frauen (über 51 Jahre): 10 mg/Tag	Hämeisen in: Fleisch, Wurstwaren Nicht-Hämeisen in: Hülsenfrüchten, Hirse, Brot, Vollkornreis, Mais, Getreide	Dies deckt den Tagesbedarf von 15 mg Eisen: 1 Joghurt mit 2 EL Weizenkeimen (zum Frühstück) mit 1 Glas Orangensaft + 150 g Rinderfilet mit 100 g Bohnen, 100 g Erbsen und 200 g gekochten Vollkornreis (zum Mittagessen) + 50 g ungesalzene und ungeröstete Nüsse mit Obst (zwischendurch) + 2 Scheiben Vollkornbrot mit magerer Leberwurst bestrichen und Tomaten (zum Abendbrot).
Jod (J)	Männer und Frauen: – (15 bis 51 Jahre): 200 µg/Tag – (über 51 Jahre): 180 µg/Tag	Seefische, Garnelen, Muscheln, Hummer u.v.m., Milch, Eier, jodiertes Speisesalz	50 g Schellfisch oder 80 g Seelachs oder 100 g Scholle oder 170 g Kabeljau oder 400 g Thunfisch
Fluorid (F)	– Männer (15 bis 19 Jahre): 3,2 mg/Tag – Männer (über 19 Jahre): 3,8 mg/Tag – Frauen (15 bis 19 Jahre): 2,9 mg/Tag – Frauen (über 19 Jahre): 3,1 mg/Tag	Lachs, Heringsfilet, Makrele, Frankfurter Würstchen, Sojabohnen, fluoridiertes Speisesalz	1 l schwarzer Tee enthält circa 1 mg Fluorid. Außerdem liefern Garnelen, Fleisch und Milchprodukte Fluorid sowie auch fluoridiertes Speisesalz und fluoridhaltige Zahnpasta.
Zink (Zn)	– Männer: 10 mg/Tag – Frauen: 7,0 mg/Tag	Rind-, Schweinefleisch, Geflügel, Eier, Milch, Käse, Weizenvollkorn	Der Bedarf von 10 mg Zink wird gedeckt durch: 1 Joghurt mit 1 EL Weizenkeimen (zum Frühstück) mit 1 Glas Fruchtsaft + 150 g Schweineschnitzel mit Beilagen (zum Mittagessen) + 50 g ungesalzene und ungeröstete Nüsse mit Obst (zwischendurch) + 1 Scheibe Vollkornbrot mit 60 g Hartkäse und Rohkost (zum Abendbrot).
Selen (Se)	30–70 µg/Tag	Fleisch, Fisch, Eier, Linsen, Spargel, Pistazien, Paranüsse, Kokosnuss	30–70 g Paranüsse oder circa 20 g Pistazien oder nur 5–10 g Kokosnuss können den Bedarf an Selen abdecken.
Kupfer (Cu)	1,0–1,5 mg/Tag	Getreideprodukte, Leber, Fische, Schalentiere, Nüsse, Kakao, Schokolade, Kaffee, Tee, grünes Gemüse	100–150 g Hülsenfrüchte oder 125–175 g Vollkornbrot oder 75–100 g Pilze oder 25 bis 30 g Nüsse
Mangan (Mn)	2,0–5,0 mg/Tag	Tee, Lauch, Kopfsalat, Spinat, Erdbeeren, Haferflocken, Heidelbeeren	100–250 g Hülsenfrüchte oder 35–85 g Haferflocken oder 20–50 g Weizenkeime
Chrom (Cr)	30–100 µg	Fleisch, Leber, Eier, Haferflocken, Tomaten, Kopfsalat, Kakao, Pilze	30 bis 80 g Weizenkeime oder 60–200 g Vollkornbrot

(nach DGE 2000)

Spurenelemente: Symptome bei Mangel und Überdosierung

Spurenelemente	Mangelsymptome	Überdosierungserscheinungen
Eisen	– Abgeschlagenheit, Müdigkeit, Kopfschmerzen, gestörte Lernfähigkeit – gestörte Thermoregulation – Blutarmut (Eisenmangelanämie), Blässe – raue und spröde Haut, Mundwinkelrhagaden – verminderte Immunabwehr – Verstopfung – Rillen in den Fingernägeln, – Herzklopfen, Atemnot	– Dunkelfärbung des Stuhls – akute Vergiftungserscheinungen innerhalb kurzer Zeit (spätestens nach 2 Stunden) wie starkes Erbrechen, Magenschmerzen und Durchfall – spätere Symptome: Blutdruckabfall, Krämpfe, Leberentzündung, Schädigung von Bauchspeicheldrüse und Herzmuskel; tödlicher Ausgang möglich
Jod	– Kropfbildung, Struma – mentale Retardation (Kretinismus) – mentale Defekte – neuromuskuläre Beeinträchtigungen	– ab 1 Milligramm Jod pro Tag: Beschwerden im Mangen-Darm-Trakt, Hautausschläge, Schmerzen im Mund-Rachen-Bereich, Schleimhautveränderungen
Fluorid	– ein möglicher Zusammenhang zwischen Fluoridmangel und Osteoporose sowie Arteriosklerose muss noch genauer erforscht werden	– akute Vergiftungssymptome: Erbrechen, Krämpfe – chronische Überdosierungen: Fluorose mit fleckig entfärbtem, weichem Zahnschmelz; erhöhtes Osteoposerisiko durch Kalziumauslagerungen
Zink	– Wachstumsdepression – verminderte Wundheilung – Appetitverlust – gestörtes Geruchs- und Geschmacksempfinden – Haut- und Hornhautveränderungen – geschwächte Immunabwehr	– akute Zinkvergiftung: Übelkeit, Erbrechen, Durchfall, Kopfschmerzen, Fieber, Bauchkrämpfe, beschleunigte Atmung, Kreislaufstörungen, Koma – chronische Überdosierungen: Kupfermangel mit den Folgen einer Blutarmut
Selen	– Myopathien – weiße Flecken an Nägeln – dünne und blasse Haare – Gelenksverformungen	– akute Selenvergiftungen selten, dann am Knoblauchgeruch der Atemluft erkennbar – weitere Symptome: Verdauungsstörungen, Kopfschmerzen, Haarausfall, Nervenveränderungen, erhöhte Kariesanfälligkeit, Fingernagelverlust
Kupfer	– gestörte Blutbildung, Anämie – Hypercholesterinämie – Appetitlosigkeit – Pigmentstörungen von Haut und Haaren – neurologische Störungen	– Brechreiz, starkes Erbrechen, Durchfall, Bauchkrämpfe – Geschwürbildung – Schockzustand – Leberveränderung, Nierenversagen – Tod
Mangan	– Gewichtsverlust – Dermatitis – Haar- und Nagelveränderungen – erniedrigte Cholesterin- und Triglyzeridwerte	– Konzentrationsstörungen, Gedächtnisprobleme, Müdigkeit, Depressionen – Schweißausbrüche – Impotenz – „Watschelgang"
Chrom	– verminderte Glukosetoleranz, Hyperglycämie, Glukosurie – Gewichtsverlust – verminderte Insulinsensitivität	– akute Chromvergiftungssymptome: starke Beschwerden im Magen-Darm-Bereich, Erbrechen, Bauchschmerzen, Durchfall, Schock, Nieren- und Leberschäden, tödlicher Verlauf möglich – chronische Vergiftungssymptome: Bindehautentzündung am Auge, Magenschleimhautentzündungen, Magengeschwüre

den Kohlenhydratstoffwechsel wichtig. Es übt außerdem einen Einfluss auf den Cholesterinstoffwechsel aus.

Chrom ist enthalten in Fleisch, Leber, Eiern, Haferflocken, Tomaten, Kopfsalat, Kakao und Pilzen. Zwischen 0,5 und maximal drei Prozent werden von der mit der Nahrung zugeführten Menge aufgenommen.

Allgemeine Merkmale eines eher selten vorkommenden Chrommangels sind Verwirrtheit, Stimmungsschwankungen, Konzentrationsstörungen, ein vermehrtes Wasserlassen mit Zucker im Urin (Glukosurie), Gewichtsverlust, Juckreiz, Muskelschwäche, Überzuckerung (Hyperglykämie) und eine verminderte Insulinwirksamkeit.

Die Toxizitätsschwelle für Chrom aus der Nahrung ist sehr niedrig, sodass auch Zufuhrwerte in Höhe von 200 Mikrogramm am Tag zu keinen Beeinträchtigungen geführt haben. Allerdings führt eine überhöhte Chromaufnahme zur Entzündung der Magenschleimhaut, zu Magengeschwüren, Darmblutungen, Nierenveränderungen, Schäden am Herzmuskel und zu einer verringerten Anzahl der weißen Blutkörperchen.

– **Gesamtbestand im Körper:** Während pro Deziliter Plasma circa 0,01 bis 0,05 Mikrogramm Chrom vorhanden sind, befinden sich 20 bis 30 Mikrogramm pro Kilogramm Chrom in Organen und Geweben.
– **Aufnahme und Stoffwechsel:** Zwischen 0,5 und maximal 3 Prozent des in der Nahrung enthaltenen Chroms werden im Körper aufgenommen. Bei der Verarbeitung von Lebensmitteln (Vermahlen von Getrei-

de; Herstellung von Zucker) verringert sich die Chromkonzentration im Lebensmittel.
– **Ausscheidung und Verluste:** Die Ausscheidung von Chrom erfolgt hauptsächlich über die Niere (0,1 pro 1,5 Mikrogramm pro Liter). Circa 80 bis 97 Prozent werden wieder in den Stoffwechsel zurückgeführt. Geringe Mengen an Chrom gehen auch über Haare, Schweiß und Galle verloren.

Unzureichende Versorgung mit Spurenelementen

Zahlreiche Regulationsmechanismen gewährleisten trotz schwankender Zufuhren über die Nahrung eine gute Versorgung mit Spurenelementen für eine bestimmte Zeit, um notwendige Funktionen ausüben zu können. Allerdings kann dieser Zustand je nach Reservekapazität einzelner Spurenelemente unterschiedlich lang bestehen und macht sich dann in mehr oder weniger spezifischen Mangelsymptomen bemerkbar. Werden bestimmte Zufuhrmengen überschritten, sind bei allen Spurenelementen toxische Wirkungen nachzuweisen.

Zusammenfassung

Mineralstoffe, die im Körper in einer Konzentration von mehr als 50 Milligramm pro Kilogramm Körpergewicht vorliegen, bezeichnet man als Mengenelemente, solche mit geringerer Konzentration als Spurenelemente. Mineralstoffe versorgen den Körper nicht mit Energie, sind aber trotzdem lebenswichtig. Sie haben Einfluss auf zahlreiche Stoffwechsel- und Regelvorgänge. Eine Mangelversorgung kann ebenso wie eine Überdosierung zu erheblichen gesundheitlichen Beeinträchtigungen führen.

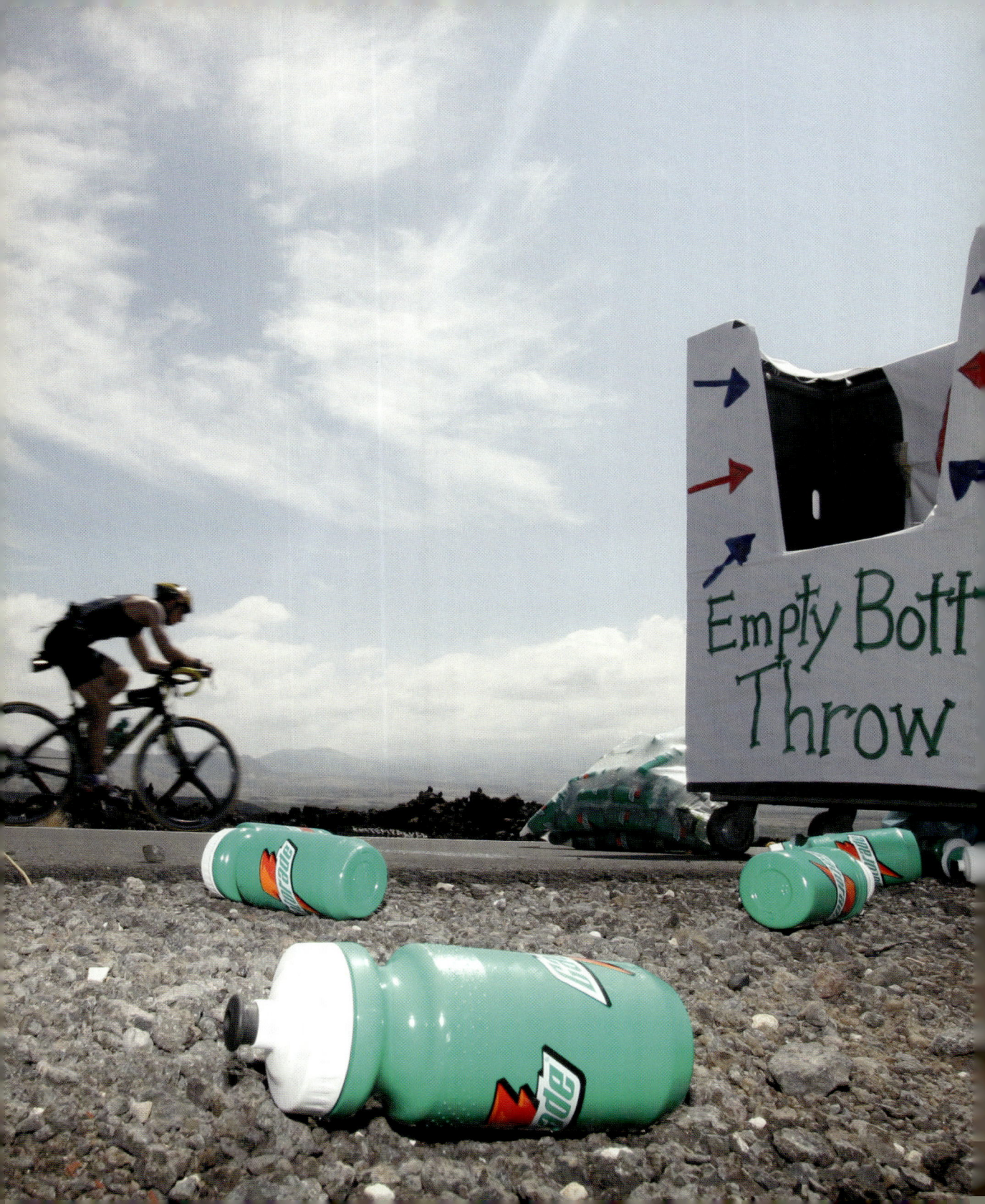

Kapitel 8

Der Durst nach
Wasser

Während der Mensch neun Wochen ohne feste Nahrung überleben kann, hält er es nur ein paar wenige Tage ohne Wasser aus. Besonders bei sommerlichen Ausdauerbelastungen ist das einfache Molekül, ohne das kein Leben denkbar wäre, besonders wichtig.

Wassermangel ist die gefährlichste Mangelerscheinung in der Ernährungslehre: Ohne ausreichend Wasser im Körper können harnpflichtige Substanzen wie zum Beispiel der Stickstoff aus dem Eiweiß nicht mehr mit dem Urin ausgeschieden werden. Ohne Wasser dickt das Blut ein, was wiederum die Wärmeabgabe an die Umgebung vermindert. Körperkerntemperatur und Herzfrequenz steigen an. Insbesondere bei Hitze kann es sehr schnell zum Hitzschlag, bei weiterem Flüssigkeitsmangel zum Tod durch Nieren- und Kreislaufversagen kommen.

Dennoch ist es erstaunlich, dass Spitzenmarathonläufer ihren Wettkampf mit einer Körpertemperatur von bis zu 40 Grad absolvieren können. Während der männliche Körper aufgrund des höheren Muskelanteils zu ungefähr 60 Milligramm aus Wasser besteht, enthält der weibliche 50 Milligramm. Austrainierte Athleten haben ebenfalls aufgrund des höheren Muskelanteils gegenüber Nichtsporttreibenden einen hohen Wasseranteil von bis zu 70 Milligramm. Übergewichtige hingegen kommen aufgrund der großen Fettmasse auf einen geringeren Wasseranteil von oftmals nur 40 Milligramm. Im Ruhezustand setzt ein Erwachsener pro Tag ungefähr sechs Milligramm seines Körperwassers um, was bei Leistungssportlern 3,0 bis 3,5 Liter ausmachen kann.

Wasser ist die Voraussetzung für alles Leben auf der Erde

Die Bedeutung von Wasser für den Körper

Ungefähr 65 Milligramm des im Körper befindlichen Wassers liegen intrazellulär, also innerhalb der Zellen vor, während 35 Milligramm extrazellulär (außerhalb der Zellen) lokalisiert sind. Dabei wirken sich insbesondere Wasserverluste der extrazellulären Flüssigkeit, besonders im Blutvolumen, negativ auf die Leistungsfähigkeit aus. Zwischen den jeweiligen Flüssigkeitsräumen findet ein ständiger Austausch statt. Eine Ursache dafür sind die unterschiedlichen Konzentrationen an gelösten Stoffen. So besitzen Eiweiß und Natrium wasserbindende Fähigkeiten für den Körper. Natrium erhöht die Flüssigkeitsaufnahme aus dem Magen-Darm-Trakt. Auch die Einlagerung von Kohlenhydraten in Form von Glykogen erfolgt zusammen mit Wasser. Es werden pro Gramm Glykogen 2,7 Gramm Wasser gebunden.

Ohne Wasser kann kein Leben stattfinden. Es ist die Voraussetzung für alle Stoffwechselvorgänge. Nur in Wasser gelöst können viele Wirkstoffe ihre Funktionen ausüben. Rückenmark und Gehirn sind von Wasser umgeben und werden so vor mechanischer Gewalteinwirkung besser geschützt. Weiterhin ist ein ausreichender Wassergehalt im Körper bedeutend für die Aufrechterhaltung eines konstanten Druckgefälles, was für das Funktionieren der Zellen lebensnotwendig ist. Im Wasser werden Sauerstoff, Nährstoffe, Hormone sowie andere Wirkstoffe zu den jeweiligen Zielzellen transportiert. Aber auch Abbauprodukte des Stoffwechsels müssen zur Ausscheidung zur Lunge oder Niere befördert werden. Als Hauptbestandteil des Schweißes ist Wasser maßgeblich an der Regulierung der Körpertemperatur beteiligt und schützt den Körper vor Überhitzung.

Die Funktionen von Wasser im Körper

– Bestandteil aller Körperzellen
– Transportmedium für Sauerstoff, Nährstoffe, Hormone etc.
– Schutzpolster für Gehirn, Rückenmark und innere Organe
– Hauptmechanismus in der Thermoregulation
– Sicherung der Funktion der Sinnesorgane
– Aufrechterhaltung bestimmter Druckverhältnisse

(nach Williams 1997)

Die Regulation des Flüssigkeitshaushalts

Bezüglich der Flüssigkeitsbilanz im Körper wird zwischen verschiedenen Zuständen unterschieden. Eine ausgeglichene Flüssigkeitsbilanz wird als Normohydratation oder Euhydratation bezeichnet. Besteht ein Dezifit an Flüssigkeit, so spricht man von einer Hypohydratation. Das Gegenteil davon ist eine Hyperhydratation (Überwässerung).

Das wichtigste Organ zur Regulierung des Flüssigkeitshaushalts ist die Niere. Auf eine Hyperhydratation reagiert sie mit mehr Wasser, eine Hypohydratation mildert sie, indem sie das Wasser stärker zurückhält. Mithilfe dieses Regelmechanismus können konstante Zu-stände der Flüssigkeitsverteilung und der Konzentrationen an Elektrolyten und Hormonen aufrechterhalten werden, was für alle Funktionsleistungen im Körper lebensnotwendig ist. Eine wichtige Regelgröße des insgesamt sehr komplexen Regelmechanismus ist die Konzentration der in bestimmten Flüssigkeitsräumen vorliegenden Stoffe, die auch als Osmolalität bezeichnet wird. Durch Konzentrationsunterschiede zwischen zwei voneinander getrennten Flüssigkeitsräumen im Körper entsteht der sogenannte osmotische Druck. Dieser Druck löst eine Flüssigkeitsbewegung vom Flüssigkeitsraum mit der niedrigeren Teilchenkonzentration zum Ort der höheren Teilchenkonzentration aus. Diese Flüssigkeitsbewegung dient dem Konzentrationsausgleich zwischen den beiden Flüssigkeitsräumen.

Bei heißen Außentemperaturen, während sportlicher Betätigung oder wenn man einfach nur zu wenig getrunken hat, kann es aufgrund von Wasserverlusten oder Flüssigkeitsmangel schnell zu einer Dehydratation (Austrocknung) kommen. Das Blut wird dickflüssiger und enthält mehr Elektrolyte. Dadurch strömt Flüssigkeit aus anderen Flüssigkeitsräumen und verdünnt das eingedickte Blut. Außerdem gibt es feine Antennen in der Hirnhangsdrüse, die eine Veränderung des osmotischen Drucks wahrnehmen und sofort darauf reagieren, indem sie die Bildung des Hormons ADH (antidiuretisches Hormon) anregen. ADH bewirkt in der Niere eine verminderte Wasserausscheidung über den Urin. Bei einem zu hohen Wassergehalt im Körper werden dagegen andere Hormone stimuliert, die die Wasserabgabe über den Urin verstärken.

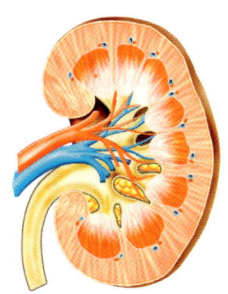

In den Nieren wird über komplizierte Ausscheidungs- und Rückgewinnungsvorgänge der Wasserhaushalt reguliert

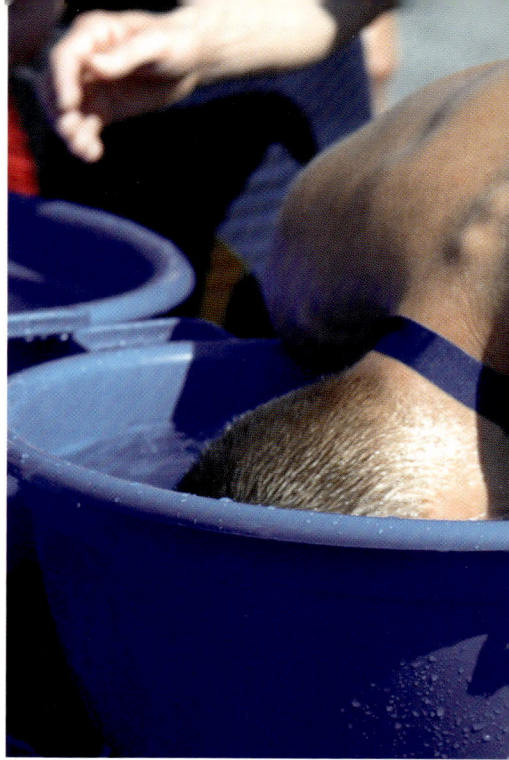

Wie viel Wasser benötigen wir pro Tag?

Die Richtwerte für die Wasserzufuhr liegen nach Angaben der Deutschen Gesellschaft für Ernährung für Erwachsene bei einem Millilitor pro aufgenommener Kalorie, wobei für ältere Personen größere Mengen empfohlen werden. Das entspricht einer Wasserzufuhr von ungefähr 1,2 bis 1,5 Litern durch Getränke. Der Wasserbedarf ist abhängig vom Energieumsatz, der Temperatur, dem Kochsalzverzehr, der Eiweißzufuhr und dem Gesundheitszustand. Ein hoher Energieverbrauch, Hitze, ein hoher Kochsalzkonsum, eine eiweißbetonte Ernährung und mit Wasserverlusten einhergehende Erkrankungen wie Durchfall, Erbrechen oder Fieber erhöhen den Bedarf an Wasser. Aber auch Extremsituationen wie ein Langdistanz-Triathlon unter Hitzebedingungen können einen Wasserverlust von 20 Litern am Tag bedingen.

Sport bei Hitze kann zu Wasserverlusten von 20 Litern pro Tag führen

Unser Körper verliert täglich Wasser über die Haut und die Atmung. Weitere Wasserverluste ergeben sich mit dem Urin, wohingegen über den Stuhl nur geringe Mengen ausgeschieden werden. Die Verluste über die Haut verstärken sich mit der Schweißbildung, die insbeson-

re durch sportliche Aktivität und hohe Außentemperaturen verstärkt wird. Heiße Umgebungstemperaturen können den Wasserbedarf auf zehn Liter pro Tag ansteigen lassen.

Auch feste Lebensmittel leisten einen Beitrag zur Flüssigkeitsversorgung. Zum einen enthalten sie Wasser, zum anderen wird bei der Verwertung Oxidationswasser freigesetzt. Trockenes Brot besteht zu ungefähr 36 Milligramm aus Wasser. Bei der Verbrennung von 100 Gramm Fett entstehen 107 Milliliter, aus 100 Gramm Eiweiß 41 Milliliter und aus 100 Gramm Kohlenhydraten 55 Milliliter Oxidationswasser.

Aufenthalte in der Höhe lassen den Wasserbedarf ebenfalls ansteigen. Ursache dafür sind der geringere Wassergehalt der Einatmungsluft und das erhöhte Atemminutenvolumen. Unter Atemminutenvolumen versteht man das

Durchschnittliche Wasserbilanz eines Erwachsenen unter Normalbedingungen

Wasseraufnahme [ml/Tag]		Wasserabgabe [ml/Tag]	
Getränke	1.440	Urin	1.440
Wasser in fester Nahrung	875	Stuhl	160
Oxidationswasser	335	Haut	550
		Lunge	500
Gesamtwasseraufnahme	2.650	Gesamtwasserabgabe	2.650

(nach DGE 2008)

Volumen an Atemluft, das pro Minute ein- und ausgeatmet wird. Pro Minute atmet man etwa 17-mal, wobei das durchschnittliche Atemzugvolumen 600 Milliliter beträgt. Daraus resultiert ein Atemminutenvolumen von 17-mal 600 Milliliter, also 10,2 Liter.

Schwitzen im Sport

Sportliche Aktivität erhöht den Wasserbedarf aufgrund größerer Verluste durch den Schweiß. Der Körper muss zum Schutz vor Überhitzung den größten Teil der bei der Muskelarbeit anfallenden Energie (ca. 75 Milligramm) über den Schweiß abgeben. Ein zu starker Anstieg der Körperkerntemperatur könnte andernfalls die Gesundheit gefährden.

Wie viel Schweiß ein Sportler verliert, hängt von der Belastungsdauer, der Belastungsintensität, dem Trainingszustand, aber auch vom Geschlecht, der persönlichen Veranlagung und den klimatischen Bedingungen ab. Je höher die Belastungsintensität gewählt wird, desto höher sind auch die Schweißverluste. Geht man zum Beispiel von einem einstündigen Lauf mit mäßiger Belastung aus, so kann man unter Normalbedingungen von einem durchschnittlichen nicht unbedingt sichtbaren Schweißverlust von etwa einem halben Liter pro Stunde ausgehen. Bei einer intensiveren Belastung, unter welcher die Schweißbildung meistens sichtbar ist, kann der Schweißverlust auf einen Liter und bei extremer Belastung auf 1,5 Liter pro Stunde ansteigen. Gleiche Belastungsumfänge bei identischen Außentemperaturen können bei sportlich aktiven Menschen Schweißverluste von 0,5 bis 1,7 Litern pro Stunde hervorrufen.

Die Schweißverluste sind unterschiedlich hoch, da Trainierte mehr schwitzen als weniger gut Trainierte. Die effizientere Körperkühlung verschafft ihnen bezüglich der Leistungsfähigkeit einen klaren Vorteil. Das liegt an der größeren Anzahl aktiver Schweißdrüsen, die infolge einer Trainingsadaptation effektiv vor Überhitzung schützen. Von diesem Vorteil profitieren auch Männer gegenüber Frauen. Grundsätzlich sind die Schweißverluste individuell sehr verschieden.

Flüssigkeitsverluste sind messbar

Wie viel Flüssigkeit man durch das Training verloren hat, lässt sich am besten durch ein Wiegen vor und nach dem Sport feststellen. So entspricht ein Gewichtsverlust von 400 Gramm etwa der über den Schweiß verloren gegangenen Menge an Wasser (ca. 400 Milliliter). Trinkt man zusätzlich während der Belastung etwas, so muss diese Flüssigkeitsmenge noch addiert werden. Aufgrund der sportlichen Belastung gibt der Körper auch noch nach dem Training zusätzlich Wasser über den Urin ab, weshalb eine Flüssigkeitszufuhr in Höhe des 1,5-fachen Schweißverlustes angestrebt werden sollte. Zugleich verrät die Farbe des ersten Urins am frühen Morgen, ob man ausreichend getrunken hat. Ist die Farbe des Urins dunkel, was für eine hohe Konzentration an Inhaltsstoffen spricht, haben Sie zu wenig getrunken. Eine helle Urinfarbe hingegen ist Zeichen einer ausgeglichenen Flüssigkeitsbilanz.

Trainierte Menschen schwitzen mehr als untrainierte

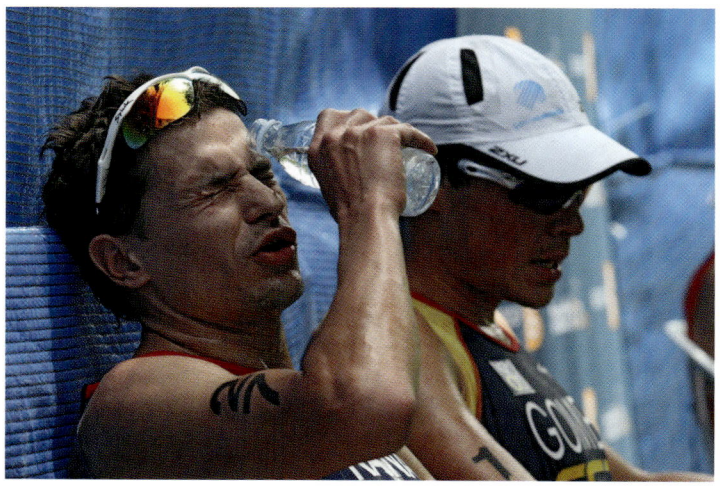

Schweißverluste von zwei Prozent des Körpergewichts können die Leistung beeinträchtigen und über Sieg und Niederlage entscheiden

Die individuelle Trinkstrategie ermitteln

Folgenden „Schwitz-Test" empfiehlt die International Marathon Medical Directors Association (IMMDA): Nach dem Toilettenbesuch wiegen Sie sich ohne Kleidung – dies ist Ihr Startgewicht. Anschließend laufen Sie eine Stunde lang im Marathontempo und trinken währenddessen Ihrem Durstgefühl entsprechend; merken Sie sich die getrunkene Menge. Nach dem Laufen wiegen Sie sich erneut ohne Kleidung (natürlich vor dem Toilettenbesuch), dies ist Ihr Endgewicht. Nun können Sie Ihren individuellen Flüssigkeitsverlust und damit die erforderliche Trinkmenge errechnen:

(Startgewicht [kg] – Endgewicht [kg]) x 1000 + Trinkmenge [ml]

Das Ergebnis entspricht der Flüssigkeitsmenge, die Sie pro Stunde beim Marathon benötigen. Diesen Wert teilen Sie durch vier und erhalten die Menge, die Sie in etwa alle 15 Minuten trinken können. Diesen Test sollten Sie unbedingt bei unterschiedlichen Bedingungen wiederholen, um die verschiedenen Einflussfakto-

ren auf den Schweißverlust wie beispielsweise Lufttemperatur und -feuchtigkeit einschätzen zu können.

Flüssigkeitsmangel kann tödlich sein

Die ersten Symptome einer unzureichenden Wasseraufnahme sind Kopfschmerzen, Müdigkeit und Konzentrationsschwierigkeiten. Bei einem Wasserdefizit werden die Muskelzellen nicht mehr ausreichend mit Sauerstoff und Nährstoffen versorgt, sodass die Leistung bereits bei einem Flüssigkeitsverlust über den Schweiß ab zwei Milligramm des Gesamtkörperwassers (ca. 0,9 bis 1,2 Liter) negativ beeinflusst wird und die Krampfneigung der Muskulatur ansteigt. Allerdings sind die Beeinträchtigungen durch einen Wasserverlust auch von der Außentemperatur abhängig. Bei kühleren Temperaturen können Schweißverluste von bis zu drei Milligramm ertragen werden. Die negativen Folgen eines Flüssigkeitsverlusts bekommen Sportler besonders bei aeroben Ausdauerbelastungen mit hohen Außentemperaturen zu spüren. Weitere Verluste verringern die Urinproduktion und die Speichelbildung. Ein Wasserverlust von mehr als fünf Milligramm

Die Inhaltsstoffe von Schweiß

Inhaltsstoff	Menge [mg/l]
Glukose	70
Natrium	413–1.091
Chlorid	533–1.495
Kalium	121–225
Kalzium	13–67
Magnesium	4–31
Vitamin C	1

(nach Brouns et al. 1992)

des Körpergewichts bewirkt einen Blutdruck- und Temperaturanstieg, was die körperliche und geistige Leistungsfähigkeit erheblich mindern kann. Umso erstaunlicher ist es, dass professionelle Marathonläufer ein Flüssigkeitsdefizit von fünf bis sechs Milligramm tolerieren und damit Bestzeiten laufen können. Der Körper scheint sich in Einzelfällen gewissen Situationen anpassen zu können. Grundsätzlich ist eine Dehydrierung (Austrocknung) jedoch nicht empfehlenswert. Verluste von mehr als zehn Milligramm sind als gesundheitsgefährdend bzw. lebensbedrohlich einzustufen, ein Flüssigkeitsdefizit in Höhe von 15 Milligramm des Körpergewichts ist tödlich.

Die Zusammensetzung des Schweißes

Schweiß besteht zu 99 Milligramm aus Wasser, der Rest sind Elektrolyte und weitere, individuell sehr unterschiedliche Substanzen (zum Beispiel Duftstoffe). Dabei ist die Konzentration an Mineralstoffen im Schweiß geringer als die im Blutplasma. Der Natriumgehalt des Schweißes ist mit bis zu 1.091 Milligramm pro Liter am bedeutendsten, was auch den salzigen Geschmack erklärt. Kalium, Kalzium, Magnesium und Vitamin C sind dagegen nur in geringen Mengen enthalten. Ebenso findet man im Schweiß sehr geringe Mengen an Bikarbonat, Phosphat und Sulfat.

Das optimale Sportgetränk

Bereits bei Wasserverlusten von zwei Milligramm des Körpergewichts wird die Leistungsfähigkeit negativ beeinflusst. Die Leistung wird aber auch durch die begrenzten Kohlenhydratspeicher beeinträchtigt, die nach ungefähr 90 Minuten zur Neige gehen, was zur Ermüdung bis hin zum Belastungsabbruch führt.

Zu kalte Getränke können in Training und Wettkampf zu Durchfällen führen

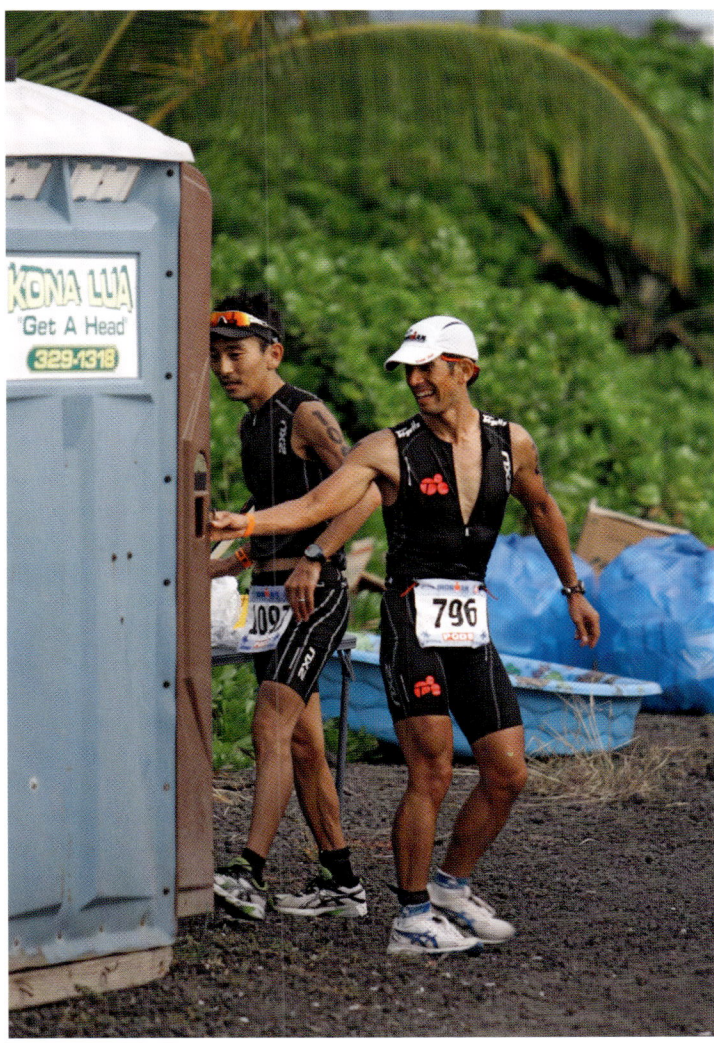

Bei entsprechenden Schweißverlusten kommt es außerdem zu Natriumverlusten, die wieder ersetzt werden müssen, um negative gesundheitliche Folgen zu vermeiden. In diesem Zusammenhang wird auch von einer Verdünnungshyponatriämie gesprochen. Sowohl eine vermehrte Aufnahme reinen Wassers (ohne Salz) als auch ein erhöhter Natriumverlust durch den Schweiß können diesen gesundheitsgefährdenden Zustand bewirken. Charakteristisch für eine Verdünnungshyponatriämie ist eine erniedrigte Natriumkonzentration im Blutplasma bei einem gleichzeitig vorliegenden Flüssigkeitsüberschuss.

Vergleich ausgewählter Sportgetränke mit üblichen Getränken

Sportgetränke	Kohlenhydrate [g/l]	Natrium [mg/l]	Osmolalität [mmol/kg]
hypoton			
Mineralwasser*	0	< 10	9
hypoton bis isoton			
High5 Energy Source Fresh Citrus**	94	650	255
isoton			
Power Bar Energize**	66	600	285–300
Orangensaft mit Wasser (1:1)*	50	< 10	300
Isostar Hydrate & Perform*	67	700	320
hyperton			
Cola*	110	40	500
Orangensaft*	100	10	600
Apfelsaft*	110	< 10	730

*nach Swiss Forum for Sport Nutrition **Herstellerangaben

Sportgetränke in dreifacher Funktion

Aus diesen drei Punkten ergeben sich folgende Anforderungen an ein Sportgetränk: Es sollte in jeweils ausgewogener Menge die Wasser- und Salzverluste ersetzen und zur Verzögerung der Ermüdung schnell verfügbare Kohlenhydrate liefern. Damit kann ein ideal zusammengesetztes Sportgetränk dabei helfen, länger leistungsfähig zu bleiben. Insbesondere für Belastungen, die länger als 60 bis 90 Minuten andauern, ist die Verwendung von Sportgetränken sinnvoll.

Entscheidend ist jedoch nicht nur der Ersatz von Wasser- und Natriumverlusten, sondern auch die Bedeutung von Natrium in der Flüssigkeitsaufnahme, denn Natrium beschleunigt die Wasseraufnahme aus dem Darm. Die Zufuhr anderer Mineralstoffe als Natrium während der sportlichen Aktivität ist nicht erforderlich, obwohl auch geringe bis sehr kleine Mengen an Kalium, Magnesium oder Kalzium verloren gehen. Das Vorhandensein zu vieler anderer Begleitstoffe kann sogar die Aufnahmegeschwindigkeit von Flüssigkeit und Kohlenhydraten negativ beeinflussen. Sind im Sportgetränk neben dem Natrium weitere Mineralstoffe enthalten, sollten pro Liter Getränk als Höchstmengen 225 Milligramm für Kalium, 225 Milligramm für Kalzium und 100 Milligramm für Magnesium nicht überschritten werden.

Weitere wichtige Anforderungen an ein Sportgetränk sind die richtige Temperatur, die Osmolalität und der Geschmack. Die optimale Trinktemperatur eines Getränkes liegt bei fünf bis zehn Grad. Auf eisgekühlte Getränke sollten Sie lieber verzichten, da diese zu Durchfällen führen können.

Die optimale Konzentration

Unter der Osmolalität (= Stoffmengenkonzentration) versteht man die Anzahl an Teilchen, die in einem Kilogramm einer Flüssigkeit gelöst sind. Sind die Zuckerteile miteinander verbunden, was bei Mehrfachzuckern wie Maltodextrin der Fall ist, dann ist die Osmolalität im Vergleich zu losen Zuckerteilen niedriger. Die richtige Osmolalität ist sowohl für die Geschwindigkeit der Aufnahme aus dem Darm als auch für die Verträglichkeit eines Sportgetränks von größter Bedeutung. Je höher die Osmolalität eines Getränks ist, desto langsamer ist die Entleerung aus dem Magen und desto größer die Gefahr von Störungen im Magen-Darm-Trakt wie Durchfall.

Hypotone, isotone und hypertone Lösungen

Mit den Begriffen hypoton, isoton und hyperton vergleicht man die Konzentration eines Getränks mit der des Bluts. Je mehr sich die Konzentrationen gleichen, desto schneller kann die Flüssigkeit aus dem Magen-Darm-Trakt aufgenommen werden. Ein hypotones Getränk enthält weniger gelöste Teilchen als das Blut, ein hypertones mehr. Eine isotone Flüssigkeit enthält genauso viele Teilchen wie das Blut.

Ein Sportgetränk ist idealerweise leicht hypoton bis isoton. Der Nachteil von hypertonen Lösungen ist, dass sie dem Körper zunächst Wasser entziehen, um die zu hoch konzentrierte Flüssigkeit im Darminhalt zu verdünnen, bevor sie im isotonen Zustand ins Blut aufgenommen werden. Neben dieser verzögerten Magenentleerung können sie zudem das Auftreten von Seitenstechen begünstigen. Bei einer Osmolalität von circa 280 bis 320 Millimol pro Kilogramm ist ein Getränk isotonisch, bei einer Konzentration von 150 bis 250 Millimol pro Kilogramm leicht hypoton.

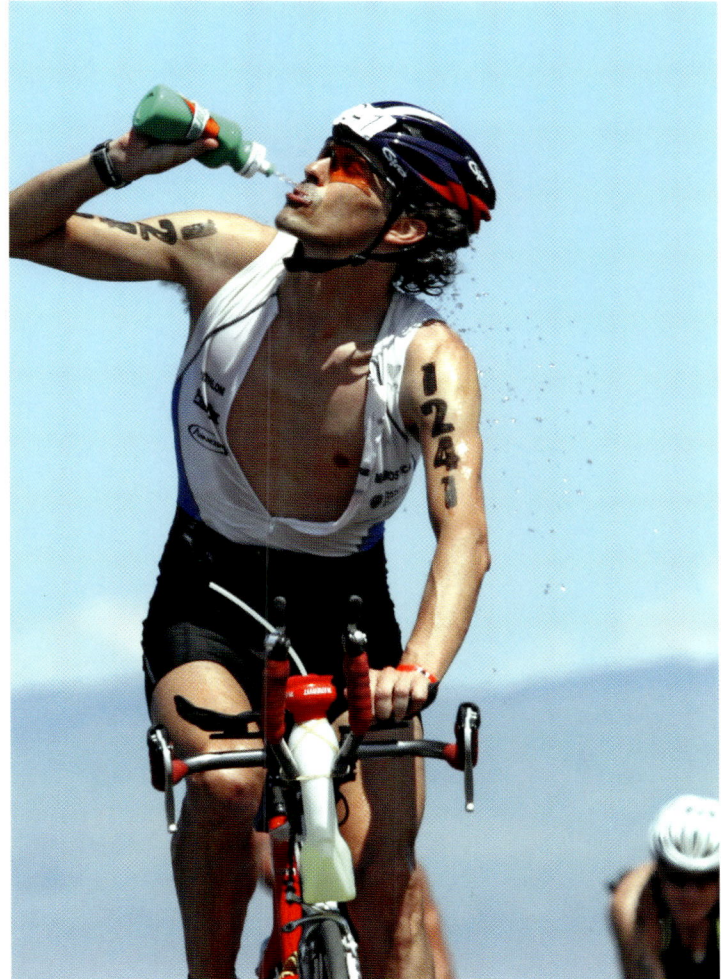

Vor dem Wettkampf sollten sich Athleten genau erkundigen, welche Getränke angeboten werden

Natrium und Kohlenhydrate im Sportgetränk

Im Sinne einer optimalen Flüssigkeitsaufnahme aus dem Darm und einer schnellen Aufnahme der Kohlenhydrate in die Zellen durch Natrium sollten in einem Getränk für Ausdauersportler 60 Gramm Glukose oder bis zu 90 Gramm einer Kohlenhydratmischung

Beispiele für selbst gemixte Sportgetränke

Variante	Bsp. 1	Bsp. 2	Bsp. 3	Bsp. 4	Bsp. 5
Wasser/Tee	1 l	1 l	1 l	1 l	700 ml
Fruchtsirup			30 g	30 g	
Orangensaft					300 ml
Haushaltszucker	30 g				
Fruchtzucker		30 g			
Maltodextrin	50 g	50 g	50 g	70 g	20 g
Kochsalz	1,5 g	1,5 g	1,5 g	1,5 g	1,5 g
Kohlenhydrate	80 g	80 g	75 g	95 g	68 g
Osmolalität	184	264	157	172	320

(nach Swiss Forum for Sport Nutrition)

(zum Beispiel Glukose und Saccharose, Glukose und maximal 20 Gramm Fruktose oder Maltodextrine) sowie mindestens 500 bis 800 Milligramm Natrium (das entspricht 1,2 bis 2,0 Gramm Kochsalz) pro Liter Flüssigkeit enthalten sein. Studien haben ergeben, dass durch die gezielte Gabe von Glukose (Traubenzucker) und Natrium, die aktiv per sogenanntem Cotransport durch die Darmwandzellen transportiert werden, die Geschwindigkeit der Wasseraufnahme erhöht werden kann. Kohlenhydrate (neben Glukose auch Fruktose, Saccharose, Maltodextrine, siehe Kapitel 3) und Natrium haben gewissermaßen eine „wasserbindende" Funktion. Bezüglich der Kohlenhydrate kann zwischen den süß schmeckenden Zuckern Fruktose (Fruchtzucker), Glukose (Traubenzucker) und Saccharose (Haushaltszucker) differenziert werden. Maltodextrin ist ein nicht süß schmeckender Mehrfachzucker, der auch in höheren Mengen die Osmolalität eines Getränks nicht wesentlich verändert.

Vorsicht, Nebenwirkungen! Häufiger Konsum von Sportgetränken kann die Entstehung von Karies begünstigen

Hypotone Getränke mit einem Kohlenhydratgehalt von nur 16 bis 20 Gramm (1,6 bis 2,0 Milligramm) und 1.200 Milligramm Natrium pro Liter werden noch schneller aufgenommen als isotone Getränke. Allerdings geht es hier um einen schnellen Flüssigkeitsersatz, der zum Beispiel bei schlimmen Durchfallerkrankungen notwendig sein kann, und weniger um die Energiebereitstellung, die aber insbesondere bei Ausdauerbelastungen genauso wichtig ist. Isotone Getränke werden im Vergleich zu reinem Wasser oder Mineralwasser drei- bis viermal schneller aufgenommen.

Auf einen Blick: das Sportgetränk

- Osmolalität: 150 bis 250 Millimol pro Kilogramm (leicht hypoton) bzw. 280 bis 320 Millimol pro Kilogramm (isoton)
- Kohlenhydrate: 60 bis 90 Gramm pro Liter (je nach Mischung)
- Natrium: 500 bis 800 Milligramm pro Liter (1,2 bis 2,0 Gramm Kochsalz)

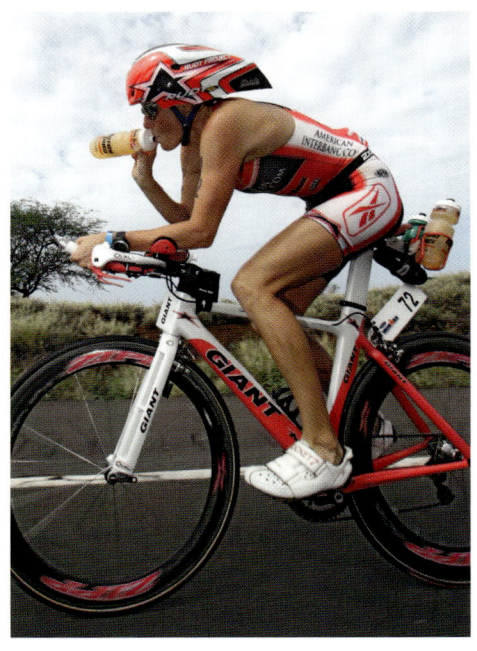

Die Nuckelflaschen-Krankheit

Die in der Tabelle aufgeführten Getränke-beispiele, die auf der Basis von Wasser oder Tee gemixt werden, sind ideale Alternativen zu käuflichen Sportgetränken und bieten ge-schmackliche Abwechslung. Allerdings sind sowohl in Fruchtsäften und Fruchtsirup als auch in den meisten käuflich zu erwerbenden Sportgetränken Säuren enthalten, die insbesondere bei regelmäßigem Genuss ein Risiko für die Zahngesundheit darstellen, da sie den pH-Wert herabsetzen: Karies ist die Folge, der Fachmann spricht vom Nursing Bottle Syndrom im Sport („Nuckelflaschen-Krankheit"). Grundsätzlich sollte ein Sportgetränk auch aus Gründen der effizienten Magenentleerung einen geringeren pH-Wert als 4 haben. Um negative zahnschmelzbeeinflussende Effekte zu verringern, empfiehlt es sich, bei oftmaliger Verwendung zusätzlich fluoridhaltige Zahn-spülungen zu gebrauchen.

Durstlöscher für Alltag und Sport

Pro Tag sollten Sie mindestens 1,5 Liter Flüssigkeit zu sich nehmen. Hohe Temperaturen oder sportliche Aktivitäten erhöhen aufgrund der gesteigerten Schweißbildung den Wasser-bedarf. Geeignete Getränke sind grundsätzlich Wasser (für Sportler mit längerer Belastung und insbesondere an heißen Tagen mit Salzzu-satz!), Mineralwasser, Fruchtsaftschorlen oder Tees. Unverdünnte Fruchtsäfte, Fruchtnekta-re, Fruchtsaftgetränke, zuckerreiche Limona-den oder Eistee enthalten sehr viel Zucker und Energie und sind deshalb keine idealen Durst-löscher. Ein ideales Mischungsverhältnis von Wasser und Fruchtsaft liegt bei zwei bis drei Teilen Wasser zu einem Teil Fruchtsaft.

Milchgetränke wie beispielsweise Kakao zählen ebenfalls nicht zu den klassischen Getränken, da sie eiweißreich sind und zur Ausscheidung des im Eiweiß enthaltenen Stickstoffs Wasser benötigen. Werden nicht mehr als vier kleine Tassen Kaffee, grüner oder schwarzer Tee getrunken, dann können diese Getränke ebenfalls einen positiven Beitrag zur Flüssigkeitsversorgung leisten, zumal der harntreibende Effekt von Koffein und Tein individuell verschieden ist und auch vom Gewöhnungsgrad abhängt.

Faktoren, die die Geschwindigkeit der Flüssigkeitsaufnahme beeinflussen können

Kriterium	Wirkung auf die Flüssigkeits-aufnahme
Natriumgehalt	entscheidend für eine schnelle Flüssigkeitsaufnahme
Trinkmenge	maximale Entleerungsrate von 0,9 Liter pro Stunde
Kohlenhydratgehalt	fünf bis acht Prozent Kohlenhydrate beschleunigen die Aufnahme, mehr als acht Prozent können sie verlang-samen.
Fruchtsäuren, bestimmte Fruchtkomponenten	verlangsamen die Flüssigkeits-aufnahme
Osmolalität	beste Aufnahme bei hypotonen bis isotonen Getränken
pH-Wert	Deutliche Abweichungen vom neutralen pH-Wert 7,0 verlangsamen die Aufnahme.
Belastungsintensität	je intensiver die Belastung (> 75 Prozent VO$_2$max), desto schlechter die Aufnahme
Flüssigkeitsverlust von 1,5 Liter oder 2 Prozent der Körpermasse	Eine vorliegende Dehydratation ver-langsamt die Flüssigkeitsaufnahme.
Stress, Angst	beeinträchtige Flüssigkeits-aufnahme

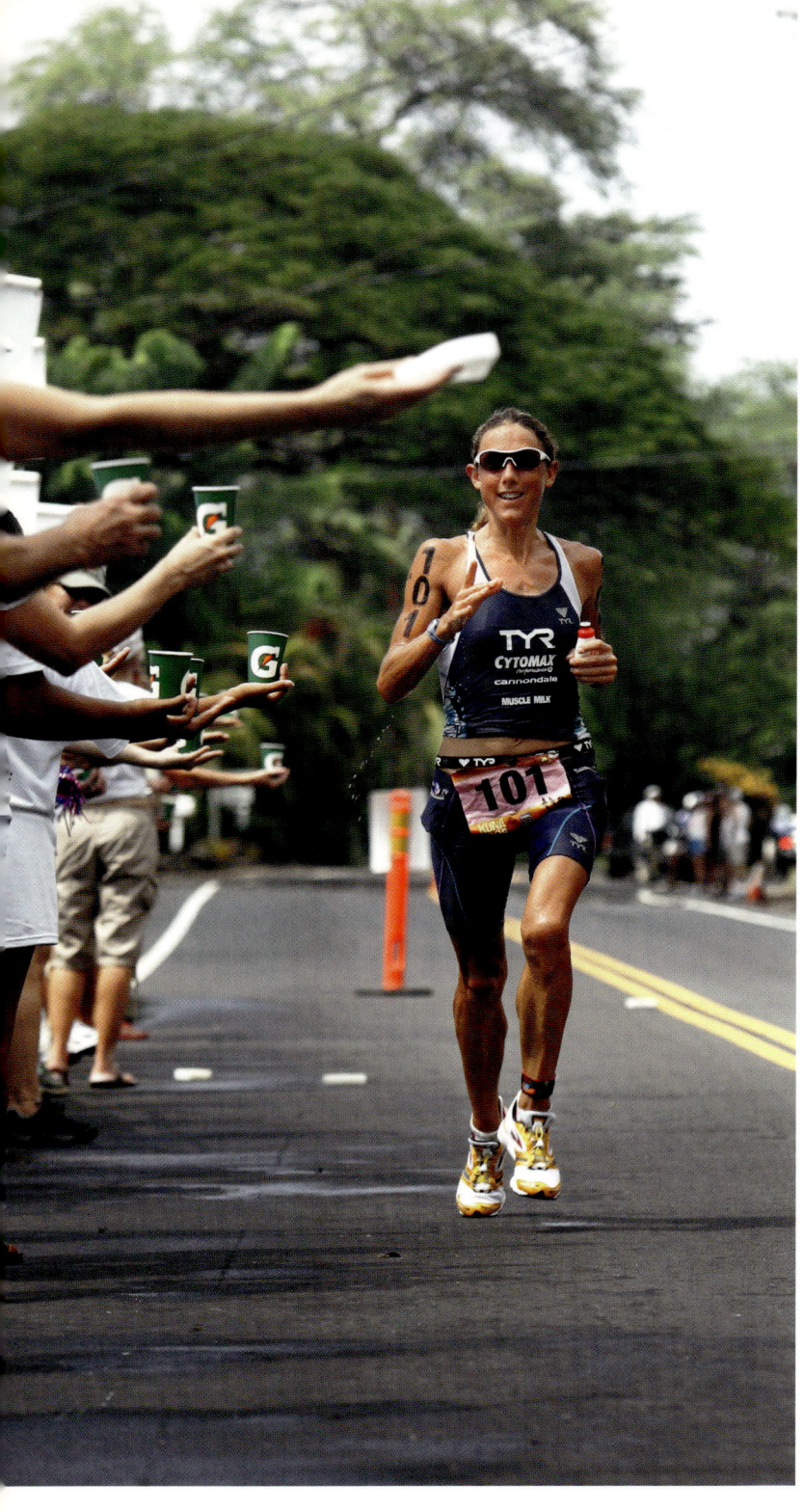

Vorsicht vor zu viel Wasser!

Viele Sportler glauben: Wer viel schwitzt, muss auch viel trinken. Natürlich müssen die schweißbedingten Flüssigkeitsverluste wieder ausgeglichen werden – aber richtig. Trinken ist grundsätzlich wichtig, allerdings ist entscheidend, wovon ein Sportler wie viel trinkt. Nimmt er viel Leitungswasser zu sich, kann das durchaus gefährlich werden. Leitungswasser enthält wenig Natrium und kann deshalb eine Verdünnungshyponatriämie bewirken. Darunter versteht man ein Absinken der Natriumkonzentration im Blut – mit fatalen Folgen. Neben Verwirrungszuständen können Atemprobleme, Krämpfe, Bewusstseinsstörungen, Koma und sogar Todesfälle eintreten. Bei Ausdauerbelastungen von mehr als drei Stunden Dauer sollten deshalb mindestens 250 Milligramm Natrium pro Belastungsstunde zugeführt werden.

Die Grenzen der Flüssigkeitsaufnahme

Während der Belastung empfiehlt es sich, neben den selbst hergestellten Sportgetränken professionelle Sportgetränke zu verwenden. Mischungen aus Fruchtsaft und Wasser (Schorlen) weisen im Vergleich zu diesen einen zu geringen Anteil an Natrium auf, und die darin enthaltenen Fruchtkomponenten (organische Stoffe, Säuren usw.) verlangsamen die Wasseraufnahme. Es gibt viele Einflussfaktoren auf die Aufnahme der Flüssigkeit im Magen-Darm-Trakt. Die Magenentleerungsrate, also die Menge Wasser, die der Dünndarm unter optimalen Bedingungen aufnehmen kann, beträgt ungefähr 0,9 Liter pro Stunde.

Es ist nicht ungewöhnlich, wenn Top-Marathonläufer in einem Rennen von etwas mehr als zwei Stunden Dauer vier bis fünf Liter Schweiß verlieren. Es ist nicht möglich, diese Flüssigkeitsverluste innerhalb der Wettkampfzeit wieder zu ersetzen. Aber auch der ambitionierte Hobbyathlet verliert mehr, als er im Rennen zuführen kann. Deshalb ist es von größter Wichtigkeit, Getränke zu bevorzugen, die schnellstmöglich aufgenommen werden, um Verluste zumindest teilweise zu kompensieren. Zugeführte Getränke müssen zunächst den Magen verlassen, bevor sie im Dünn- und teilweise auch im Dickdarm aufgenommen werden können. Wie schnell dieser Prozess ist, wird von zahlreichen Faktoren beeinflusst.

Einer der wichtigsten Faktoren für die Magenentleerung ist die Kohlenhydratkonzentration. Wird Glukose (Traubenzucker) als alleinige Kohlenhydratquelle genutzt, sollten pro Stunde nicht mehr als 60 Gramm enthalten sein, da die Muskulatur nicht mehr verwerten kann. Eine Konzentration von mehr als acht Milligramm Glukose im Getränk verlangsamt die Aufnahme der Flüssigkeit deutlich. Wird dagegen auf höhere Mengen an Saccharose (Haushaltszucker) oder Kohlenhydratmischungen (Glukose und Saccharose, Glukose und Fruktose) in einer Menge von 80 bis 80 Gramm pro Liter (bis zu neun Milligramm) zurückgegriffen, wird die Magenentleerungsrate nicht negativ beeinflusst. Von Maltodextrin (Mehrfachzucker aus Glukose) können sogar noch größere Mengen (bis zu 160 Gramm pro Liter) im Getränk vorliegen, ohne dass es zu negativen Beeinträchtigungen in der Wasserabsorption kommt. Kohlenhydratkonzentrationen von über zehn Milligramm vermindern die Magenentleerungsrate; dagegen beeinflussen zugesetzte Elektrolyte diese nur unwesentlich, es sei denn, der zugesetzte Anteil ist sehr hoch. Ein Getränk ist nur dann ein idealer Flüssigkeitslieferant für den Sportler während der Belastung, wenn es schnell den Magen passiert.

Ein Durstgefühl signalisiert bereits ein Flüssigkeitsdefizit mit einer mehr oder weniger starken Beeinträchtigung der körperlichen und geistigen Leistungsfähigkeit. Deshalb: Trinken Sie, bevor der Durst kommt!

Die Konzentration der Kohlenhydrate in einem Sportgetränk ist der wichtigste Faktor für die Geschwindigkeit der Magenpassage

Zusammenfassung

Wasser ist der erste limitierende Ernährungsfaktor für die sportliche Leistungsfähigkeit. Bereits wenige Milligramme machen sich schnell und negativ bemerkbar. Allerdings kann zu viel Wasser auch gefährlich werden – nämlich dann, wenn es dadurch zu einer starken Absenkung der Natriumkonzentration im Blut kommt. Sowohl die zugeführte Menge als auch die Zusammensetzung eines Sportgetränkes müssen bestimmten Anforderungen gerecht werden, um die schweißbedingten Salz- und Wasserverluste schnellstmöglich wieder zu ersetzen. Auch in der Basisernährung kann ein gutes Mineralwasser einen wichtigen Beitrag zur Versorgung mit lebensnotwendigen Mineralien beitragen.

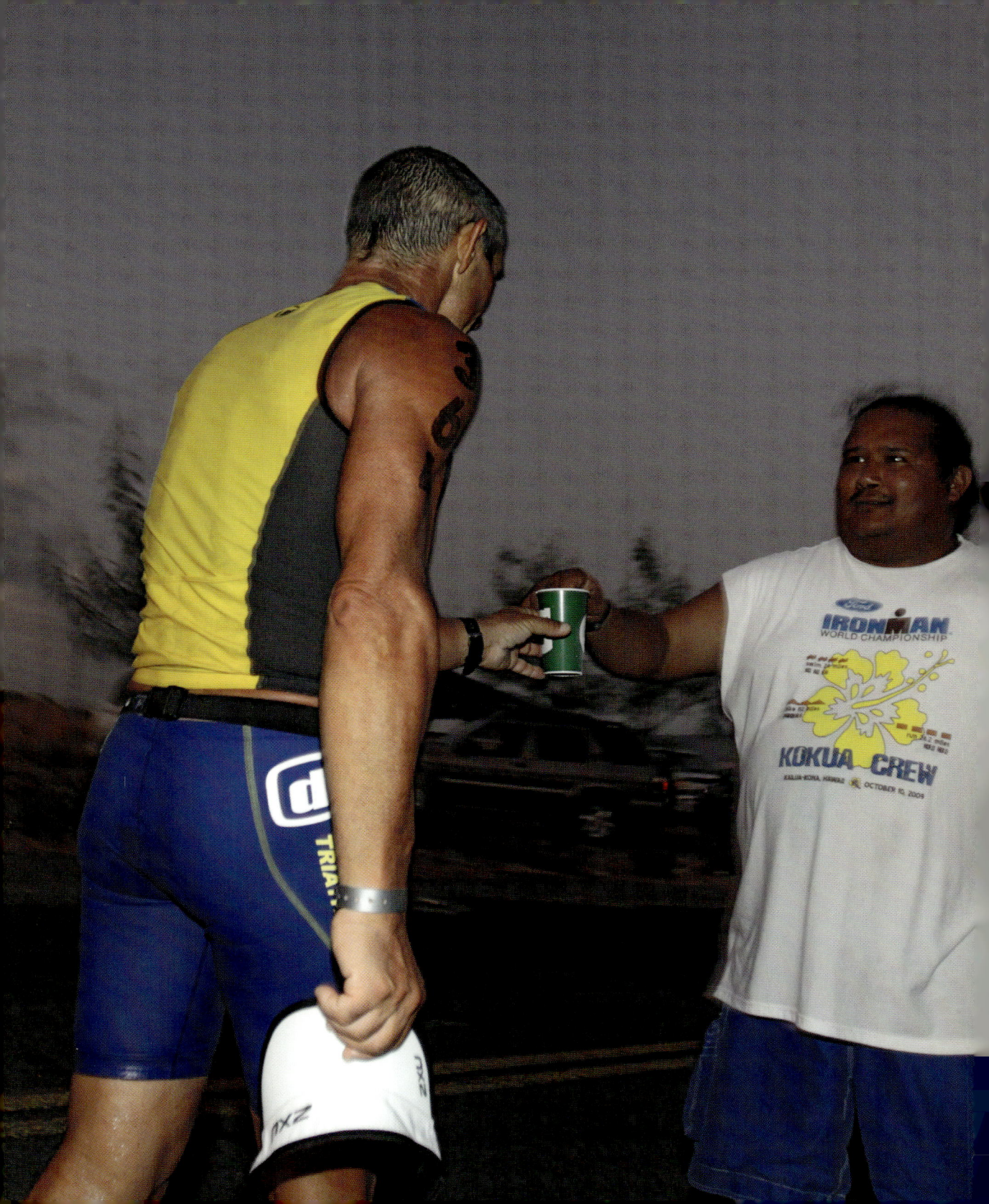

Kapitel 9

Wettkampf
Die optimale Ernährungsstrategie

Neben einem ausgeglichenen Wechselspiel zwischen sportlicher Aktivität und Erholung ist eine sportgerechte und gesunde Ernährung von größter Bedeutung für die körperliche und geistige Leistungsfähigkeit.

Eine bedarfsgerechte, abwechslungsreiche Ernährung sorgt für starke Knochen, kräftige Muskeln, gute Blutwerte, stabilisiert das Gewicht und schützt vor vielen ernährungsabhängigen Erkrankungen. Mithilfe einer ebenso gestärkten Immunabwehr sinkt die Infektanfälligkeit, und krankheitsbedingte Trainingsausfälle kommen seltener vor. Wenn die Basis stimmt, können kurz- und langfristige Erfolge erzielt werden. Neben dem gesundheitlichen Aspekt muss eine sportgerechte Ernährung den Körper mit allen lebensnotwendigen Nährstoffen versorgen, damit auf der Grundlage der erzielten Trainingsadaptionen weitere Leistungssteigerungen möglich sind. Je nach Belastungsphase (Ruhephase, Trainingsphase, Wettkampfphase, Erholungsphase) kommen dabei unterschiedliche Ernährungsstrategien zum Einsatz.

Rindfleisch – verantwortlich für viele Darmkrebserkrankungen?

Die Basis ist Gold wert

Wie sollte ich mich grundsätzlich ernähren, um das Bestmögliche für meine Gesundheit sowie meine körperliche und geistige Leistungsfähigkeit zu erzielen? Die Basisernährung ist das A und O. Einen wichtigen Leitfaden dazu bilden die Empfehlungen der Deutschen Gesellschaft für Ernährung (DGE). Das Positive daran: Achtet man auf ein paar wichtige Aspekte in der Ernährung und wählt regelmäßig die richtigen Lebensmittel aus, dann verzeiht der Körper auch kleine Essenssünden. Das Risiko für ernährungsabhängige Erkrankungen wie Typ-2-Diabetes, Fettstoffwechselstörungen, Bluthochdruck, bestimmte Krebserkrankungen, Herz-Kreislauf-Erkrankungen und Arteriosklerose nimmt eindrucksvoll ab. So bestätigen Studien einen engen Zusammenhang zwischen einer obst- und gemüsereichen Ernährung und einem verringerten Risiko für bestimmte Krebserkrankungen. Wer viel Obst und Gemüse (mindestens 650 Gramm am Tag) verzehrt, hat ein geringeres Risiko, an bösartigen Tumoren im Mund-Rachen-Bereich, am Kehlkopf, in Speiseröhre, Magen und Dickdarm zu erkranken. Ebenso führt eine ballaststoffreiche Ernährung (Getreideprodukte) weniger zu Dickdarm- und Mastdarmtumoren, wohingegen der Konsum von rotem Fleisch und Fleischwaren die Entstehung fördert. Daher sollten Sie maximal 300 bis 600 Gramm Fleisch pro Woche essen und weniger rotes Fleisch. Aber auch die enorme Wirkung vieler sekundärer Pflanzenstoffe auf die Gesundheit sollte durch die richtige Lebensmittelauswahl genutzt werden. Zahlreiche Studien belegen blutdrucksenkende, krebspräventive,

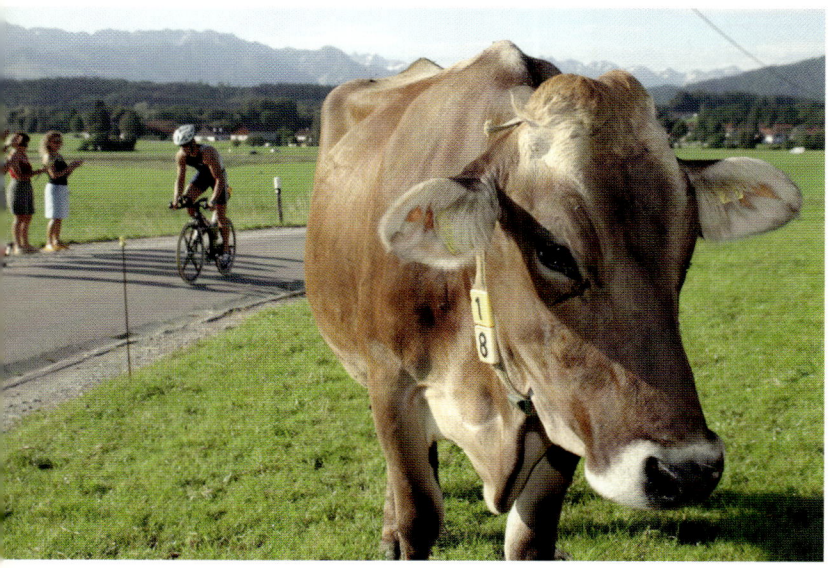

gedächtnissteigernde und entzündungshemmende Wirkungen.

Die richtige Basisernährung

Nach Angaben der DGE sollte sich jeder sportlich aktive Mensch, egal ob Hobby- oder Profisportler, kohlenhydratreich ernähren. Diese Empfehlung bedeutet, mindestens 55 Prozent der täglich zugeführten Energie in Form von Kohlenhydraten aufzunehmen. Weitere 30 bis 35 Prozent entfallen auf die Fette und die restlichen 10 bis 15 Prozent auf Eiweiß, was wiederum einer Zufuhr von 0,8 Gramm pro Kilogramm Körpergewicht entspricht und je nach sportlicher Aktivität auf 1,2 bis 1,7 Gramm pro Kilogramm Körpergewicht ansteigen kann. Von den Ballaststoffen sollten täglich mindestens 30 Gramm zugeführt werden. Damit das Ganze nicht zu theoretisch ist, werden die Empfehlungen zur Lebensmittelaufnahme in einer Ernährungspyramide dargestellt. Diese spiegelt zugleich die richtigen Mengenverhältnisse für die zu bevorzugenden Lebensmittel wieder. Sportlerinnen und Sportler, die mindestens fünf Stunden pro Woche trainieren, können sich zusätzlich an den auf der rechten Seite dargestellten Empfehlungen orientieren.

Folgende Kernaussagen stehen dabei im Mittelpunkt:

– Wählen Sie täglich Lebensmittel aus allen Ebenen aus.
– Berücksichtigen Sie bei Ihrer Auswahl die dargestellten Gewichtungen.
– Nutzen Sie die Lebensmittelvielfalt der einzelnen Lebensmittelgruppen.
– Bereiten Sie Ihre Speisen fettbewusst zu.
– Bevorzugen Sie schonende Garmethoden.
– Verzehren Sie einen Teil des Gemüses roh.

Die Ernährungspyramide beinhaltet als Basis eine ausreichende Flüssigkeitszufuhr von täglich einem bis zwei Litern. Geeignete Getränke sind Trink- und Mineralwasser, Früchte- oder Kräutertee. Koffeinhaltige Getränke wie Kaffee, schwarzer oder grüner Tee sollten maßvoll getrunken werden, da es individuell unterschiedlich große koffeinbedingte Wasserverluste geben kann. Die zweite und dritte Ebene der Ernährungspyramide beinhaltet Lebensmittel pflanzlicher Herkunft, die gute Lieferanten für Kohlenhydrate, Ballaststoffe, Vitamine und Mineralstoffe sind. Aufgrund des großen Gesundheitspotenzials einer gemüse- und obstreichen Ernährung empfiehlt die DGE täglich mindestens fünf Portionen zu essen („5 a day"). Nehmen Sie täglich etwa 250 Gramm Obst und 400 Gramm Gemüse (oder mehr) zu sich (siehe Kapitel 4). Je bunter und abwechslungsreicher die Auswahl, desto größer ist der Nutzen für die Gesundheit. Auf der vierten Ebene der Ernährungspyramide befinden sich die Lebensmittel tierischer Herkunft. Insbesondere die kalziumreichen und fettarmen Milchprodukte sollten beim Verzehr bevorzugt werden. Im Vergleich zu Lebensmitteln tierischer Herkunft (Ausnahme: Fisch) enthalten pflanzliche Lebensmittel in der Regel weniger Fett, sind cholesterolfrei und in der Fettsäurenzusammensetzung günstiger. Fische wie Lachs, Thunfisch, Makrele oder Aal sind die besten Lieferanten von Omega-3-Fettsäuren, die diese anders als bestimmte omega-3-haltige Pflanzenöle (zum Beispiel Leinöl oder Walnussöl) bereits in den fertigen Endstufen vorliegen haben.

Omega-3-Fettsäuren haben neben vielen weiteren positiven Effekten auf die Gesundheit einen sehr günstigen Einfluss auf die

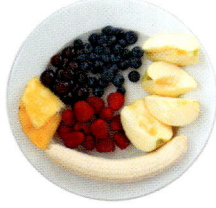

Die Deutsche Gesellschaft für Ernährung empfiehlt fünf Portionen Obst und Gemüse pro Tag

Lebensmittelpyramide
für Sportlerinnen und Sportler

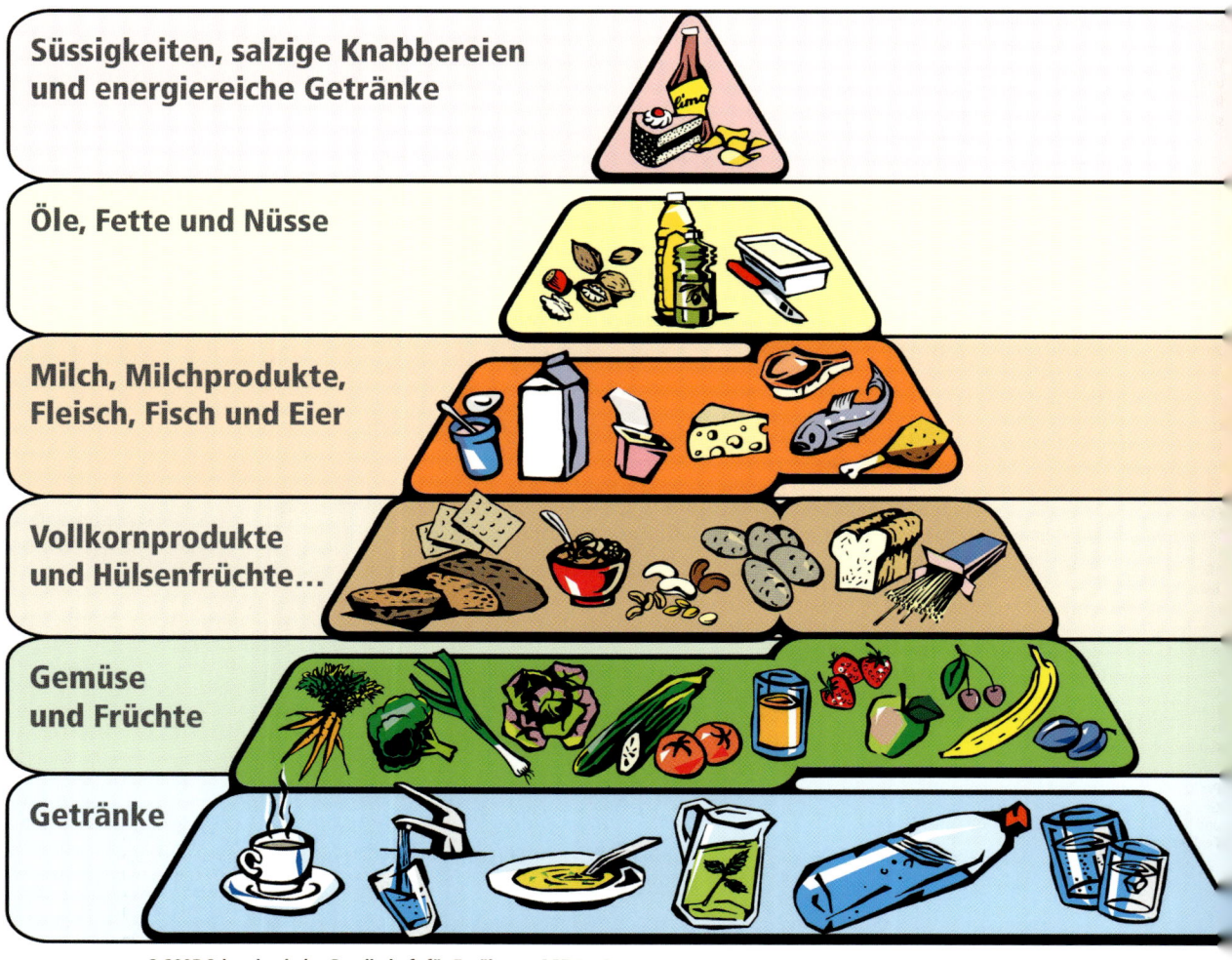

Süssigkeiten, salzige Knabbereien und energiereiche Getränke

Öle, Fette und Nüsse

Milch, Milchprodukte, Fleisch, Fisch und Eier

Vollkornprodukte und Hülsenfrüchte...

Gemüse und Früchte

Getränke

© 2005 Schweizerische Gesellschaft für Ernährung SGE

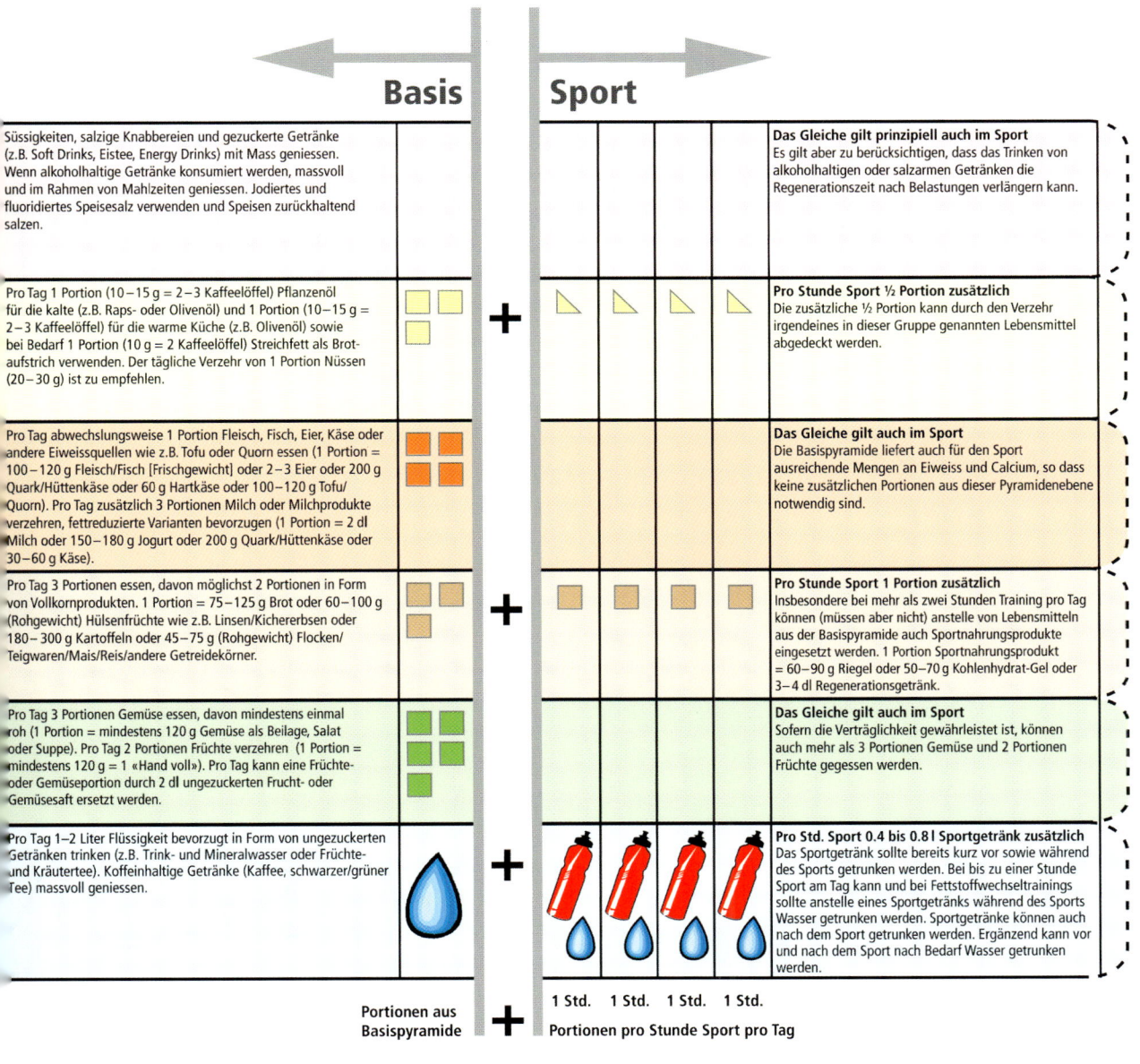

Basis   Sport

Basis (Portionen aus Basispyramide)		Sport (Portionen pro Stunde Sport pro Tag)				
Süssigkeiten, salzige Knabbereien und gezuckerte Getränke (z.B. Soft Drinks, Eistee, Energy Drinks) mit Mass geniessen. Wenn alkoholhaltige Getränke konsumiert werden, massvoll und im Rahmen von Mahlzeiten geniessen. Jodiertes und fluoridiertes Speisesalz verwenden und Speisen zurückhaltend salzen.						**Das Gleiche gilt prinzipiell auch im Sport** Es gilt aber zu berücksichtigen, dass das Trinken von alkoholhaltigen oder salzarmen Getränken die Regenerationszeit nach Belastungen verlängern kann.
Pro Tag 1 Portion (10–15 g = 2–3 Kaffeelöffel) Pflanzenöl für die kalte (z.B. Raps- oder Olivenöl) und 1 Portion (10–15 g = 2–3 Kaffeelöffel) für die warme Küche (z.B. Olivenöl) sowie bei Bedarf 1 Portion (10 g = 2 Kaffeelöffel) Streichfett als Brotaufstrich verwenden. Der tägliche Verzehr von 1 Portion Nüssen (20–30 g) ist zu empfehlen.	+					**Pro Stunde Sport ½ Portion zusätzlich** Die zusätzliche ½ Portion kann durch den Verzehr irgendeines in dieser Gruppe genannten Lebensmittel abgedeckt werden.
Pro Tag abwechslungsweise 1 Portion Fleisch, Fisch, Eier, Käse oder andere Eiweissquellen wie z.B. Tofu oder Quorn essen (1 Portion = 100–120 g Fleisch/Fisch [Frischgewicht] oder 2–3 Eier oder 200 g Quark/Hüttenkäse oder 60 g Hartkäse oder 100–120 g Tofu/Quorn). Pro Tag zusätzlich 3 Portionen Milch oder Milchprodukte verzehren, fettreduzierte Varianten bevorzugen (1 Portion = 2 dl Milch oder 150–180 g Jogurt oder 200 g Quark/Hüttenkäse oder 30–60 g Käse).						**Das Gleiche gilt auch im Sport** Die Basispyramide liefert auch für den Sport ausreichende Mengen an Eiweiss und Calcium, so dass keine zusätzlichen Portionen aus dieser Pyramidenebene notwendig sind.
Pro Tag 3 Portionen essen, davon möglichst 2 Portionen in Form von Vollkornprodukten. 1 Portion = 75–125 g Brot oder 60–100 g (Rohgewicht) Hülsenfrüchte wie z.B. Linsen/Kichererbsen oder 180–300 g Kartoffeln oder 45–75 g (Rohgewicht) Flocken/Teigwaren/Mais/Reis/andere Getreidekörner.	+					**Pro Stunde Sport 1 Portion zusätzlich** Insbesondere bei mehr als zwei Stunden Training pro Tag können (müssen aber nicht) anstelle von Lebensmitteln aus der Basispyramide auch Sportnahrungsprodukte eingesetzt werden. 1 Portion Sportnahrungsprodukt = 60–90 g Riegel oder 50–70 g Kohlenhydrat-Gel oder 3–4 dl Regenerationsgetränk.
Pro Tag 3 Portionen Gemüse essen, davon mindestens einmal roh (1 Portion = mindestens 120 g Gemüse als Beilage, Salat oder Suppe). Pro Tag 2 Portionen Früchte verzehren (1 Portion = mindestens 120 g = 1 «Hand voll»). Pro Tag kann eine Früchte- oder Gemüseportion durch 2 dl ungezuckerten Frucht- oder Gemüsesaft ersetzt werden.						**Das Gleiche gilt auch im Sport** Sofern die Verträglichkeit gewährleistet ist, können auch mehr als 3 Portionen Gemüse und 2 Portionen Früchte gegessen werden.
Pro Tag 1–2 Liter Flüssigkeit bevorzugt in Form von ungezuckerten Getränken trinken (z.B. Trink- und Mineralwasser oder Früchte- und Kräutertee). Koffeinhaltige Getränke (Kaffee, schwarzer/grüner Tee) massvoll geniessen.	+					**Pro Std. Sport 0.4 bis 0.8 l Sportgetränk zusätzlich** Das Sportgetränk sollte bereits kurz vor sowie während des Sports getrunken werden. Bei bis zu einer Stunde Sport am Tag und bei Fettstoffwechseltrainings sollte anstelle eines Sportgetränks während des Sports Wasser getrunken werden. Sportgetränke können auch nach dem Sport getrunken werden. Ergänzend kann vor und nach dem Sport nach Bedarf Wasser getrunken werden.
Portionen aus Basispyramide	+	**1 Std.**	**1 Std.**	**1 Std.**	**1 Std.**	**Portionen pro Stunde Sport pro Tag**

10 goldene Tipps zur Basisernährung

1. Bevorzugen Sie anfangs fein vermahlene Vollkornbackwaren. Im Vergleich zu Weißmehlprodukten enthalten sie mehr Nährstoffe. Dabei sind insbesondere Backwaren aus Dinkelmehl sehr bekömmlich. Das darin enthaltene Eiweiß ist gut für den Aufbau von Muskulatur.

2. Essen Sie täglich fünf Portionen Obst, Gemüse und Salat. Das kann Ihnen zum Beispiel folgendermaßen gelingen:
   · zum Frühstück Portion 1:
     ein Glas Fruchtsaft (Fruchtgehalt 100 Prozent)
   · am Vormittag Portion 2:
     1 Stück Obst
   · zum Mittagessen Portion 3 und 4:
     eine Gemüsebeilage und einen Salat
   · zum Abendessen Portion 5:
     Rohkost (Tomate, Gurke, Radieschen u. v. m.) zum Brot

3. Ein idealer Zwischensnack (allerdings nicht vor dem Sport) sind Nüsse. Diese sollten ungesalzen und ungeröstet sein. Sie enthalten wertvolle Fettsäuren, Vitamin E, hochwertiges Eiweiß u. v. m. Regelmäßig eine kleine Hand voll bietet viele Vorteile für die Gesundheit.

4. Mit einer bis zwei Portionen Fisch in der Woche oder zumindest ein- bis zweimal pro Monat können Sie weitere Pluspunkte für Ihre Gesundheit sammeln. Gute Ideen sind zum Beispiel Lachsfilet auf Gemüse oder Thunfisch im Salat.

5. Zwei bis drei Portionen Fleisch und Fleischwaren pro Woche reichen aus. Fleisch ist ein wichtiger Eisenlieferant, enthält zugleich aber auch gesundheitsbeeinträchtigende Substanzen. Aus gesundheitlichen Gründen ist dabei insbesondere der Anteil an rotem Fleisch zu reduzieren.

6. Die Verwendung guter Pflanzenöle wie zum Beispiel von Rapsöl bei der warmen Speisenzubereitung (zum Braten und Erhitzen) und von kalt gepresstem Olivenöl („extra virgin"), Lein-, Walnuss- und Weizenkeimöl für die kalte Speisenzubereitung (Salate, Antipasti) verbessert Ihre Versorgung mit wertvollen Omega-3-Fettsäuren.

7. Bevorzugen Sie bissfeste Teigwaren, Basmatireis, Vollkornreis oder parboiled Reis. Aufgrund der Zusammensetzung der enthaltenen Stärke (Kohlenhydrate) steigt der Blutzuckerspiegel weniger stark an, weshalb die Bauchspeicheldrüse weniger Insulin ausschütten muss und das Sättigungsgefühl für längere Zeit anhält.

8. Trinken Sie mindestens 1,5 Liter am Tag. Geeignete Getränke sind Mineralwasser, Früchte- und Kräutertees oder Fruchtsaftschorlen im Verhältnis von 1:3.

9. Verwenden Sie täglich Kräuter bei der Speisenzubereitung. Diese machen das Essen nicht nur schmackhafter, sondern liefern zugleich ein Extra an wichtigen Mineralstoffen und sekundären Pflanzenstoffen.

10. Der Einsatz von jodiertem Speisesalz (2 Gramm pro Tag) verbessert die Versorgung des Körpers mit Jod – vorausgesetzt, bestimmte Schilddrüsenerkrankungen wie zum Beispiel die Hashimoto-Thyreoditis können ausgeschlossen werden.

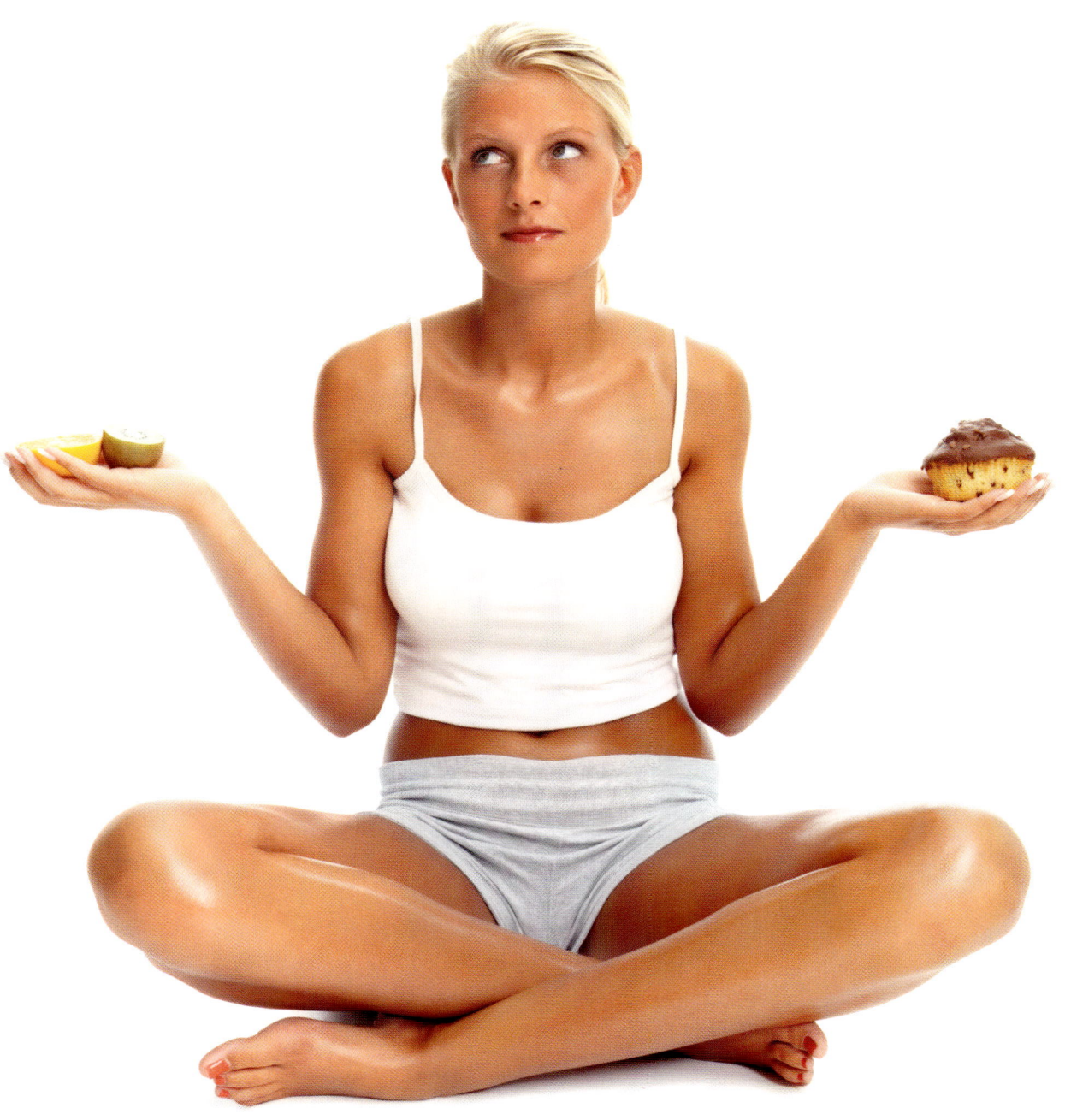

Zusammensetzung der Blutfette. Während frühere Studien zur Erzielung gesundheitlicher Vorteile einen Fischkonsum von mindestens ein- bis zweimal pro Woche empfohlen haben, fanden Forscher der renommierten Harvard School for Public Health heraus, dass auch bereits geringere Mengen nützlich sein können. Zudem müssten nicht unbedingt die fetthaltigeren und an Omega-3-Fettsäuren reicheren Fische wie Makrele, Aal oder Lachs bevorzugt werden. Die Arbeitsgruppe konnte feststellen, dass bereits ein Fischverzehr von mindestens einmal im Monat nachweislich das Schlaganfallrisiko senkt. Die Studie, an der 51.000 Ärzte, Zahnärzte, Apotheker und andere im medizinischen Bereich tätige Angestellte über einen Zeitraum von zwölf Jahren betreut und bezüglich ihrer Ernährungsgewohnheiten untersucht wurden, ergab, dass Männer mit einem Fischkonsum von ein- bis dreimal pro Monat ein um 43 Prozent reduziertes Schlaganfallrisiko haben, während es bei Männern, die mindestens fünfmal pro

Woche Fisch aßen, nur unwesentlich mehr, nämlich um 46 Prozent verringert war. Das bestätigt die sehr effiziente Wirkung auch kleiner Fischverzehrmengen. Die Forscher stellten außerdem fest, dass Männer, die zwei- bis dreimal pro Monat weißfleischige Garnelen aßen, ihr Infarktrisiko ähnlich gut senken konnten wie jene, die wesentlich öfter dunkelfleischige und damit Fische mit einem höheren Gehalt an Omega-3-Fettsäuren verzehrten. Damit scheint es außer den Omega-3-Fettsäuren noch andere Substanzen im Fisch zu geben, die für die Absenkung des Infarktrisikos von großer Bedeutung sind.

Bezüglich des Fleischkonsums empfiehlt die DGE, zwei- bis dreimal pro Woche Fleisch und Fleischwaren zu konsumieren. Die Menge sollte maximal 600 Gramm pro Woche betragen. Aus gesundheitlichen Gründen (Krebsprävention) sollte der Anteil an rotem Fleisch gering sein. In Verbindung mit regelmäßiger körperlicher Aktivität und dem Verzicht auf Rauchen kann man davon ausgehen, dass über 80 Prozent der Herz-Kreislauf-Erkrankungen, 70 Prozent der Schlaganfälle und 90 Prozent der Erkrankungen am Diabetes Typ 2 durch eine traditionelle mediterrane Ernährungsweise verhindert werden können. Die mediterrane Kost enthält viel Obst und Gemüse, Vollkorngetreide, Fisch und den täglichen Konsum moderater Menge an Alkohol. Außerdem kommen so gut wie keine Transfettsäuren vor, wohingegen viele Omega-3- und einfach ungesättigte Fettsäuren über Fische und Olivenöl zugeführt werden. Weitere Studien bestätigen insbesondere die Reduzierung des Schlaganfallrisikos.

Die Schweizerische Gesellschaft für Ernährung empfiehlt, pro Tag drei Portionen Milch oder Milchprodukte zu verzehren

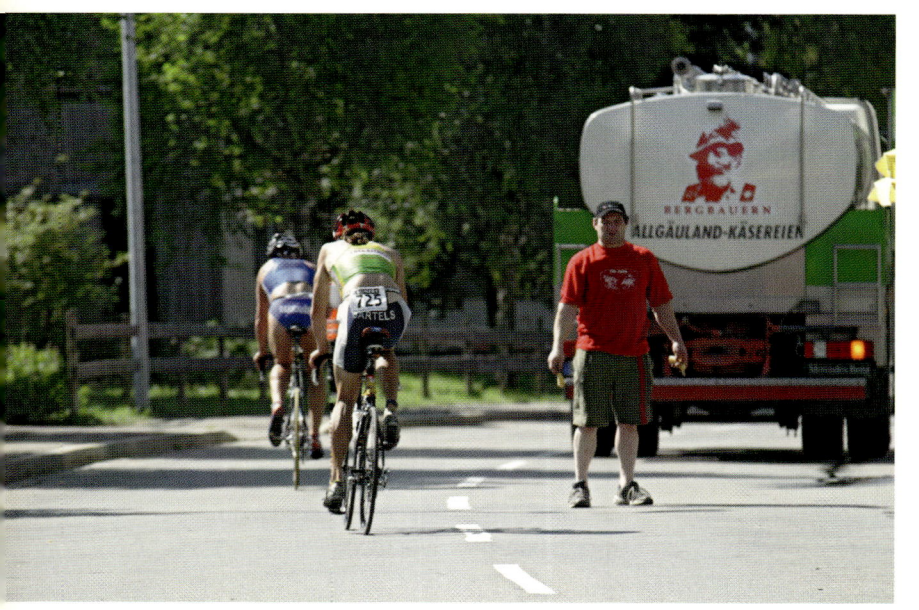

Beispielhafter Ernährungsplan für einen Hobbytriathleten (70 Kilogramm) mit einem Trainingspensum von fünf Stunden pro Woche und mittlerer Arbeitsbelastung

Mahlzeiten	Speisen	Getränke
Frühstück	6 EL Amaranth-Müsli mit jeweils 1 TL geschroteten Leinsamen und Weizenkeimen, dazu 200 g fettarmer Joghurt und 1 Banane	200 ml Orangensaft, evtl. 1 Tasse Kaffee
Zwischenmahlzeit 1	1 Apfel und 1 Müsliriegel	500 ml Saftschorle
Mittagessen	1 Portion Nudeln mit Gemüse und Putengeschnetzeltem, dazu ein Rohkostsalat mit einer Essig-Öl-Marinade	250 ml Mineralwasser
Zwischenmahlzeit 2	1 Fruchtschnitte	250 ml Saftschorle, evtl. 1 Tasse Kaffee
Abendessen	4 Scheiben Vollkornbrot mit Diätmargarine, dazu Edamer, Camembert, Thunfischaufstrich, magere Leberwurst und gekochter Schinken, 3 Tomaten	500 ml Mineralwasser
Spätmahlzeit	1 Portion Obstsalat	250 ml Wasser

Nährstoffrelationen:
3.100 kcal
54 % Kohlenhydrate
14 % Eiweiße
32 % Fette

Beispielhafter Ernährungsplan für eine Hobbytriathletin (60 Kilogramm) mit einem Trainingspensum von vier Stunden pro Woche und mittlerer Arbeitsbelastung

Mahlzeiten	Speisen	Getränke
Frühstück	4 EL Amaranth-Müsli mit jeweils 1 TL geschroteten Leinsamen und Weizenkeimen, dazu 150 g fettarmer Joghurt	200 ml Orangensaft, evtl. 1 Tasse Kaffee
Zwischenmahlzeit 1	1 Banane und 3 Vollkornkekse	250 ml Saftschorle
Mittagessen	1 Portion Reis mit Gemüse und Putengeschnetzeltem, dazu ein Rohkostsalat mit einer Essig-Öl-Marinade	250 ml Mineralwasser
Zwischenmahlzeit 2	1 Müsliriegel, 1 Apfel	250 ml Saftschorle, evtl. 1 Tasse Kaffee
Abendessen	3 Scheiben Vollkornbrot mit Diätmagarine, dazu Edamer, Camembert und Thunfischaufstrich, 2 Tomaten	500 ml Mineralwasser
Spätmahlzeit	1 Portion Obstsalat	250 ml Wasser

Nährstoffrelationen:
2.500 kcal
53 % Kohlenhydrate
15 % Eiweiße
32 % Fette

Die besten Lebensmittel für Triathleten

Ihr Energiebedarf hängt natürlich sehr stark von Ihrem Energieverbrauch ab. Je aktiver Sie sind, desto mehr dürfen Sie auch verzehren. Wer sich nur wenig bewegt, nimmt schnell zu. Wer sich oft und für längere Zeit sportlich betätigt, kann auch entsprechend mehr Energie zu sich nehmen. Die Richtwerte für die durchschnittliche Energiezufuhr liegen nach Angaben der DGE für Männer bzw. Frauen im Alter von 19 bis 25 Jahren bei 3.000 bzw. 2.400 Kilokalorien und im Alter von 25 bis 51 Jahren bei 2.900 bzw. 2.300 Kilokalorien am Tag. Männer und Frauen im Alter von 51 bis 65 Jahren dürfen bei normaler Tätigkeit 2.500 bzw. 2.000 Kilokalorien am Tag zu sich nehmen.

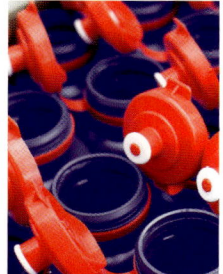

Wer mehr als fünf Stunden pro Woche Sport treibt, kann auch mehr Energie zu sich nehmen. Die Lebensmittelpyramide veranschaulicht dabei sehr gut, wovon ein Sportler mehr essen sollte. Ein Mehrbedarf besteht vor allem für die kohlenhydrathaltigen Lebensmittel auf der dritten Ebene in der Basisernährung und während Ausdauerbelastungen in Form spezieller Sportprodukte. Ein weiterer Unterschied zur Ernährung des Nichtsporttreibenden ist die zusätzliche Flüssigkeitszufuhr von 0,8 beziehungsweise maximal 0,9 Liter pro Belastungsstunde. Dem erhöhten Eiweißbedarf des Sportlers wird auch eine kohlenhydratbetonte Kost ohne Probleme gerecht. Eine zusätzliche Einnahme von Eiweißpräparaten ist aus quantitativer Sicht nicht notwendig.

Die Ernährung vor Training und Wettkampf

Nicht nur der letzte Tag vor der Belastung, sondern die letzten zurückliegenden Wochen sind entscheidend für das erfolgreiche Absolvieren einer sportlichen Aktivität. Für ein Ausdauertraining können unterschiedliche Trainingsschwerpunkte mit verschiedenen Ernährungsstrategien sinnvoll sein.

Nüchtern ins Fettstoffwechseltraining

Wer regelmäßig und langandauernd trainiert, optimiert ganz automatisch seinen Fettstoffwechsel. Der Körper passt sich den Trainingsbedingungen an und schafft beste Voraussetzungen für eine effiziente Energiebereitstellung. Durch zusätzliche Ernährungsmaßnahmen können verstärkte Akzente im Fettstoffwechsel gesetzt werden. Belastungseinheiten von geringer bis moderater Belastungsintensität (50 bis 65 Prozent VO_2max) können bei gleichzeitiger Kohlenhydrateinsparung den Fettstoffwechsel trainieren. Insbesondere die richtige Belastungsintensität ist eine wichtige Voraussetzung für den Fettstoffwechsel. Denn nur bei einer ausreichenden Sauerstoffversorgung, die bei moderaten Belastungseinheiten gegeben ist, kann genügend Fett verstoffwechselt werden. Welche Belastungsintensität für einen persönlich am besten ist, kann anhand von leistungsdiagnostischen Tests ermittelt werden. Nach Angaben amerikanischer Wissenschaftler kann von einer maximalen Fettverbrennungsrate in einem Bereich von 60,2 bis 80 Prozent der maximalen Herzfrequenz ausgegangen werden. Bei Belastungsintensitäten von mehr als 85 Prozent der maximalen Sauerstoffaufnahme nimmt die Fettverbrennung deutlich ab, da das dabei entstandene Laktat (Milchsäure) aus der Verwertung der Kohlenhydrate die Verbrennung der freien Fettsäuren behindert. Viele Athleten schwören auf das frühmorgendliche Training im nüchternen Zustand, um den Fettstoffwechsel anzukurbeln. Das hat den Vorteil, dass über Nacht die Kohlenhydratreserven der Leber nahezu entleert sind. Zudem gibt es keine hemmenden Einflüsse der mit dem Frühstück zugeführten Nährstoffe und der damit verbundenen Insulinausschüttung auf den Fettstoffwechsel. Werden dagegen vor dem Training Kohlenhydrate zugeführt, wird der Fettstoffwechsel um etwa 35 Prozent gehemmt. Dieser hemmende Einfluss scheint sogar für eine Zeit von sechs bis acht Stunden nach der Nahrungsaufnahme gegeben zu sein, was wiederum den Vorteil eines frühmorgendlichen Nüchterntrainings erklären lässt. Während des Trainings sollte deshalb bestenfalls Wasser getrunken werden. Übrigens: Laufen trainiert den Fettstoffwechsel stärker als Radfahren.

Wird dagegen ein Tempo- oder Intervalltraining durchgeführt, ist ein kohlenhydratreiches Frühstück zur Umsetzung der vollen Leistung empfehlenswert. Eine andere Alternative stellt folgende Trainingsplanung dar: Nach einem kohlenhydratreichen Frühstück wird eine intensive Belastungseinheit durchgeführt, die eine Verminderung der Glykogenspeicher zur Folge hat. Anschließend dürfen eiweißbetonte und fetthaltige Lebensmittel, die keine oder nur wenige Kohlenhydrate beinhalten, verzehrt werden. Eine spätere zweite Trainingseinheit, die mindestens sechs Stunden später erfolgt, wird dann mit moderater Intensität durchgeführt. Der Fettstoffwechsel läuft aufgrund der bereits angezapften Glykogenspeicher sehr effizient. Hohe Belastungsreize sind kaum umzusetzen und können eine Unterzuckerung auslösen. Wer zu viel Fettstoffwechseltraining betreibt, riskiert einen Einbruch im Kohlenhydratstoffwechsel. Die für den Kohlenhydratstoffwechsel notwendigen Enzymsysteme werden teilweise in ihrer Aktivität verringert, was zu einer Verminderung der Kohlenhydratverwertung und -einlagerung führt. Im Gegenteil dazu erhöht sich die

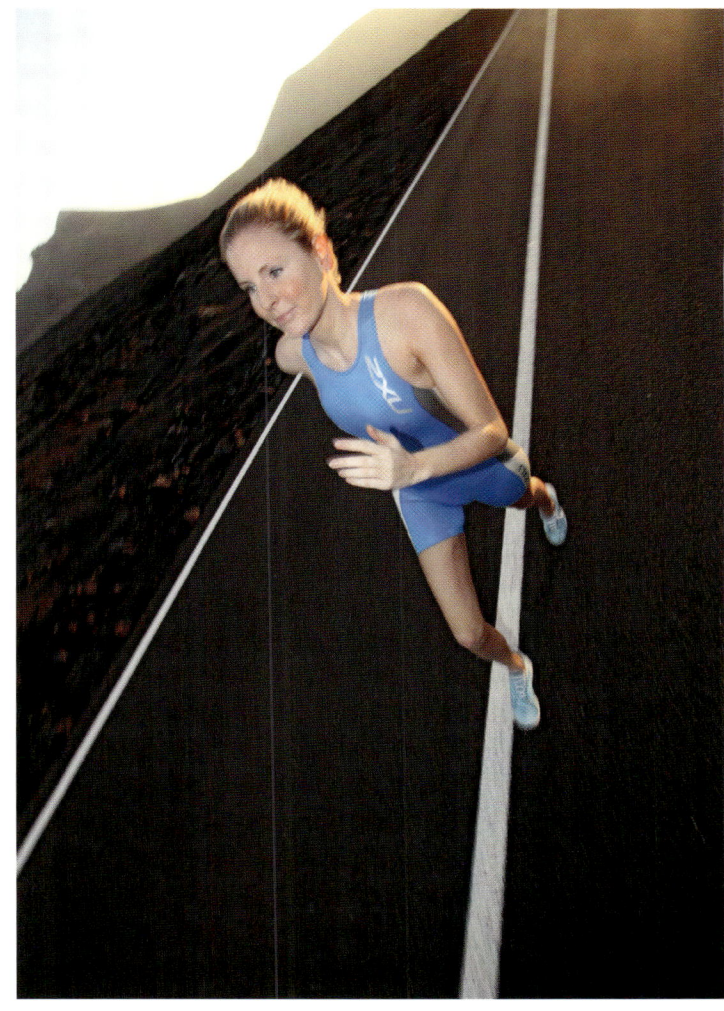

Klassisches Carboloading: hart trainieren, kohlenhydratarm essen – und dann umgekehrt

Verwertung der Fette. Sind allerdings während eines Wettkampfes Zwischenspurts oder „Ausreißer-Aktionen" von taktischer Bedeutung, dann sollte ein Fettstoffwechseltraining nicht forciert werden, um diese hohen Belastungsintensitäten mit ausreichender Kohlenhydratpower absolvieren zu können. Die bekannteste leistungssteigernde Ernährungsmaßnahme vor wichtigen Wettkämpfen ist das Carboloading. Mit dieser Methode ist das maximale Aufladen der körpereigenen Kohlenhydratspeicher in Leber und Muskulatur gemeint.

Mythos Carboloading

Ursprünglich wurde das Carboloading in den 60er-Jahren entwickelt. Es verschafft Ausdauersportlern bei Wettkämpfen von mehr als 90 Minuten Dauer klare Leistungsvorteile. Kennzeichnend dafür ist eine drei bis vier Tage dauernde Entleerungsphase sowie eine darauf folgende, ebenfalls drei bis vier Tage andauernde

Ladephase. Während in den ersten vier Trainingstagen sehr intensiv bei gleichzeitig kohlenhydratarmer Ernährung trainiert wurde, folgten in der anschließenden Ladephase kohlenhydratreiche Ernährung und nur noch geringes Training. Das Ergebnis waren gut gefüllte Kohlenhydratspeicher, die die Ausdauerleistung verbessern können. Mittlerweile wird das Carboloading meistens in abgewandelten Formen praktiziert. In der Praxis hatte man festgestellt, dass eine Entleerungsphase, die viele Sportler als sehr schwierig empfunden hatten, nicht notwendig ist. Dagegen reicht es aus, das Training etwa vier Tage vor einem Wettkampf zu reduzieren und sich dabei sehr kohlenhydratbetont (sieben bis zwölf Gramm Kohlenhydrate pro Kilogramm Körpergewicht) zu ernähren. Auch diese sanftere Form führt zu einem erfolgreichen Anheben der Muskelglykogenspeicher mit einem sehr positiven Effekt auf die Ausdauerleistungsfähigkeit. Nur mit vollen Kohlenhydratspeichern können optimale Leistungen erzielt werden. Doch damit die Glykogenspeicher optimal gefüllt werden, muss sich der Sportler sehr kohlenhydratreich (sieben bis zehn Gramm Kohlenhydrate pro Kilogramm Körpergewicht) ernähren. Die Tabelle gibt dazu einige Beispiele.

Die Energiezufuhr erfolgt dabei zu 66 Prozent über Kohlenhydrate, was einer Aufnahme von neun Gramm pro Kilogramm Körpergewicht (bei einem Sportler mit 70 Kilogramm) entspricht, zu zwölf Prozent über Eiweiße (1,6 g pro kg Körpergewicht) und zu 22 Prozent über Fette. Die Kohlenhydratzufuhr kann zum Beispiel durch den Verzehr spezieller kohlenhydratreicher Energieriegel noch weiter gesteigert werden, denn ohne den Einsatz professioneller, sehr kohlenhydratbetonter Sportprodukte ist

Speisenvorschläge zur kohlenhydratreichen Ernährung (Sportler, 70 Kilogramm)

Mahlzeit	kohlenhydratreiche Speisenvorschläge
Frühstück	Joghurt oder Milch mit 60 g Cornflakes, 3 EL Honig und 1 Banane, dazu 250 ml Orangensaft (Fruchtgehalt 100 %)
Zwischenmahlzeit	1 Brötchen mit Marmelade und 250 ml Apfelsaftschorle (2:1)
Mittagessen	Reis-Gemüse-Pfanne mit 100 g Putenfleisch, Karotten-Mais-Salat mit Essig-Öl-Marinade und 500 ml Traubensaftschorle (2:1)
Zwischenmahlzeit	Schmelzflocken mit Banane, Erdbeeren und etwas Joghurt, 40 g Trockenobst, 1 Glas Mineralwasser
Abendessen	4 bis 5 Scheiben Brot mit fettarmem Belag, 2 bis 3 Gläser isotonisches Getränk
Spätmahlzeit	1 Portion Obstsalat oder Toastbrot mit Honig oder Getreideriegel, 500 ml kohlenhydratreiches Getränk, 30 g Weingummibonbons

eine sehr hohe Kohlenhydrataufnahme kaum realisierbar. Damit das Carboloading optimal funktioniert, ist es wichtig, das Training während dieser Zeit (ein bis vier Tage vor der Belastung oder dem Wettkampf) stark zu reduzieren. Während dieser Phase spielen Ballaststoffe eine untergeordnete Rolle.

Einen wichtigen Beitrag liefern an dieser Stelle auch fettarme Zuckerlieferanten wie Limonaden, Konfitüre, Honig, Pudding oder gezuckerte Früchte. Außerdem muss im Zusammenhang mit dem Carboloading erwähnt werden, dass es zu einer Gewichtszunahme von etwa zwei Kilogramm kommt: Pro Gramm Glykogen werden neben Kalium 2,7 Gramm Wasser eingelagert.

Gibt es neben dem Carboloading auch ein Fettloading?

Neben den limitierten Kohlenhydratspeichern, die ohne Kohlenhydratnachschub nach einer Belastung von 90 Minuten zur Neige gehen, hat der Sportler noch Triglyzeride (Fett) in den Muskelzellen gespeichert. Gut ausdauertrainierte Sportler besitzen größere Triglyzeridspeicher, die während weniger intensiver Ausdauerbelastungen (weniger als 65 Prozent der VO_2max; drei bis vier Stunden) besser genutzt werden und die begrenzten Kohlenhydratspeicher schonen können. Man vermutet, dass trotz gut gefüllter Kohlenhydratspeicher und vorschriftsmäßiger Kohlenhydrateinnahme während der Belastung die muskulären Glykogenspeicher für maximal vier Stunden Energie liefern. Es ist also von größter Bedeutung für einen Ausdauersportler, sämtliche Ernährungsstrategien anzuwenden, um den größtmöglichen Nutzen für seine sportliche Leistungsfähig-

keit zu ziehen. Durch das sogenannte Fettloading können mithilfe einer fettreichen Ernährung die Triglyzeridvorräte innerhalb von 24 Stunden über das anfängliche Ausgangsniveau hinaus aufgeladen werden. Es ist allerdings zu beachten, dass sich beide Speicher, also für Fett und für Kohlenhydrate, nicht gleichzeitig füllen lassen. Deshalb kann es sinnvoll sein, sich zunächst fettreich zu ernähren (maximal für fünf Tage), um dann drei Tage vor der Belastung oder dem Wettkampf sehr kohlenhydratreich zu essen. Forscher konnten nach diesem Schema Vorteile wie eine höhere Fettverbrennung und einen geringeren Glykogenverbrauch während eines Ausdauerwettkampfs beobachten. Allerdings gibt es diesbezüglich auch kritische Stimmen, die nicht von einem „Glykogen-Spareffekt" durch Fettloading sprechen, sondern von einer Runterregulierung, die wiederum eine verringerte Kohlenhydratverwertung nach sich zieht. Es bedarf noch weiterer Forschungsergebnisse, um eindeutige Empfehlungen zum Fettloading (wie zum Beispiel bei Ultra-Ausdauerbelastungen) geben zu können.

Des Triathleten Lieblingsspeise: Spaghetti vor dem Start

Grundsätzlich ist es wichtig, neue Ernährungsstrategien wie das Fettloading zunächst während des Trainings auszuprobieren und dafür auch für die Gesundheit förderliche Fettlieferanten auszuwählen. Nicht alle Ausdauerathleten schwören auf dieses Ernährungskonzept und entscheiden sich deshalb bewusst nur für ein Carboloading.

Ernährung am Trainings- und Wettkampftag

Der Verzehr kohlenhydrathaltiger Speisen drei bis vier Stunden vor Wettkampfbeginn trägt zur Auffüllung der muskulären Kohlenhydratspeicher bei und hat damit einen leistungssteigernden Effekt, der insbesondere in Verbindung mit einer gezielten Kohlenhydratgabe während einer Belastung von mehr als 90 Minuten zum Tragen kommt. Der Kohlenhydratgehalt der Speisen sollte dazu zwischen 200 und 330 Gramm liegen. Für den Triathleten ist dies besonders wichtig, da er während des Schwimmens keine Kohlenhydrate zuführen kann und somit von der Kohlenhydrateinnahme vor der Belastung profitiert. Um das Risiko einer Unterzuckerung, das bei jedem unterschiedlich stark ausgeprägt ist, so gering wie möglich zu halten, wird empfohlen, 90 Minuten vor Belastungsbeginn keine oder eventuell 60 Minuten vor Belastungsbeginn mehr als 60 g Kohlenhydrate (Verträglichkeit!) zuzuführen. Aber auch das sollte jeder Athlet für sich im Training herausfinden. Während des Aufwärmens oder fünf Minuten vor dem Start können Sportler, die zur Unterzuckerung neigen, weniger schnell verfügbare Kohlenhydrate (mit einem niedrigen bis mittleren Glykämischer Index) verzehren. Leistungssteigernde Effekte einer Kohlenhydratgabe unmittelbar vor Belastungsbeginn konnten bisher nicht bewiesen werden. Dagegen ist eine regelmäßige und mengenmäßig abgestimmte Kohlenhydrateinnahme während des Rennens ab dem Start für Ausdauerbelastungen leistungssteigernd, da die körpereigenen Vorräte geschont werden können.

Trinken während des Wettkampfs – der richtige Mix aus Menge und Konzentration

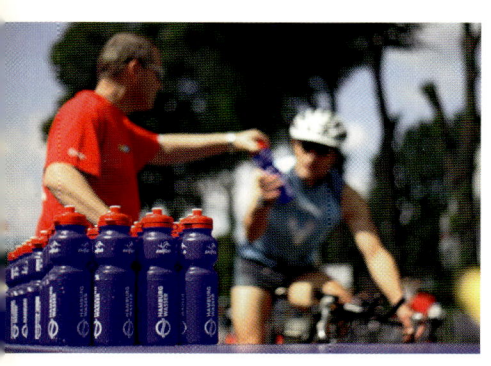

Fazit: Sportler können von einer Kohlenhydratzufuhr vor Wettkampfbeginn und während der Belastung profitieren, da die verzehrten Kohlenhydrate zur Schonung der limitierten Kohlenhydratspeicher beitragen.

Die wichtigsten Ernährungsstrategien vor einem Wettkampf

– Achten Sie bei allen Speisen grundsätzlich immer auf die Verträglichkeit. Fett-, eiweiß- oder ballaststoffreiche Lebensmittel liegen länger im Magen-Darm-Trakt als eine kohlenhydratreiche Speise.

– Damit die vor der Belastung verzehrte Nahrung so gut wie möglich verdaut ist, sollten Sie mindestens drei bis vier Stunden vor dem Start ihre letzte größere Mahlzeit zu sich nehmen. Geeignete Speisen sind kohlenhydratreiche Lebensmittel wie Teigwaren, Kartoffeln oder Reis mit fettarmen Soßen, belegte Brote, Getreideflocken mit etwas Joghurt oder Milch (gegebenenfalls verdünnen), Milchreis mit Banane und Zimt oder pürierte Gemüsesuppen (aus gut bekömmlichen Gemüsesorten) mit Brot. Trinken Sie stets ausreichend!

– Drei bis vier Stunden vor Belastungsbeginn führen Sie 200 bis 300 Gramm Kohlenhydrate zu.

– In der letzten Stunde vor dem Start gilt es, je nach Klimasituation ausreichend zu trinken.

– Beim Aufwärmen und fünf Minuten vor dem Start können Sie schluckweise kohlenhydrathaltige Getränke zuführen. Bei Unterzuckerungsgefahr bevorzugen Sie weniger schnell verfügbare Kohlenhydratlieferanten.

Beispielhafter Ernährungsplan während eines Radwettkampfes

Zeitpunkt	Getränke	Speisen
eine Stunde vor Belastungsbeginn	3 bis 6 mg Koffein pro Kilogramm Körpergewicht	–
beim Aufwärmen	etwas kohlenhydratreiche Flüssigkeit	–
5 min vor Belastungsbeginn	etwas kohlenhydratreiche Flüssigkeit	–
in der ersten Belastungsstunde	kontinuierliche Kohlenhydrat- und Flüssigkeitsaufnahme ca. alle 15 min, je 15 g Glucose oder 20–22 g einer Kohlenhydratmischung mit 150–200 ml Wasser, falls vor Belastungsbeginn keine Koffeinzufuhr erfolgte, kann nachfolgend Koffein (z. B. in den Gels) enthalten sein	–
in der zweiten Belastungsstunde	150–200 ml leicht hypotones Getränk oder isotones Sportgetränk alle 15 min	Falls das Getränk hypoton ist, können kohlenhydrathaltige Lebensmittel wie z. B. koffeinhaltige* Gels (ca. 2 Stück/h), Riegel (ca. 1,5 Stück/h) oder beides (1 Riegel und 1 Gel) zusätzlich verzehrt werden.
in der dritten Belastungsstunde	150–200 ml salzhaltige Flüssigkeit (mindestens 250 mg Natrium/l) alle 15 min	Entweder 2–3 koffeinhaltige Gels alle 15–20 min oder 1,5 Riegel, aufgeteilt in kleine Happen; beides sollte gleichzeitig mit der Flüssigkeitsaufnahme erfolgen.
ab der dritten Belastungsstunde	150–200 ml leicht hypotone bis isotone Sportgetränke alle 15 min; koffeinhaltige Getränke können erfrischend wirken	Der Wunsch nach kaubaren Nahrungsmitteln kann zunehmen; kohlenhydratreiche Reiskuchen, fettarm belegte Brötchen (z. B. mit 2 TL Honig, enthält ca. 35 g Kohlenhydrate), reife Bananen (100 g liefern ca. 20 g Kohlenhydrate) können zu den oben genannten Sportprodukten zusätzliche Alternativen sein.

Anmerkung: Ein 70 Kilogramm schwerer Sportler kann aus Gründen der leistungsunterstützenden Wirkung drei bis sechs Milligramm Koffein während der Belastung zuführen. Das entspricht einer Koffeinmenge von 210 bis 420 Milligramm. Diese ist beispielsweise in 4 bis 8,5 Gels enthalten. Cola enthält im Vergleich dazu 46 Milligramm Koffein pro 330 Milliliter.

Beispielhafter Ernährungsplan während eines Laufwettkampfes

Zeitpunkt	Getränke	Speisen
eine Stunde vor Belastungsbeginn	3 bis 6 mg Koffein pro Kilogramm Körpergewicht	–
beim Aufwärmen	etwas kohlenhydratreiche Flüssigkeit	–
5 min vor Belastungsbeginn	etwas kohlenhydratreiche Flüssigkeit	–
in der ersten Belastungsstunde	kontinuierliche Kohlenhydrat- und Flüssigkeitsaufnahme ca. alle 15 min, je 15 g Glucose oder 20–22 g einer Kohlenhydratmischung mit 150–200 ml Wasser, falls vor Belastungsbeginn keine Koffeinzufuhr erfolgte, kann nachfolgend Koffein (z.B. in den Gels) enthalten sein	
in der zweiten Belastungsstunde	ab ca. 90 min 150–200 ml hypotones oder isotones Sportgetränk alle 15 min	Falls das Getränk hypoton ist, können kohlen- hydrathaltige Lebensmittel wie z. B. koffeinhaltige Gels (ca. 2 Stück/h) zusätzlich verzehrt werden.
in der dritten Belastungsstunde	150–200 ml leicht hypotone Flüssigkeit (mindestens 250 mg Natrium/l) alle 15 min	2–3 koffeinhaltige* Gels alle 15–20 min oder 1/2 Riegel plus 1–2 Gels, aufgeteilt in kleine Happen. Beides sollte gleichzeitig mit der Flüssigkeitsauf- nahme (Wasser) erfolgen.
längere Belastungsdauer	150–200 ml leicht hypotone bis isotone Sport- getränke mit einer ausreichenden Natrium- konzentration. Koffeinhaltige Getränke wirken erfrischend, sollten jedoch leicht hypotone bis isotone Getränke nicht vollständig ersetzen.	Je nach Verträglichkeit können auch andere Lebens- mittel zum Einsatz kommen. Empfehlenswerte Menge: maximal 60–80 g Kohlenhydrate/h.

Beispielhafter Ernährungsplan während eines Triathlons

Zeitpunkt	Getränke	Speisen
ca. 30 min vor dem Start	150 ml Flüssigkeit (z. B. isotones Sportgetränk)	–
beim Aufwärmen und 5 min vor Belastungsbeginn	etwas kohlenhydratreiche Flüssigkeit zuführen	
beim Schwimmen	–	–
beim Radfahren	zu Beginn 100 ml Flüssigkeit, danach alle 15–20 min 150–200 ml hypotones oder isotones Getränk	Zu Beginn ein koffeinhaltiges* Gel zur Flüssigkeitszu- fuhr, (insgesamt ca. 2–3 Gels/h, alle 15–20 min) oder 1 Gel und 1 Riegel (aufgeteilt auf kleinere Portionen)/h
beim Laufen	alle 15–20 min 150–200 ml leicht hypotone Flüssigkeit (mindestens 250 mg Natrium/l)	2–3 koffeinhaltige Gels, alle 15–20 min oder 1/2 Riegel plus 1–2 Gels, aufgeteilt in kleine Happen. Beides sollte gleichzeitig mit der Flüssigkeitsaufnahme erfolgen.

Anmerkungen: Im Vergleich zum Radfahren werden während des Laufens die flüssigen Energiespender meistens besser vertragen und aufgenommen.

Ernährungsstrategien während eines Triathlonwettkampfs

Ein richtiges Ernährungsmanagement, insbesondere während längerer Ausdauerbelastungen, ermöglicht es Ihnen, die Leistung für längere Zeit aufrechtzuerhalten – vorausgesetzt, die Basisernährung der letzten Tage und Wochen stimmt. Der Faktor, der als Erstes die Leistungsfähigkeit begrenzt, ist Wasser. Deshalb kommt insbesondere einer ausreichenden Flüssigkeitszufuhr eine große Bedeutung zu.

Trinken: nicht zu wenig, aber auch nicht zu viel

Eine gute Flüssigkeitsversorgung hat einen entscheidenden Einfluss auf unsere Leistungsfähigkeit. Interessanterweise können gleiche Flüssigkeitsdefizite individuell unterschiedliche Folgen haben. Während einige Sportler bereits bei einem Flüssigkeitsverlust von zwei Prozent deutliche Leistungseinbußen verspüren, können andere mit Defiziten von bis zu sechs Prozent optimale und erfolgreiche Leistungen erbringen. Studien belegen oftmals bei Siegern im Marathon eine Dehydratation von fünf Prozent, deren Vorteil in der Gewichtsabnahme vermutet wird. Die allgemeinen Trinkempfehlungen lauten, alle 15 bis 20 Minuten 150 bis 200 Milliliter Flüssigkeit zuzuführen (800 Milliliter pro Belastungsstunde). Da die maximale Magenentleerungsrate bei etwa 0,9 bis 1,0 Liter pro Stunde liegt, sollte auch nicht mehr als ein Liter getrunken werden. Die beste Empfehlung jedoch ist es, seine persönliche Trinkmenge zu berechnen. Wie das funktioniert, können Sie in Kapitel 8 „Der Durst nach Wasser" nachlesen. Dabei muss berücksichtigt

werden, dass warmes Wetter den Flüssigkeitsbedarf ansteigen lässt! Am besten ist es, wenn man dieses Szenario für verschiedene Situationen (Wettkampf, Training, unterschiedliche Jahreszeiten) durchspielt und somit sein eigenes Trinkkonzept findet.

Oftmals liegen allerdings die Schweißverluste höher, als Flüssigkeit mit Getränken aufgenommen werden kann. Es ist deshalb wichtig, schon vor dem Wettkampf ausreichend

Testen Sie vor dem Wettkampf unbedingt Ihre Nahrungsstrategie auf Verträglichkeit

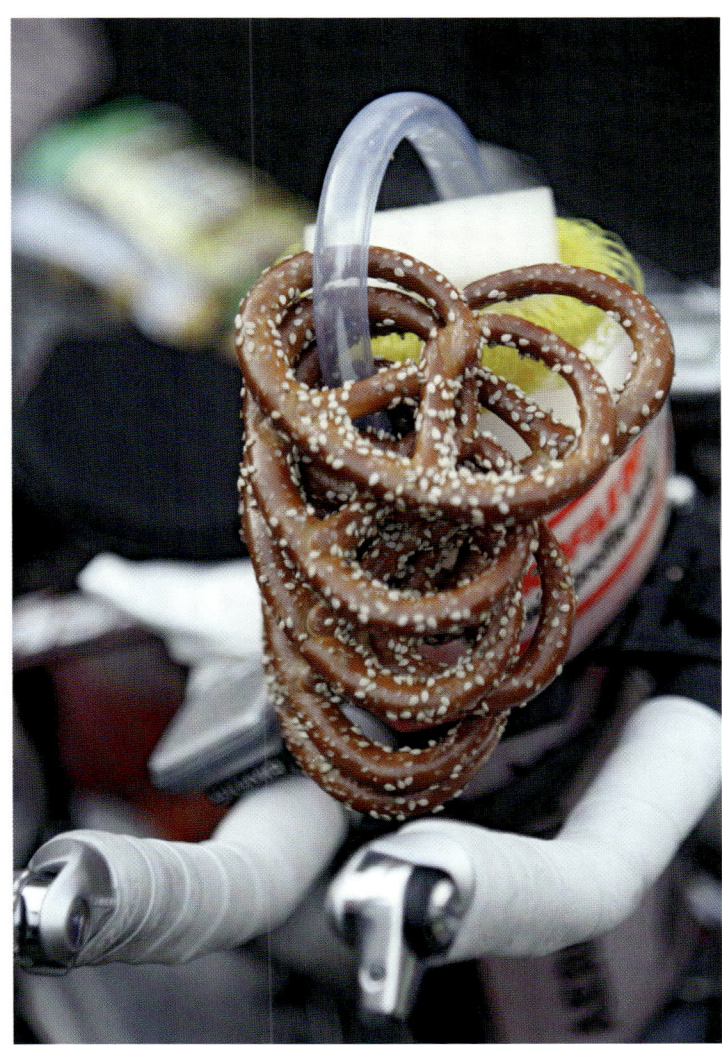

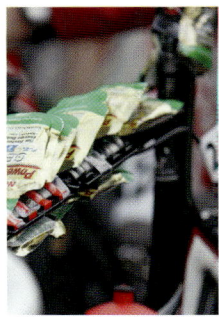

Kohlenhydrate gibt es in fester und flüssiger Form – und allem, was dazwischenliegt

und dann während des Wettkampfs regelmäßig zu trinken. Eine Flüssigkeitsaufnahme vor dem Start hat ebenfalls einen positiven Einfluss auf die Magenentleerungsrate. Allerdings muss vor einer zu großen Flüssigkeitszufuhr, insbesondere wenn der Salzgehalt (NaCl) zu gering ist, gewarnt werden. Eine Verdünnungshyponatriämie (Salzmangel im Blut) durch zu hohe Flüssigkeitsaufnahmen kann zu ernsten gesundheitlichen Komplikationen führen, auf die bereits im Kapitel 8 genauer eingegangen wurde. Deshalb ist insbesondere bei heißen Umgebungstemperaturen ein Salzgehalt von 0,5 bis 1,0 Gramm pro Liter Getränk notwendig.

Wer weniger als 500 Milliliter pro Stunde während eines Ausdauerwettkampfs trinkt, muss früher oder später mit Beeinträchtigungen der Leistungsfähigkeit, im schlimmeren Fall auch der Gesundheit, rechnen. Die anderen ebenfalls mit dem Schweiß verloren gehenden Mineralstoffe wie Magnesium, Kalzium und Kalium müssen nicht während des Wettkampfs zugeführt werden (Ausnahme: Extrembelastungen).

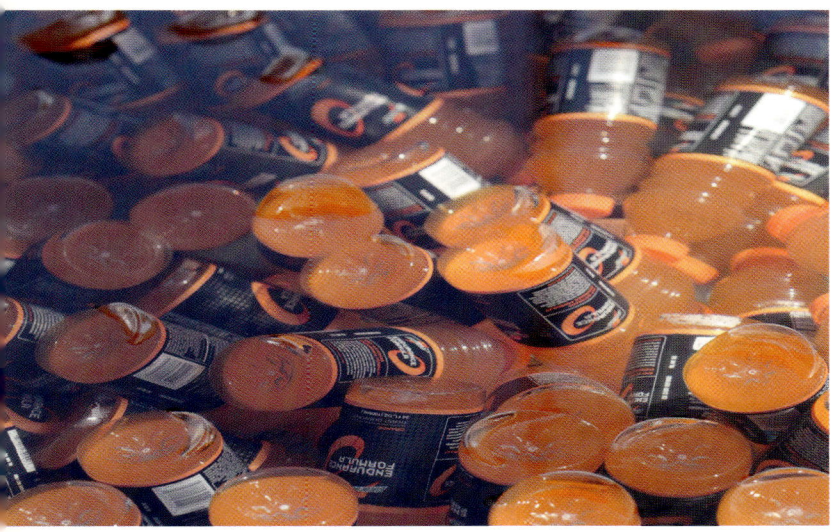

Kohlenhydratspeicher: das Optimum rausholen

Ein weiterer leistungslimitierender Faktor sind die begrenzten Kohlenhydratspeicher. Ausdauerbelastungen von mehr als einer Stunde Dauer machen eine Zufuhr kohlenhydratreicher Energielieferanten erforderlich. Bei kürzeren Belastungen allerdings bringt eine Mundspülung mit einer Kohlenhydratlösung, die unmittelbar vor der Belastung durchgeführt wird, leistungssteigernde Vorteile. Ursache dafür scheinen weniger metabolische Aspekte als vielmehr eine Stimulierung der Gehirnaktivität sowie eine gesteigerte Motivation zu sein.

Der ideale Kohlenhydratgehalt eines Sportgetränks für Triathleten liegt je nach Zusammensetzung bei 60 bis 80 Gramm pro Liter Flüssigkeit und Stunde. Wird nur Glukose zugeführt, kann eine maximale Verwertungsrate von 60 Gramm pro Stunde beobachtet werden. Forschungen ergaben, dass eine mögliche Ursache für die begrenzte Verwertung in einer beschränkten Kohlenhydrataufnahme im Darm liegen könnte. Eine Arbeitsgruppe um den mehrfachen Ironman-Finisher und Ernährungsspezialisten Asker Jeukendrup führte zum Thema optimale Kohlenhydratversorgung während der Belastung diverse Studien durch und fand unter anderem heraus, dass Kohlenhydratkombinationen wie Glukose und Fruktose, Maltodextrin und Fruktose, Glukose und Saccharose oder Glukose mit Fruktose und Saccharose einen positiven Effekt auf die Verwertung (Oxidationsraten) haben, die sich in einem Anstieg von 60 auf 105 Gramm pro Belastungsstunde bemerkbar machte. Das bedeutet eine um 70 Prozent höhere Energiebereitstellung in der Muskulatur. Zudem belegte diese Studie auch eine höhere Magenentleerungsrate, eine höhere Flüssigkeitsaufnahme sowie eine niedrigere empfundene Anstrengung während der Ausdauerbelastung auf dem Rad. Damit wurde bewiesen, dass Kohlenhydratkombinationen mengenmäßig mehr zugeführt werden können als Glukose alleine. Kohlenhydratmischungen bedienen sich verschiedener Transportsysteme im Dünndarm, die für diese gesteigerte Verwertung mitverantwortlich zu sein scheinen. Insbesondere bei Belastungen, die länger als zwei Stunden andauern, sollte eine ausreichende Flüssigkeits- und Kohlenhydratversorgung sichergestellt sein. Schließlich konnten mit einer besseren Versorgung in Form von Kohlenhydratkombinationen sogar Leistungssteigerungen von bis zu acht Prozent beobachtet werden. Werden neben kohlenhydrathaltigen Getränken noch Kohlenhydratgels, -riegel oder Cola zugeführt, muss die Kohlenhydratkonzentration des Getränkes verringert werden, um die Gesamtmenge für Kohlenhydrate nicht zu überschreiten. Während zu hohe Kohlenhydratkonzentrationen von mehr als zehn Prozent, also von mehr als 100 Gramm pro Liter oder Belastungsstunde, sehr unangenehme Magen-Darm-Probleme verursachen können, bergen zu geringe Kohlenhydratgaben das Risiko einer Unterzuckerung (Hungerast mit Muskelschwäche, Leistungstief oder -abbruch). Deshalb ist die richtige Menge leistungsentscheidend!

Eine Mischung verschiedenartiger Kohlenhydrate (Glukose, Fruktose, Saccharose oder Maltodextrin) hat sich für eine hohe Energiegewinnung in den Muskelzellen als vorteilhaft erwiesen. Der Anteil an Fruktose (Fruchtzucker) sollte aus Gründen der Verträglichkeit allerdings dabei ein Drittel der Menge nicht überschreiten (maximal 20 Gramm). Die

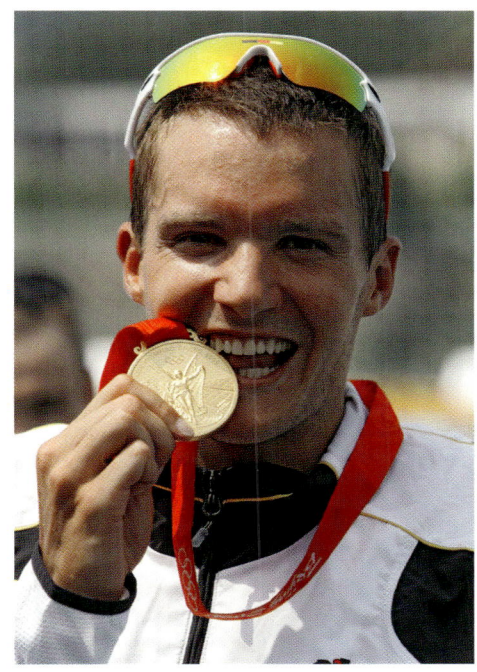

In den ersten beiden Stunden nach Belastungsende können Sie mit einer gezielten Ernährung die Regeneration beschleunigen

Fruchtzuckerverträglichkeit ist individuell sehr verschieden. Zu hohe Mengen an Fruchtzucker können schwere Verdauungsprobleme mit Durchfällen auslösen. Eine Energieversorgung auf flüssiger Basis in der richtigen Konzentration und Menge ist oftmals schonender für den Magen-Darm-Trakt. Das ist zum Beispiel beim Laufen wichtiger als beim Radfahren, da das Gegessene stärker im Magen „herumgeschüttelt" wird. Mit zunehmender Belastungsdauer steigt meistens das Verlangen nach fester Nahrung, was zu einer höheren Energiezufuhr führt und gleichzeitig willkommen im Sinne einer Abwechslung ist.

Bei Belastungen von 60 Minuten Dauer kann der Körper im Normalfall problemlos von seinen Energiespeichern zehren und erhält ausreichend Energie über die Verbrennung von Körperfett sowie den Abbau von Glykogen (eingelagerte Kohlenhydrate) und etwas Eiweiß. Bei länger als 90 Minuten andauernden Belastungen ist es empfehlenswert, sich so früh wie möglich mit Kohlenhydraten zu versorgen. Denn je besser die exogene Versorgung mit Kohlenhydraten ist, umso weniger Kohlenhydratenergie muss endogen, als aus den Speichern, bezogen werden. Die Menge der zugeführten Kohlenhydrate hängt – wie bereits ausführlich dargestellt – von der Zusammensetzung und der persönlichen Verträglichkeit ab und muss deshalb für jeden individuell definiert werden. Während Spitzensportler teilweise ohne Probleme 90 Gramm einer Kohlenhydratmischung vertragen können, gibt es ambitionierte Hobbysportler, die bereits mit 60 Gramm gut auskommen. Es gibt auch leistungsstarke Ausdauerathleten, die noch weniger Kohlenhydrate zu sich nehmen. Sie scheinen dabei insbesondere von einem sehr gut funktionierenden Fettstoffwechsel zu profitieren, so dass eine ausreichende Energieversorgung gegeben ist. Auch unterschiedliche Leistungsniveaus müssen berücksichtigt werden. Nicht jede Empfehlung kann für alle Anwender gleich gut sein, weil zudem noch genetische Unterschiede bestehen. In persönlichen Ernährungsberatungen können Sportler mit professioneller Hilfe ihre individuellen Ernährungsstrategien ausarbeiten. Die aufgeführten Versorgungspläne für Rad-, Lauf- oder Triathlonwettkämpfe stellen lediglich einen möglichen Vorschlag von vielen dar.

Empfehlungen für die Kohlenhydratzufuhr zur Optimierung der Erholungsfähigkeit

Ziel	empfohlene Kohlenhydratzufuhr
kurzfristige Erholung	
optimale tägliche Glykogenspeicherung für eine schnelle Erholung nach dem Wettkampf oder zur Vorbereitung auf einen Wettkampf	7 bis 10 Gramm pro Kilogramm Körpergewicht und Tag
schnelle Erholung und schnelles Auffüllen der Glykogenspeicher bei limitierter Erholungszeit (weniger als acht Stunden)	1,0 bis 1,2 Gramm pro Kilogramm Körpergewicht unmittelbar danach jede Stunde, bis eine größere Mahlzeit verzehrt werden kann
Ernährung vor dem Wettkampf, um die Kohlenhydratspeicher zu optimieren	1 bis 4 Gramm pro Kilogramm Körpergewicht 1 bis 4 Stunden vor dem Wettkampf
Kohlenhydrate während mäßig intensiver Belastungen von über eine Stunde Dauer	0,5 bis 1 Gramm pro Kilogramm Körpergewicht und Stunde
langfristige tägliche Erholung	
täglicher Kohlenhydratbedarf für Sportler mit mäßig intensivem Training (bis eine Stunde täglich oder länger, aber mit niedriger Intensität)	5 bis 7 Gramm pro Kilogramm Körpergewicht und Tag
täglicher Kohlenhydratbedarf für Sportler mit täglich ein bis drei Stunden Training von mittlerer bis hoher Intensität	7 bis 10 Gramm pro Kilogramm Körpergewicht und Tag
täglicher Kohlenhydratbedarf für Sportler mit extremen Trainings- oder Wettkampfumfängen von mehr als vier bis fünf Stunden von mittlerer bis hoher Intensität	mehr als 10 bis 12 Gramm pro Kilogramm Körpergewicht und Tag

(nach Sports Nutrition Consensus 2004; Burke et al. 2001)

Zeitgleich mit der Kohlenhydratzufuhr sollte stets eine adäquate Flüssigkeitsaufnahme erfolgen. Studien bestätigen, dass eine Koffeinzufuhr in einer Dosis von drei bis sechs Milligramm pro Kilogramm Körpergewicht eine Stunde vor Belastungsbeginn oder ein bis zwei Milligramm pro Kilogramm Körpergewicht während der Belastung die Ausdauerleistungsfähigkeit erhöht.

Während beim Radfahren oftmals feste Speisen besser verdaut werden können, bevorzugen Triathleten auf der Laufstrecke meistens flüssige Energielieferanten, da diese den

Magen-Darm-Trakt weniger belasten. Wer Energie während eines Wettkampfs besser in flüssiger Form aufnehmen kann, sollte ein isotones Sportgetränk wählen, das mindestens 460 Milligramm Natrium und 60 bis maximal 80 Gramm Kohlenhydrate pro Liter enthält, um Flüssigkeit und Kohlenhydrate schnellstmöglich aufnehmen zu können. Pro Belastungsstunde sollte zwischen 0,8 und 1,0 Liter davon getrunken werden. Wer dagegen keine Probleme mit der Aufnahme fester Speisen hat, sollte ein isotones bis leicht hypotones Sportgetränk mit mindestens 250 Milligramm Natrium (pro Belastungsstunde) bevorzugen, um eine Verdünnungshyponatriämie zu verhindern und zusätzliche Kohlenhydratenergie (60 Gramm pro Belastungsstunde) in Form von Riegeln und Gels zu bekommen. Vorsicht: Eine zu hohe Kohlenhydrataufnahme kann Magen-Darm-Probleme auslösen! Um sicherzugehen, sollten Sie neue Ernährungsstrategien immer im Training ausprobieren, bevor sie im Wettkampf zum Einsatz kommen!

Wenn der Bauch nicht mitmacht!

Wer hat das nicht schon einmal erlebt – ein unangenehmes Gefühl in der Magen-Darm-Gegend oder im schlimmeren Fall starke Bauchschmerzen mit Begleitsymptomen wie Übelkeit, Erbrechen oder Durchfall während des Wettkampfs. Auch Probleme wie Sodbrennen, Aufstoßen, Blähungen, Bauchkrämpfe, Übelkeit, Brechreiz, Seitenstechen, Durchfall oder innere Blutungen können, durch die Belastung induziert, auftreten. Es gibt Studien, die die Häufigkeit derartiger Probleme auf so-

Kohlenhydrat- und Eiweißgehalt kohlenhydratreicher Speisen

Lebensmittelbeispiele	KH [g]	Eiweiß [g]
200 g Pellkartoffeln	30	4
130 g Banane	25	1
125 g Granatapfel	20	1
150 g Honigmelone	19	1
125 g Weintrauben	19	1
250 g Himbeeren	25	5
250 g Erdbeeren	23	3
25 g Rosinen	16	1
50 g Reiscrispies	44	3
150 g gekochter Reis	35	3
100 g Dampfnudeln (2 Stck.)	52	8
150 g Spätzle	38	7
150 g gekochte Teigwarer	42	7
125 g Gnocchi di patate	43	4
125 g Tortelloni ricotta e spinaci	60	13
100 g Nudeln (ungekocht)	74	12
50 g Müsli	28	6
30 g Knusperflakes	24	3
1 Scheibe Roggenbrot	21	2
1 Laugenbrezel	26	4
20 g Honig	15	-
20 g Konfitüre/Marmelade	12	-
20 g Rübenkraut/Melasse	14	1
100 g Hefekuchen, fettarm	23	3
1 Biskuitschnitte	14	2
70 g Hefezopf mit Rosinen	37	6
300 g Griesbrei	40	12
300 g Milchreis	69	12
125 g Apfelmus	24	-
125 g Fruchtkaltschale mit 62 ml Vanillesoße	27	5
125 g Schokoladenpudding	26	4
fettarmes Fruchteis	22	1
50 g Haribo-Konfekt	38	1
1 Glas Apfelsaft	22	-
1 Glas Orangensaft	20	1
1 Glas Traubensaft	33	-
250 ml alkoholfreies Bier	13	1

(nach Kalorien mundgerecht, 2000)

gar 30 bis 50 Prozent beziffern. Magen-Darm-Probleme sind also relativ weit verbreitet und beeinflussen sowohl die Leistungsfähigkeit als auch die Gesundheit des Sportlers negativ. Sie entscheiden über Sieg oder Niederlage im Wettkampf.

Wissenschaftler vermuten, dass insbesondere bei intensiven Ausdauerbelastungen das Blut aus Gründen der besseren Versorgung mit Sauerstoff und Nährstoffen aus dem Darm in die arbeitende Muskulatur umverteilt wird, was den Blutfluss im Darm um bis zu 80 Prozent verringern kann. Hinzu kommen Veränderungen im Hormonstoffwechsel und in der Nervenaktivität während des Sports, die ebenfalls das Auftreten von Magen-Darm-Problemen begünstigen können. Die Forschung versucht noch immer, die genauen Umstände herauszufinden.

Ungleich verteiltes Risiko

Untersuchungen haben gezeigt, dass Frauen häufiger von Magen-Darm-Problemen während des Sports betroffen sind als Männer, jüngere Athleten häufiger als ältere und Untrainierte häufiger als Trainierte. Außerdem scheint es eine individuelle Veranlagung für die Anfälligkeit zu geben. Magen-Darm-Probleme treten aufgrund der Erschütterung besonders bei Laufbelastungen auf, bei anderen Sportarten wie zum Beispiel beim Radfahren kaum, weil dort relativ ruhige Körperhaltungen eingenommen werden können. Ebenso begünstigen intensive und lang andauernde Ausdauerbelastungen das Auftreten von Stresssituationen im Magen-Darm-Trakt, insbesondere wenn es sich dabei um einen Wettkampf handelt. Nervosität oder Angst können das Risiko für Magen-Darm-Probleme ebenfalls erhöhen.

Die Rolle der Ernährung

Es gibt eine Reihe von Ernährungsfaktoren, die Magen-Darm-Probleme auslösen können. Dazu gehören:

- eine ballaststoff- und fettreiche Ernährung vor und während der Belastung
- zu hoch konzentrierte Getränke vor und während der Belastung
- eine zu hohe Kohlenhydrataufnahme, z. B. durch Gels ohne Wasser
- Laktose bei bestehender Laktoseunverträglichkeit
- Fruktose bei bestehender Fruktoseunverträglichkeit
- zu hohe Koffeinaufnahmen
- hohe Mineralstoffaufnahmen wie zum Beispiel Eisen oder Magnesium

Außerdem gilt es zu beachten, dass Nahrung sehr lange im Verdauungstrakt verweilen und somit auch noch nach Stunden einen großen Einfluss ausüben kann. Deshalb ist die persönliche Verträglichkeit von Speisen bereits wenige Tage vor und besonders am Tag des Wettkampfs von großer Bedeutung. Auch die Einnahme schmerzstillender Wirkstoffe wie Acetylsalicylsäure („Aspirin"), Paracetamol oder Ibuprofen stehen im Verdacht, mit gastrointestinalen Problemen in Verbindung zu stehen.

Nach dem Sport ist vor dem Sport

Die eigentliche Anpassung des Körpers an Belastungsreize und damit die Verbesserung der körperlichen Leistungsfähigkeit findet nicht während der sportlichen Aktivität, sondern in der Erholungsphase statt. Damit kommt der

Erholung eine große Bedeutung zu. Zudem möchte man nach der sportlichen Belastung möglichst schnell wieder fit werden.

Das Wiederauffüllen von Muskel- und Leberglykogen sowie ein schneller Ersatz von Flüssigkeit und Elektrolyten genießen dabei höchste Priorität. Für Reparatur- und Aufbauarbeiten muss der Muskulatur außerdem noch ausreichend hochwertiges Eiweiß bereitgestellt werden, das auch zur Stabilisierung der Immunabwehr benötigt wird.

Nach Belastungsende, am besten innerhalb der ersten beiden Stunden nach dem Sport, empfiehlt sich eine Flüssigkeitszufuhr über kohlenhydratreiche Getränke mit einem Salzgehalt von circa 1,5 Gramm pro Liter, um Kohlenhydrat- und Natriumverluste schnell auszugleichen. Das lässt sich oftmals aufgrund des fehlenden Appetit- und Hungergefühls leichter über Getränke realisieren, kann aber auch durch feste Speisen erfolgen.

Obwohl die Aktivität des Körpers zur Speicherung von Kohlenhydraten in Form von Glykogen nach zwei Stunden um bis zu 30 Prozent abnimmt, sollte auch danach noch kohlenhydratreich gegessen werden. Wer allerdings in den ersten 15 bis 30 Minuten ein Gramm Kohlenhydrate pro Kilogramm Körpergewicht sowie 10 bis 20 Gramm hochwertiges Eiweiß (sechs bis zwölf Gramm essenzielle Aminosäuren) aufnimmt, beschleunigt nach Angaben des Australian Institute of Sports seine Regeneration und setzt muskelaufbauende Impulse. Insbesondere in dieser kurzen Zeit zeigt der Körper eine große Bereitschaft zur Wiederauffüllung der Kohlenhydratspeicher, was besonders für nachfolgende Einsätze am glei-

chen oder nächsten Tag leistungsentscheidend ist. Bereits zwei Stunden nach Belastungsende sinkt die Enzymaktivität des Körpers für die Wiedereinlagerung von Glykogen um 30 Pozent, was dazu führen kann, dass sich die Erholungszeit von 24 Stunden auf 48 verdoppelt.

In der Zeit der schnellen Erholung spielen die meisten Vitamine und Mineralstoffe (mit wenigen Ausnahmen) eine untergeordnete Rolle. Auch ein hoher Obst- und Gemüsekonsum sowie die Verwendung von Vollkornprodukten sind nicht unbedingt für eine schnelle Erholung in den ersten beiden Stunden erforderlich. Ist eine größere Erholungsphase (mehr als 24 Stunden) möglich, ist das Timing für die Kohlenhyd-

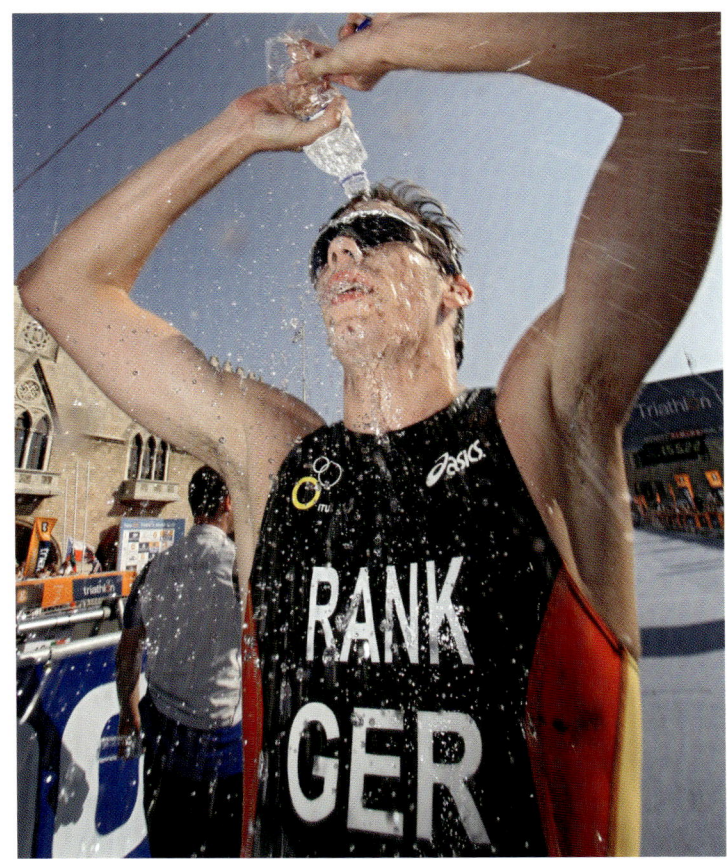

Das Wiederauffüllen der Glykogenspeicher sowie ein schneller Ersatz von Flüssigkeit und Elektrolyten haben nach dem Zieleinlauf höchste Priorität

ratzufuhr nicht ganz so wichtig. Dennoch sollte man sich kohlenhydratreich ernähren.

Lebensmittelempfehlungen nach Belastungsende

- kohlenhydratreiche Sportgetränke, -gels oder -riegel
- 1 Portion Milchreis mit Apfelmus
- fettarm belegte Sandwiches oder Brötchen mit Buttermilch
- Bananen, Reiswaffeln mit eiweißhaltigen Getränken
- Eiweißriegel mit kohlenhydrathaltigem Sportgetränk
- Joghurt mit gezuckerten Cornflakes und etwas Trockenobst und kohlenhydrathaltigem Getränk
- Faustregel: Essen Sie so viel, wie Sie nach dem Wettkampf vertragen (Empfehlung: 1 Gramm Kohlenhydrate pro Kilogramm Körpergewicht und 10–20 Gramm Eiweiß). Achten Sie danach weiterhin auf eine kohlenhydratreiche Ernährung.

In der Tabelle auf Seite 167 ist der Kohlenhydrat- und Eiweißgehalt einiger kohlenhydratreicher Speisen dargestellt. Mit deren Hilfe kann auf der Basis des persönlichen Körpergewichts die optimale Kohlenhydratmenge berechnet werden.

Rechenbeispiel: Eine 65 Kilogramm leichte Triathletin möchte nach einem Wettkampf wieder schnell regenerieren. Empfohlen werden dazu nach Belastungsende ein Gramm Kohlenhydrate pro Kilogramm Körpergewicht, also 65 Gramm Kohlenhydrate bei 65 Kilogramm, und 10 bis 20 Gramm Eiweiß. Der Verzehr von einer Portion Milchreis (300 Gramm) mit Apfelmus (125 Gramm) liefert bereits 90 Gramm Kohlenhydrate und 12 Gramm hochwertiges

Eiweiß. Meistens werden unmittelbar nach der Belastung kohlenhydratreiche Sportgetränke (Regenerationsgetränke) und eiweißhaltige Sportriegel besser vertragen. Ein weiterer Vorteil besteht darin, dass sie sofort verfügbar sind. Im Anschluss an die Erstversorgung unmittelbar nach Belastungsende sollte eine kohlenhydratreiche und ausgewogene Ernährung in entspannter Atmosphäre erfolgen. Im Kapitel 5 (Eiweiß) finden Sie weitere Informationen über wertvolle Eiweißlieferanten.

Zusammenfassung

Essen Sie nach dem Wettkampf kohlenhydratbetont, achten Sie aber auch auf eine qualitativ hochwertige Eiweißversorgung und auf eine ausreichende Flüssigkeitszufuhr (mit 1,5 Gramm Kochsalz pro Liter)! Das ist das A und O einer schnellen Erholung und einer effizienten Belastungsadaptation. Der Einfluss der Ernährung auf unsere geistige und sportliche Leistungsfähigkeit ist groß. Wer sich nicht sportgerecht vor und während der Belastung versorgt, riskiert Dehydratation, Hungerast, Ermüdung, ein vorzeitiges Ausscheiden und im schlimmsten Fall gesundheitliche Beeinträchtigungen unterschiedlichen Ausmaßes. Auch nach dem Sport müssen die Ernährungsstrategien stimmen, um optimale Bedingungen für eine schnelle Erholung und Belastungsanpassung zu schaffen. Im Mittelpunkt einer leistungsunterstützenden Ernährung stehen neben einer adäquaten Versorgung mit Kohlenhydraten, Flüssigkeit und Eiweiß auch das richtige Timing und die jeweils optimale Zusammensetzung der zugeführten Lebensmittel.

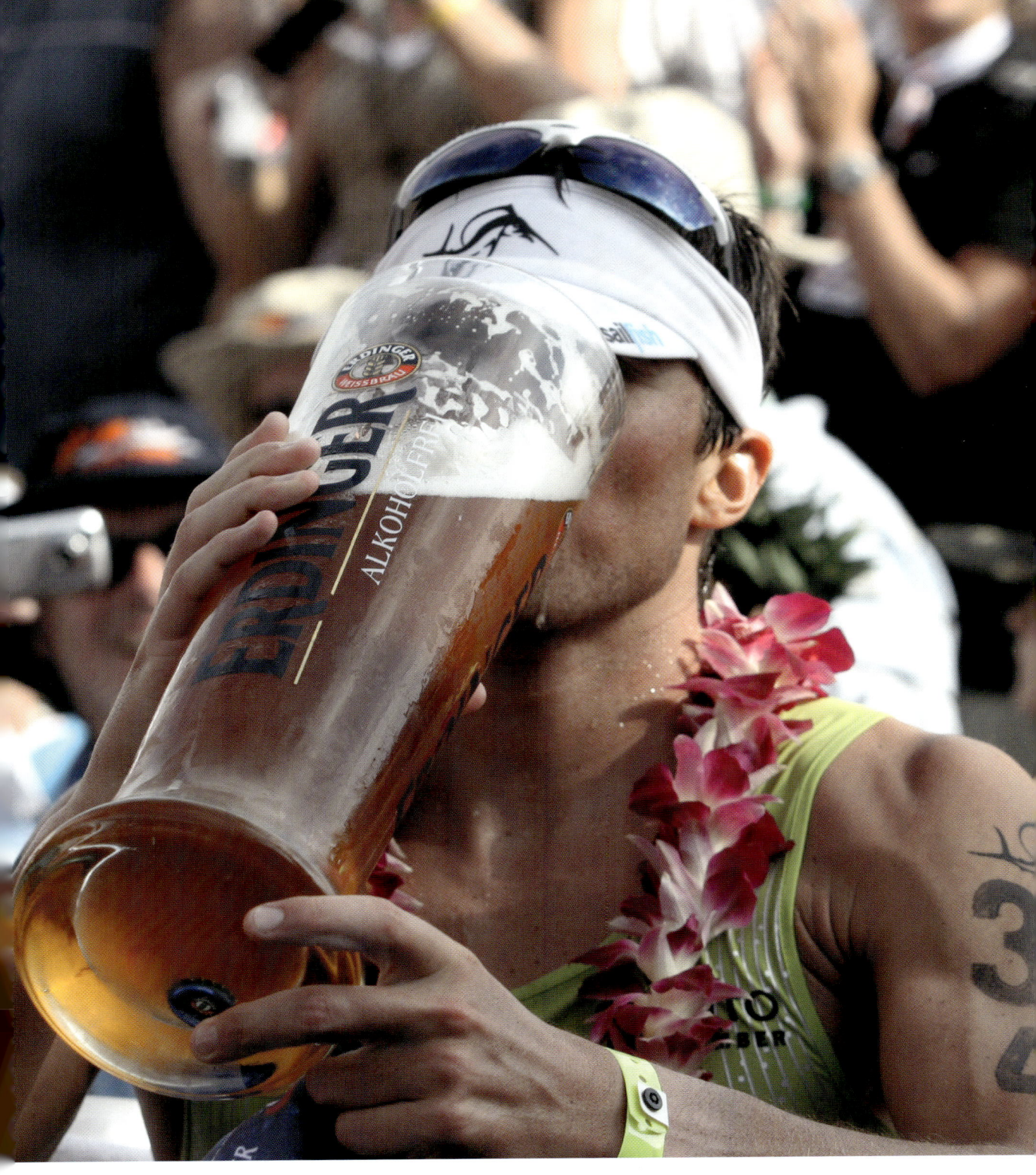

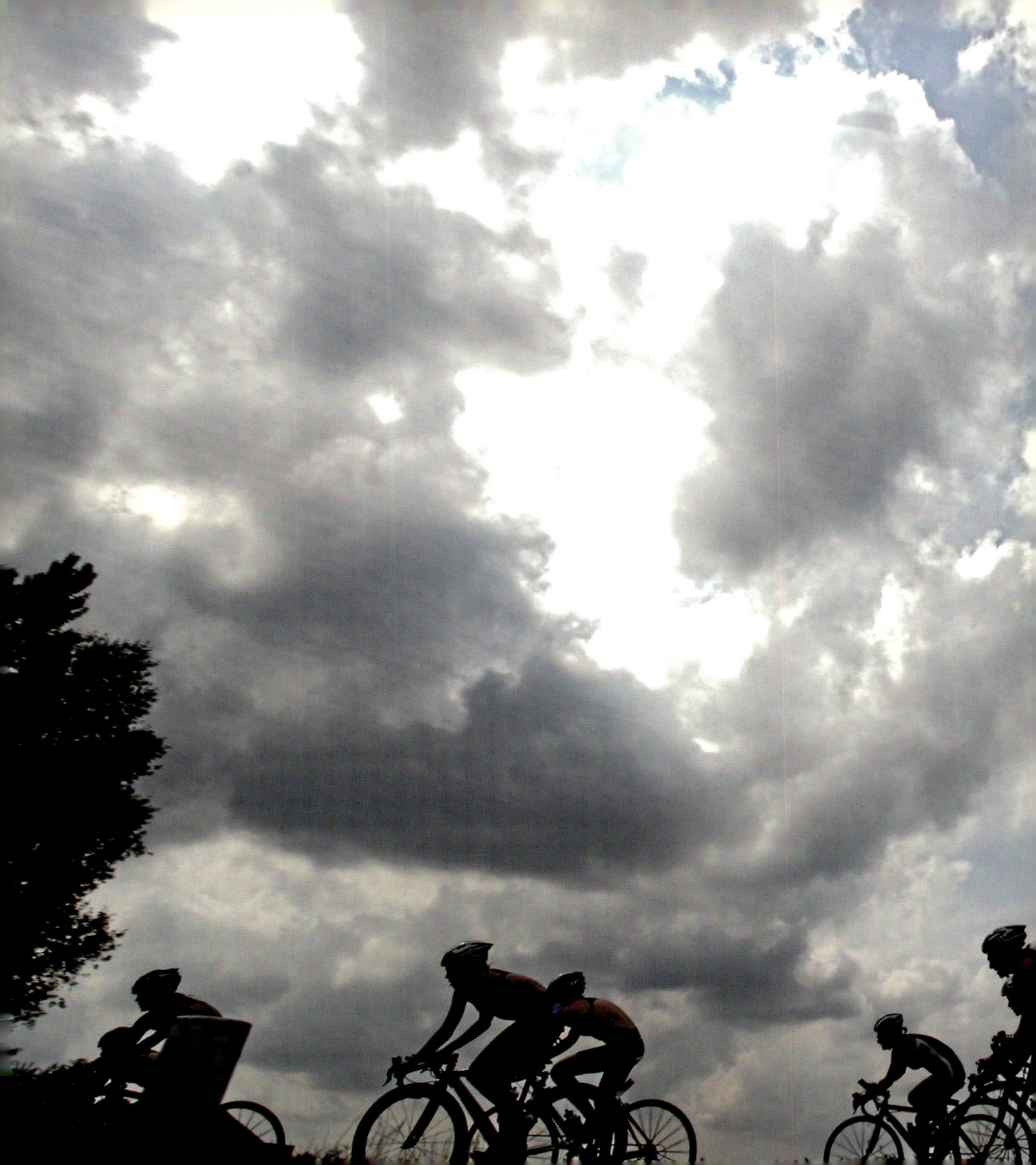

Kapitel 10

Oxidativer Stress

Herausforderung für die Ernährung

Sportler sind einer höheren Belastung durch freie Radikale ausgesetzt. Durch eine gezielte Ernährung kann man diesem oxidativen Stress entgegentreten – die sogenannten Antioxidantien schützen vor Krebs und vorzeitiger Alterung.

Freie Radikale

Während sportlicher Aktivitäten werden vermehrt sogenannte freie Radikale gebildet und aufgenommen. Das sind hochreaktive Substanzen, die auf zellulärer Ebene großen Schaden anrichten können. Sie entstehen zum einen durch den erhöhten Sauerstoffumsatz in der Atmungskette, zum anderen durch sportbedingte Entzündungsreaktionen im Körper. Außerdem enthält die Atemluft aufgrund verschiedener Umwelteinflüsse (UV-Strahlung, Umwelttoxine) Radikale, die durch die verstärkte Atemtätigkeit des Sportlers ebenfalls ins Körperinnere gelangen. Wer Stress hat oder raucht, sorgt ebenfalls für eine vermehrte Radikalbildung im Körper.

Freie Radikale können im Körper Gewebe und andere biologische Substanzen schädigen, wenn sie nicht ausreichend über antioxidativ wirksame Regulatoren (= Antioxidantien) neutralisiert werden. Der Körper kann zur Eliminierung von Radikalen auf endogene, also im Körper vorhandene Wirksubstanzen wie zum Beispiel verschiedene Enzymsysteme oder Moleküle, und auf exogene Antioxidantien, die über die Nahrung zugeführt werden müssen, zurückgreifen. Um aggressive Radikale unschädlich zu machen, ist insbesondere eine ausreichende Versorgung mit den Mineralstoffen Zink, Kupfer, Mangan, Eisen, Selen sowie mit den Vitaminen C, E, A oder β-Carotin (als Vorstufe von Vitamin A) notwendig. Zudem wirkt eine Vielzahl an sekundären Pflanzenstoffen wie die Polyphenole antioxidativ und schützt unsere Zellen. Freie Radikale fördern die Hautalterung und können insbesondere die Entstehung von Krebs, Herzinfarkten oder grauem Star begünstigen. Es gibt auch künstliche Antioxidantien (z. B. Zitrate, Gallate), die Lebensmitteln zum Schutz vor dem Verderben durch Sauerstoffreaktionen als Zusatzstoffe beigemischt werden.

Neben den in der Tabelle aufgeführten wichtigsten Antioxidantien wirken auch die Vitamine D, K und auch einige B-Vitamine schützend, allerdings nicht so ausgeprägt. Es sind auch noch längst nicht alle antioxidativ wirksamen Substanzen der Nahrung erforscht. Ihre Anzahl wird auf mehrere Hundert bis Tausende geschätzt. Antioxidantien kommen sowohl natürlicherweise in Lebensmitteln als auch zugesetzt aus Gründen der verbesserten Haltbarkeit in verschiedenen Produkten wie Kosmetika,

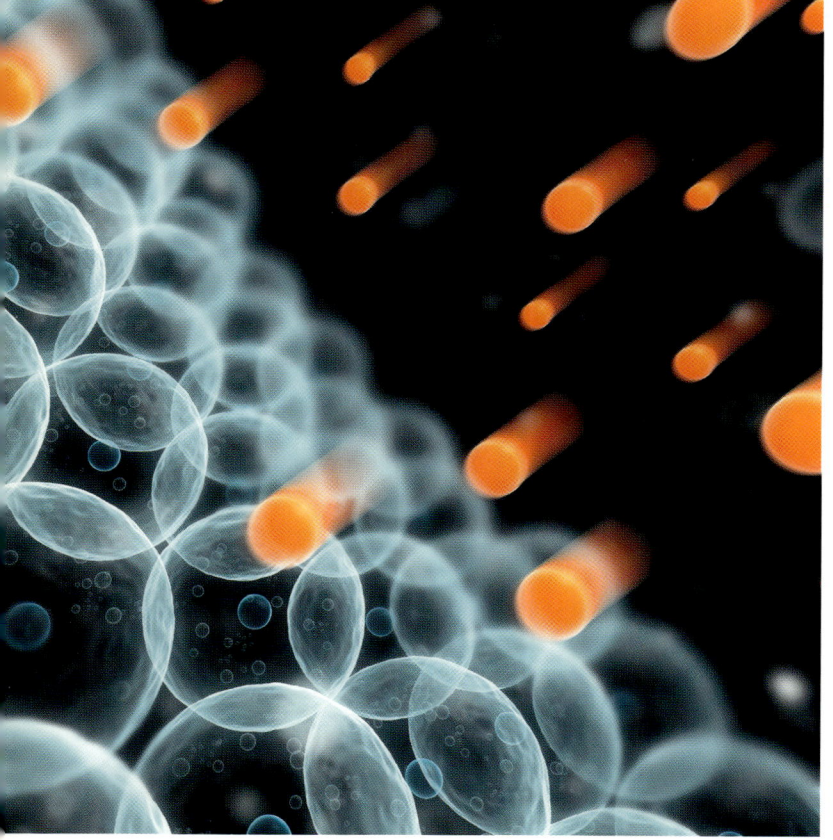

Dauerbombardement: Die Zellen von Sportlern sind durch Radikale besonders belastet

Medikamenten usw. vor und zählen zu den Zusatzstoffen. Die in Produkten künstlich zugefügten Antioxidantien verhindern Reaktionen des Produkts mit Sauerstoff und schützen so vor Qualitätseinbußen.

So schädigen Radikale Ihren Körper

Sauerstoff an sich ist grundsätzlich sehr reaktionsfreudig. Ohne Sauerstoff zur Atmung könnten wir nicht leben. Im Stoffwechsel entstehen täglich aus etwa zehn Prozent des nicht umgesetzten Sauerstoffs reaktive Sauerstoffverbindungen (ROS = reactive oxygen species), zu denen freie Radikale (z. B. Hydroxyradikal, Superoxid) und bestimmte Moleküle (Wasserstoffperoxid, Singulettsauerstoff) zählen. Außerdem können bestimmte Körperzellen aus der Aminosäure Arginin Stickstoffverbindungen (RNS = reactive nitrogen species) bilden, die wiederum mit anderen Molekülen (Super-

Antioxidativ wirksame Schutzsysteme

endogenes Schutzsystem	exogene Schutzfaktoren
– Superoxiddismutase (drei Formen mit Kupfer, Zink und Mangan) – Katalase (mit Eisen) – Glutathionsystem (z. B. Glutathionperoxidasen und -reduktasen, mit Selen) – Glutathionmolekül (mit Selen und Schwefel)	– Vitamin A – Carotinoide (ß-Carotin, Leucopin, Zeaxanthin) – Vitamin E – Vitamin C – Liponsäure – Ubichinon – Flavonoide – Polyphenole

(nach Biesalski et al. 2002)

oxide) sehr reaktionsfreudige Verbindungen eingehen können.

Eine schädigende Wirkung üben Radikale beispielsweise auf Fette aus, insbesondere auf die sehr empfindlichen mehrfach ungesättigten Fettsäuren. Aber auch Eiweiß, Kohlenhydrate und sogar genetisches Baumaterial werden so weit verändert, dass vollständige Funktionsverluste möglich sind. Gravierende Schäden ziehen bestimmte Krankheitsbilder (Hautalterungen, Krebs usw.) nach sich.

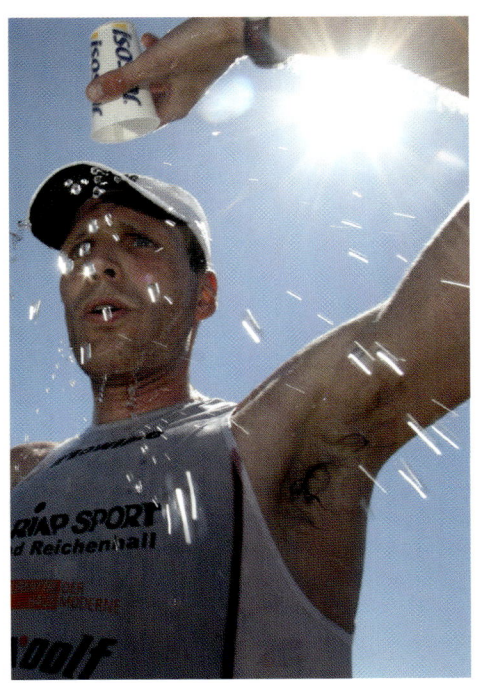

Antioxidantien

Der größte Teil der Antioxidantien wirkt als Radikalfänger. Die Radikale werden von den antioxidativ wirksamen Substanzen abgefangen und unschädlich gemacht. Prozesse mit schädigenden Auswirkungen werden durch Antioxidantien abgebrochen. Einige Substanzen wie zum Beispiel das Vitamin E fangen Radikale ab und werden dann selbst zu Radikalen, allerdings zu weniger aggressiven. Mithilfe anderer Antioxidantien wie Vitamin C können sie wieder regeneriert werden (Vitamin-E-Spareffekt) und stehen damit erneut zur Radikalbekämpfung zur Verfügung.

Risikofaktor Sonne: UV-Strahlung und intensive Atmung führen zu einer gesteigerten Belastung durch Radikale

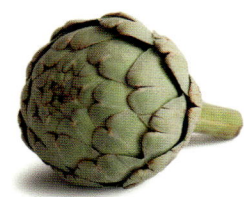

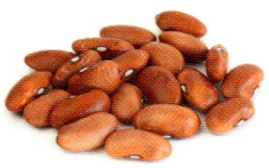

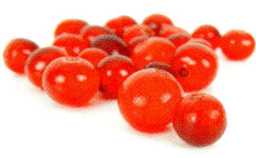

Die Artillerie aus der Natur: Artischocken, Bohnen und Cranberrys

Antioxidatives Büfett: Gesundheit, frisch vom Markt

Die einzelnen antioxidativ wirksamen Stoffe bilden ein Netzwerk, um die schädigenden Substanzen auszuschalten und um zerstörende Kettenreaktionen im Körper abzubrechen. Leider weiß man noch zu wenig über den Antioxidantiengehalt von Organen oder Geweben. Es ist längst auch noch nicht alles über deren Wirkweisen erforscht. Zudem ist es äußerst unwahrscheinlich, einzelnen Antioxidantien eine spezifische Wirkung oder Aufgabe zuordnen zu können. Es bestehen sehr komplexe Wechselwirkungen untereinander, sodass oft viele Antioxidantien gleichzeitig für gesundheitliche Vorteile verantwortlich sind.

Antioxidantien-Mangel

Die Auswirkungen eines Antioxidantien-Mangels sind symptomatisch nicht so ausgeprägt, wie es bei einzelnen Vitaminen oder Mineralstoffen der Fall ist. Allerdings weiß man, dass oxidativer Stress, also ein verstärktes Auftreten von zellschädigender Wirkungen im Körper durch Radikale, einen Einfluss auf die Entstehung vieler Erkrankungen hat. Die antioxidativen Schutzsysteme des Körpers sind in der Lage, sich bei wachsender Radikalgefahr zu vergrößern – vorausgesetzt, die Versorgung stimmt. Das konnte beispielsweise in einer Untersuchung mit 100 Athleten bezüglich der Glutathionperoxidase, einem antioxidativ wirksamen Enzym, nachgewiesen werden. Die Aktivität des Enzyms war bei den Sportlern aufgrund der Trainingsadaptation erhöht. Obwohl es bei einer normalen und abwechslungsreichen Ernährung in der Regel nicht zu einer Mangelversorgung mit Antioxidantien kommt, gibt es Situationen, die einen höheren Bedarf aufgrund einer stärkeren Radikaleinwirkung erfordern. Zu diesen Situationen gehören Leistungssport, Stress und bestimmte Erkrankun-

gen (Arteriosklerose, Krebs, rheumatische Erkrankungen, Sonnenbrand, Entzündungen, Störungen des Immunsystems, Alterungsprozesse), aber auch Heilungs- und Regenerationsprozesse. Bezüglich der Krebsprävention wird ein Zusammenhang zwischen einem geringen Konsum von frischen Früchten und Gemüse und einem verstärkten Auftreten von Mundhöhlenkrebs vermutet.

Krebsprävention durch Lebensmittel

Antioxidantien kommen in großen Mengen in Gemüse, grünem Tee und Rotwein vor. Forscher des US-Landwirtschaftsministeriums schreiben insbesondere roten Bohnen und Artischocken sowie den Heidel- und Moosbeeren (Cranberrys) den höchsten Gehalt an Antioxidantien zu. Aber auch Gewürze sowie

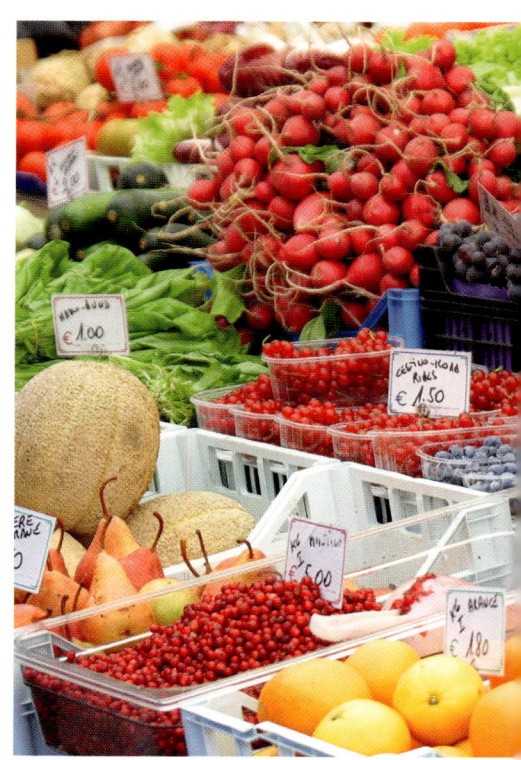

grundsätzlich Obst und Gemüse (insbesondere Beerenfrüchte), dunkle Schokolade, Cerealien, Nusskerne (von Walnüssen, Pekannüssen), Samen, gebrühter Kaffee, gemahlene Gewürznelken, Traubensaft und ungesüßte Backschokolade leisten aufgrund von Verzehrmenge bzw. -häufigkeit einen wertvollen Beitrag zur Versorgung mit Antioxidantien in der Ernährung der amerikanischer Bevölkerung.

Vorsicht: Wer sehr viel Fleisch isst, kann durch das im Fleisch enthaltene Eisen die Bildung von aggressiven Sauerstoffradikalen fördern. Die Deutsche Krebsgesellschaft empfiehlt deshalb, durchschnittlich nicht mehr als 80 Gramm Fleisch am Tag, bevorzugt durch Geflügel, zu verzehren. Allerdings ist eine ausreichende Eisenversorgung, die für Sportler leistungsentscheidend ist, ohne Fleischkonsum

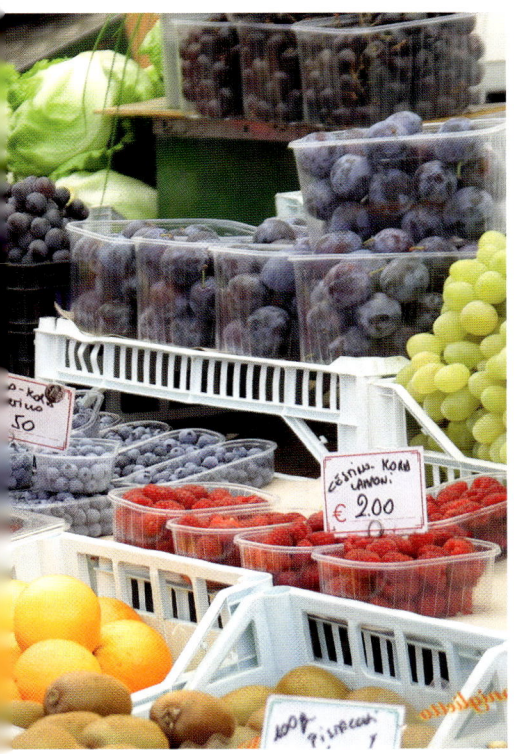

Hitliste der antioxidantienreichen Lebensmittel

Gruppe	Lebensmittel
Obst	Kirschen Pflaumen Beeren (Heidelbeeren, Moosbeeren) Äpfel Rotkohl roter Rettich (Quelle für Flavonoide) Aprikosen und Pfirsiche (Quelle für Carotinoide) Zitronen Orangen andere Zitrusfrüchte Johannisbeeren Kiwis Sanddorn (Quelle für Vitamin C)
Gemüse	roter Rettich Zwiebeln Radieschen Radicchio und Auberginen (Quelle für Flavonoide) Hülsenfrüchte wie Erbsen und Bohnen sowie Spinat (Quelle für Saponine) Knoblauch Schalotten Schnittlauch Porree und Lauchzwiebeln (Quelle für Sulfide) Tomaten (Quelle für Lykopin) Paprikaschoten Brokkoli Rosenkohl Grünkohl Spinat und Karotten (Quelle für Carotinoide) Kartoffeln (Quelle für Vitamin C) Soja
Öle, Samen und Nüsse	Ölfrüchte Nüsse Mandeln Weizenkeim-, Mais-, Sonnenblumenkern-, Sojaöl Kakaobohnen und Sonnenblumenkerne (Quelle für Vitamin E)
Getränke	grüner Tee Traubensaft Rotwein
Sonstiges	Senf

(nach www.krebsgesellschaft.de)

nur sehr schwierig zu bewerkstelligen. Das richtige Maß ist wie immer entscheidend für Nutzen oder Risiko.

Wussten Sie, dass man 1.300 Milligramm Vitamin C benötigt, um die gleiche antioxidative Wirkung wie mit 100 Gramm ungeschältem Apfel zu erzielen? Den natürlichen Lieferanten von wertvollen Antioxidantien ist aufgrund der komplexen und zugleich ausgewogenen Zusammensetzung eindeutig der Vorzug vor Supplementen zu geben, zumal noch immer nicht alle natürlich vorkommenden Wirkstoffe und deren genauen Wirkweise identifiziert sind. Studien belegen keinen ausreichenden antioxidativen Schutz von Nahrungsergänzungspräparaten mit Vitamin C, Vitamin E und β-Carotin gegenüber Erkrankungen, die durch oxidativen Stress begünstigt werden können. Das Zusammenspiel einzelner Antioxidantien muss noch genauer erforscht werden.

Hohe Konzentration von Antioxidantien in natürlicher Verpackung: ein Apfel

Ernährung und Krebsrisiko

Nach den Herz-Kreislauf-Erkrankungen ist Krebs die häufigste Todesursache in Deutschland. Nicht jede Krebserkrankung endet tödlich. Am häufigsten sterben Krebserkrankte an Lungenkrebs, oftmals durch starkes Rauchen ausgelöst. Noch öfter diagnostiziert bei beiden Geschlechtern, aber mit weniger Todesfällen, wird der Darmkrebs. Bei Frauen ist die häufigste Krebsart der Brustkrebs und bei Männern

der Lungenkrebs. Die dritthäufigste Krebserkrankung bei Männern ist der Prostatakrebs (www.krebsvorsorge-ratgeber.de). Nach Angaben der Weltgesundheitsorganisation WHO gibt es sowohl gesicherte Zusammenhänge zwischen der Entstehung von Krebs und individuellen Faktoren wie der Ernährung, der Bewegung und dem Körpergewicht als auch nur mögliche, noch genauer zu erforschende Zusammenhänge. Zu den gesicherten Erkenntnissen gehören:

- Übergewicht und ein damit erhöhtes Risiko für Speiseröhrenkrebs, Krebs des Dick- und Enddarms, für Brustkrebs, Gebärmutterkrebs und Nierenzellkrebs
- Alkoholkonsum und einem damit erhöhten Risiko für Krebs in Mundhöhle, Rachenraum und am Kehlkopf sowie an Speiseröhre, Leber und Brust
- Bewegung und Sport haben einen präventiven Einfluss auf Brust- und Dickdarmkrebs.

Noch nicht ausreichend belegt, aber dennoch für wahrscheinlich empfunden, sind folgende Zusammenhänge:

- Obst und Gemüse schützen vor Krebs in der Mundhöhle, im Magen und Dickdarm.
- Rotes Fleisch fördert die Entstehung von Dickdarm- und Enddarmkrebs.
- Salz- oder rauchkonservierte oder gepökelte Lebensmittel steigern das Magenkrebsrisiko.
- Sehr heiße Getränke oder Speisen stellen ein erhöhtes Risiko für Krebs der Mundhöhle, des Rachens sowie der Speiseröhre dar.

Studien belegen einen krebspräventiven Effekt von Selen gegenüber Prostata- und

Darmkrebserkrankungen. Insbesondere Nüsse wie Pistazien oder Paranüsse können einen wertvollen Beitrag zur Bedarfsdeckung mit Selen leisten. Bereits 10 bis 20 Gramm Pistazien oder 30 bis 70 Gramm Paranüsse decken den geschätzten Bedarf an Selen (30 bis 70 Mikrogramm pro Tag).

Frisches, unerhitztes Gemüse und Obst zeigen bei allen Untersuchungen die stärkste schützende Wirkung vor Krebs! Besonders guten Schutz bieten Knoblauch, Weißkohl, Sojabohnen, Ingwer, Karotten und Sellerie.

Antioxidantien: Risiken und Nebenwirkungen

Auch Antioxidantien können unerwünschte Wirkungen entfalten. Aus Modellversuchen weiß man, dass massive Gaben bestimmter Antioxidantien Zellfunktionen unterbinden können. Für Raucher konnte ein negativer Einfluss einer β-Carotin-Supplementierung gefunden werden. Demzufolge erhöhten sich sowohl die Häufigkeit von Lungenkrebs als auch die Sterblichkeit bei Rauchern, die β-Carotin über Nahrungsergänzungspräparate eingenommen hatten. Auch sehr hohe Einzeldosen von Vitamin C zeigten bei einer gleichzeitig suboptimalen Versorgung mit Vitamin E eine schädigende Wirkung auf Fette im Körper.

Freie Radikale sind nicht nur schädigende Substanzen, sondern auch ein wesentlicher Bestandteil der Immunabwehr. Sie werden zur Eliminierung unerwünschter Erreger gebildet. Eine völlige Unterdrückung von freien Radikalen im Körper durch eine überschüssige Gabe von Antioxidantien könnte somit auch fatale Folgen für die natürliche Abwehrbereitschaft des Körpers haben.

Zusammenfassung

Aufgrund synergistischer Interaktionen zwischen einzelnen Antioxidantien wie zum Beispiel der Vitamin-E-Spareffekt durch Vitamin C oder die schützende Wirkung von Vitamin E auf β-Carotin scheint eine Kombination an Antioxidantien effektiver zu sein als hohe Mengen einzelner Antioxidantien. Eine obst- und gemüsereiche Kost, mit einer bevorzugten Verwendung von Vollkorngetreideprodukten, wird einer antioxidantienreichen Ernährung am besten gerecht, zumal hochdosierte Präparate auch negative Wirkungen entfalten können und nicht alle wertvollen Wirkstoffe enthalten. Um exakte Empfehlungen bezüglich Menge und Wirkstoffkombinationen zur Prävention von Erkrankungen wie Krebs oder Herz-Kreislauf-Erkrankungen aussprechen zu können, besteht weiterhin ein großer Forschungsbedarf. Auch für sportlich aktive Personen ist der Nutzen einer grundsätzlichen Supplementierung von Antioxidantien noch nicht ausreichend untersucht, sodass keine exakten Empfehlungen gegeben werden können. Zukünftig könnte die Anwendung von sekundären Pflanzenstoffen wie zum Beispiel Quercetin oder Lycopin zur Reduzierung des oxidativen Stresses bei Sportlern interessant werden.

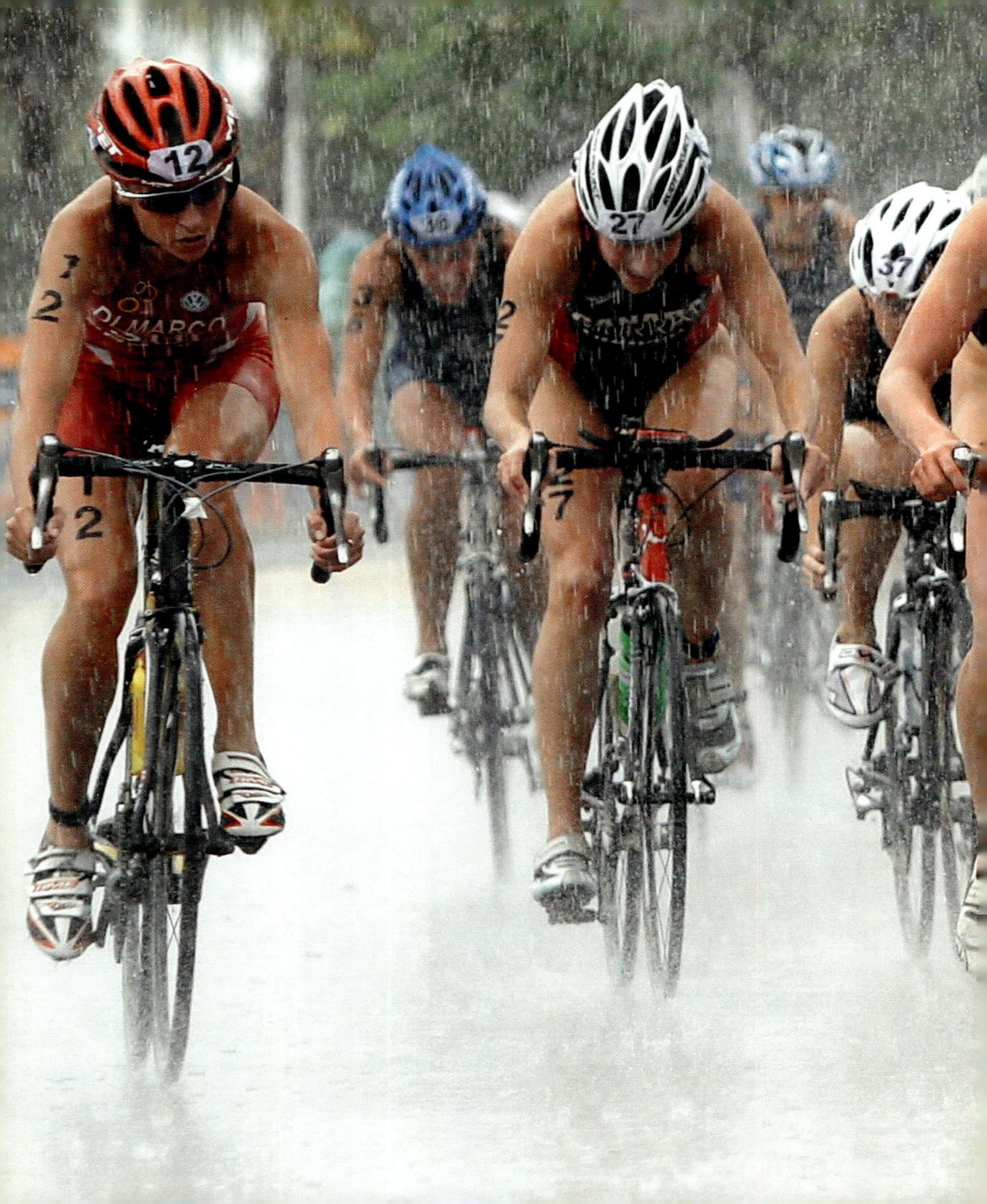

Kapitel 11

Power fürs
Immun-system

Es ist äußerst frustrierend für einen Athleten, wenn sein Grundlagentraining durch ständig wiederkehrende Erkrankungen gestört wird oder Wettkämpfe aufgrund gesundheitlicher Beeinträchtigungen abgesagt werden müssen. Sport kann unser Immunsystem stärken, aber auch kurz- oder langfristig schwächen.

nsbesondere moderate, regelmäßig durchgeführte Belastungen haben einen positiven Einfluss auf unsere Abwehrbereitschaft, während intensives Training im Leistungssport die Immunabwehr schwächen kann. Insbesondere das Risiko, an den oberen Atemwegen zu erkranken, kann durch sportliche Aktivität stark erhöht sein. Um die Abwehrbereitschaft bestimmter Immunzellen wieder zu normalisieren, sind Regenerationszeiten von mehreren Tagen erforderlich. Da die Vorbereitung auf einen Triathlon nicht nur im Leistungssport jedoch oft mit mehreren Trainingseinheiten am Tag verbunden ist, sind die Erholungszeiten oft stark verkürzt. Entscheidend für ein gut funktionierendes Immunsystem sind eine bedürfnisgerechte Ernährung, die Intensität der Belastung sowie ein ausge-

wogenes Verhältnis von Belastung und Entspannung (Erholung, Schlaf). Geringe Stressbelastungen und ein gesunder Lebenswandel tragen ebenfalls positiv zur Stärkung der Immunabwehr bei.

Funktionen der Immunabwehr

Unser Immunsystem besteht aus den weißen Blutkörperchen, auch Leukozyten genannt, die sich wiederum in zwei unterschiedliche Abwehrsysteme einteilen lassen (siehe Übersicht). Man unterscheidet dabei die spezifische von der unspezifischen Abwehr. Lymphozyten sind spezifische Abwehrzellen, während Granulozyten, Monozyten und natürliche Killerzellen die unspezifische Abwehrlinie darstellen.

Die Aufgaben der Immunzellen

Die unspezifische Immunabwehr sorgt dafür, dass mikrobielle Erreger, aber auch gealterte, beschädigte und nicht mehr benötigte Zellen beseitigt werden. Die spezifische Abwehrlinie reagiert auf bestimmte Merkmale von Erregern, was sie beispielsweise zur Produktion bestimmter Substanzen (Antikörper) veranlasst, mit deren Hilfe genau erkannte Eindringlinge beseitigt werden können. Beide Abwehrsysteme sind für eine gut funktionierende Abwehrbereitschaft von größter Wichtigkeit.

Reaktionen auf eine Virusinfektion

Viren können täglich über die Schleimhäute der Atemwege oder des Verdauungstrakts in unseren Körper eindringen. Dort treffen sie

Immunabwehr durch die weißen Blutkörperchen

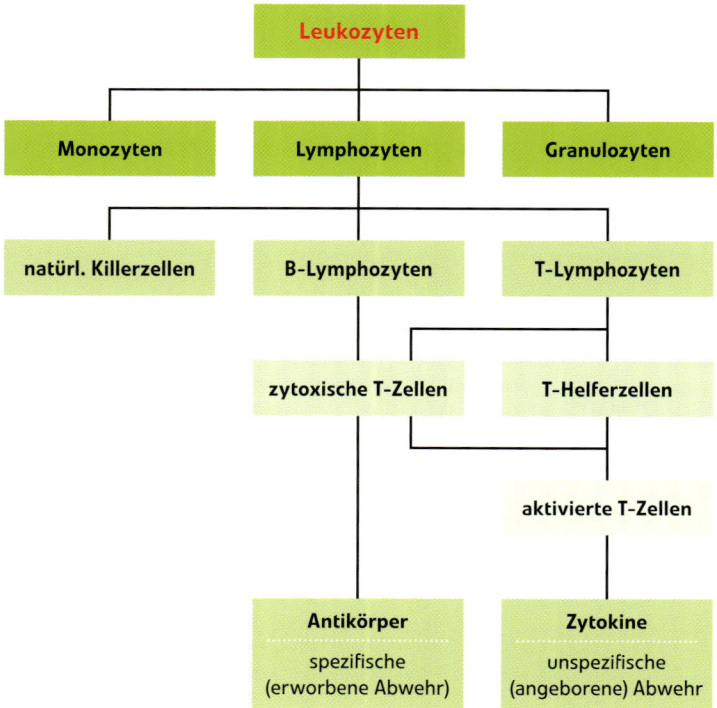

auf die erste spezifische Abwehrlinie, auf sogenannte Antikörper (auch Immunglobuline genannt), die sich an die Eindringlinge anheften, damit sie von den Immunzellen erkannt werden können. Ist das Immunsystem geschwächt, haben die Eindringlinge freie Bahn, was zu einer Freisetzung unspezifischer Stoffe, den Zytokinen, führt. Die Aufgabe von Zytokinen und dem zugleich aufkommenden Fieber (Akut-Phase-Reaktion) ist es, sowohl eine Vermehrung der Eindringlinge als auch eine weitere Infektion gesunder Körperzellen zu verhindern. Mithilfe der natürlichen Killerzellen können bereits infizierte Zellen eliminiert werden. Aktivierte T- und B-Lymphozyten kommen ebenfalls zur Hilfe, sodass es früher oder später möglich ist, das Virus zu bekämpfen.

Reaktionen auf einen bakteriellen Infekt

Bei Verletzungen der Haut können Bakterien sehr schnell ins Körperinnere gelangen. Zunächst rötet sich die Haut. Monozyten und Granulozyten, die zur unspezifischen Abwehrlinie gehören, werden angelockt und versuchen, die Entzündung zu bekämpfen. Dazu „fressen" sie die Eindringlinge regelrecht auf. Zur Abtötung werden bestimmte Enzyme oder Sauerstoffradikale gebildet. Durch Zytokine wird eine Akut-Phase-Reaktion ausgelöst, deren Ziel es ist, der Entzündung unter dem Aufkommen von Fieber Herr zu werden. Stellt sich dieser Prozess als schwierig heraus, werden vermehrt Granulozyten aus dem Knochenmark freigesetzt, was in den meisten Fällen zur Genesung führt. Gelangen die Bakterien trotzdem in die Lymphbahn, kann es zu einer Blutvergiftung kommen. Zur Unterstützung der unspezifischen Immunabwehr kommt auch die spezifische zum Tragen. Sie produziert

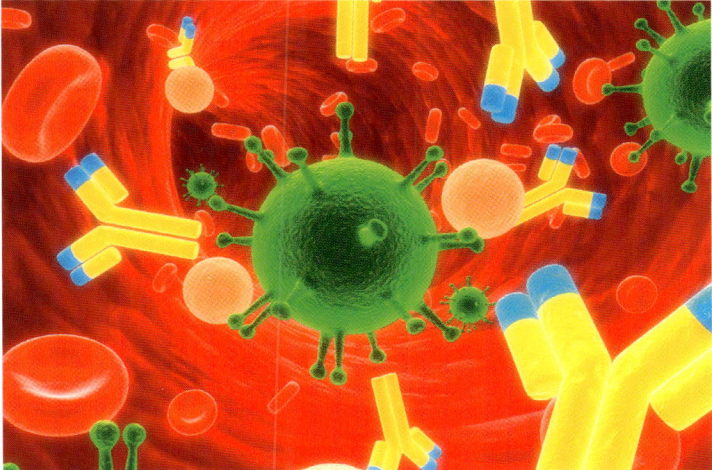

Antikörper, um Bakteriengifte zu binden und gleichzeitig unschädlich zu machen.

Sport und Immunsystem

Jede intensive Belastung bedeutet für den Körper physiologischen Stress, der sich vorübergehend auch in klinischen Veränderungen des Immunsystems bemerkbar macht. Zu den messbaren Stressparametern gehören zum Beispiel die ansteigenden Konzentrationen der Stresshormone Kortisol und Adrenalin, diverser entzündungsfördernder und -hemmender Zytokine sowie die verringerten Aktivitäten der Granulozyten und natürlichen Killerzellen, geänderte Funktionen der T- und B-Lymphozyten und sinkende Konzentrationen des Immunglobulins A. Diese Beeinträchtigungen im Immunsystem halten nach langen und intensiven Ausdauerbelastungen für mehrere Stunden an. Mit anderen Worten: Insbesondere in der Erholungszeit nach intensiven Belastungen ist der Sportler aufgrund der geschwächten Immunabwehr infektanfällig. Dieser Zustand, der auch als Open-Window-Effekt bezeichnet wird, kann je nach Erschöpfungsgrad bis zu 72 Stunden andauern.

Immunglobuline heften sich an einen Eindringling und markieren ihn damit für die Fresszellen

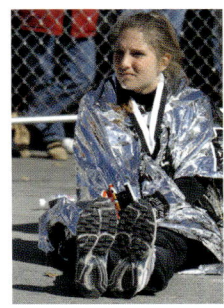

Bloß nicht auskühlen: Nach dem Sport ist das Fenster für Eindringlinge ganz weit offen

Ernährung und Immunabwehr

Es ist erwiesen, dass Kohlenhydrateinnahmen von 60 Gramm pro intensiver Belastungsstunde helfen, belastungsbedingte Entzündungsreaktionen einzudämmen und aufgrund verringerter Stresshormonkonzentrationen die Immunabwehr positiv zu beeinflussen. Auf einzelne Funktionsleistungen spezifischer oder unspezifischer Immunzellen haben sie jedoch keinen direkten Einfluss.

Immunabwehr aus der Natur: die Apotheke im Gemüseregal

Hilfsmittel für die Abwehrkraft

Es gibt eine Reihe positiver Untersuchungen über den Einfluss von Substanzen wie ß-Glucan (ein Polysaccharid, das in Hafer und Gerste vorkommt) auf die Immunabwehr, der allerdings beim Menschen noch nicht nachgewiesen werden konnte. Neue Untersuchungen im Bereich der sekundären Pflanzenstoffe geben Hoffnung auf eine Kombination von Wirkstoffen, die in erster Linie Entzündungsprozesse und oxidativen Stress eindämmen können. Zu diesem neuen Immuncocktail könnten in Zukunft die sekundären Pflanzenstoffe Quercetin (EGCG, Epi-

Gallo-Catechin-3-Gallat aus Tee), Isoquercetin (aus Zwiebeln), die mehrfach ungesättigten Fettsäuren Eicosapentaensäure und Docosahexaensäure sowie die wasserlöslichen Vitamine C und Folsäure gehören. Es wird vermutet, dass die gleichzeitige Anwesenheit der anderen Nährstoffe die Verfügbarkeit und damit auch die Wirksamkeit von Quercetin erhöht. Die wichtigste Voraussetzung für ein gut funk-

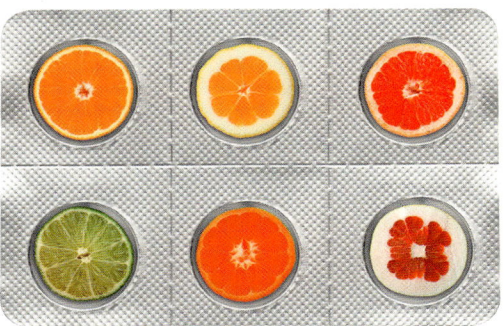

tionierendes Immunsystem ist allerdings eine bedarfsgerechte, ausgewogene Ernährung. Diese stellt alle notwendigen Nährstoffe wie zum Beispiel Eiweiß als Bausubstanz von Immunzellen oder Zink als Aktivator einiger Immunzellen in ausreichender Menge zur Verfügung. Durch gezielt eingesetzte Wirkstoffkombinationen, wie sie oben genannt wurden, kann belastungsbedingten Schwächungen der Immunabwehr vorgebeugt werden.

Sekundäre Pflanzenstoffe

Viele sekundäre Pflanzenstoffe besitzen antimikrobielle oder/und entzündungshemmende Eigenschaften und können so ebenfalls zur Verbesserung des Gesundheitszustands beitragen. Sekundäre Pflanzenstoffe, die antimikrobiell wirksam sind, können Infektionskrankheiten bereits in der Entstehungsphase bekämpfen, da sie das Wachstum von

Gute Quercetinlieferanten

Lebensmittel	Quercetingehalt [mg/kg Frischgewicht]
gelbe Zwiebeln	347
Grünkohl	110
grüne Bohnen	39
Äpfel	36
Kirschen	32
Brokkoli	30

(nach Hertog et al. 1992)

Bakterien, Pilzen, Hefen und Viren eindämmen. Ein regelmäßiger Verzehr von Zwiebelgewächsen kann eine antimikrobielle Wirkung besonders im Darmtrakt (Darmflora) ausüben. So kann die Ausbreitung schädlicher Darmbakterien durch Knoblauch wirksam gehemmt werden. Interessanterweise ergab eine Studie, in der ältere Frauen täglich 300 Milliliter Moosbeerennektar (Saft aus Cranberrys) tranken, nach sechs Monaten ein im Vergleich zur Kontrollgruppe um 58 Prozent geringeres Risiko, an Harnwegsinfektionen zu erkranken. Ursache dafür sind die sekundären Pflanzenstoffe (Flavonoide), die das Anhaften der Bakterien auf den Epithelzellen der Harnwege verhindern. Dieser positive Einfluss konnte auch nach dem Verzehr von Heidelbeeren nachgewiesen werden.

Antimikrobiell wirksame sekundäre Pflanzenstoffe

Sekundäre Pflanzenstoffe	Beispiele	Vorkommen
Sulfide	Allicin	Knoblauch
Isothiozyanate, Thiozyanate	Benzylisothiozyanat, Benzylthiozyanat	Kresse, Senf, Meerrettich
Phenolsäuren	Gallussäure, Kaffeesäure	Getreide, Obst, Gemüse, Kaffee
Flavonoide	Quercetin	Gemüse, Obst
Saponine	Tomatin	Tomate

(nach Watzl et Leitzmann 1999)

Zusammenfassung

Während regelmäßige und moderate Trainingseinheiten die Immunabwehr langfristig stärken können, schwächen intensive Belastungsumfänge die Abwehr. Insbesondere die oberen Atemwege werden schnell in Mitleidenschaft gezogen. Mit den richtigen Ernährungsstrategien, einer bevorzugten Verwendung antimikrobiell wirkender Substanzen und einer guten Balance zwischen Sport und Entspannung kann die Immunabwehr kurz- und langfristig gestärkt werden. Dazu tragen auch gute Hygienemaßnahmen und eine gesunde Mikroflora im Verdauungstrakt, gestärkt durch Pro- und Prebiotika, bei.

Tipps: Sport und Immunsystem

- Aufgrund der geschwächten Immunabwehr nach sportlichen Belastungen sollten Sie verstärkt auf ausreichende Hygienemaßnahmen achten (Hände waschen, Menschenansammlungen meiden usw.)

- Während intensiver und langandauernder Belastungen empfiehlt sich eine Kohlenhydratzufuhr in Höhe von 60 Gramm pro Stunde.

- Sorgen Sie für ausreichende Erholungsphasen.

- Vermeiden Sie Stress, Übertrainingszustände und chronische Überlastung.

- Ernähren Sie sich grundsätzlich bedürfnisgerecht und kalorisch ausreichend.

- Eine pflanzenreiche Kost liefert wertvolle sekundäre Pflanzenstoffe, deren antimikrobielles Potenzial ebenfalls vor Erkältungskrankheiten schützen kann.

- Sorgen Sie für ausreichend Schlaf.

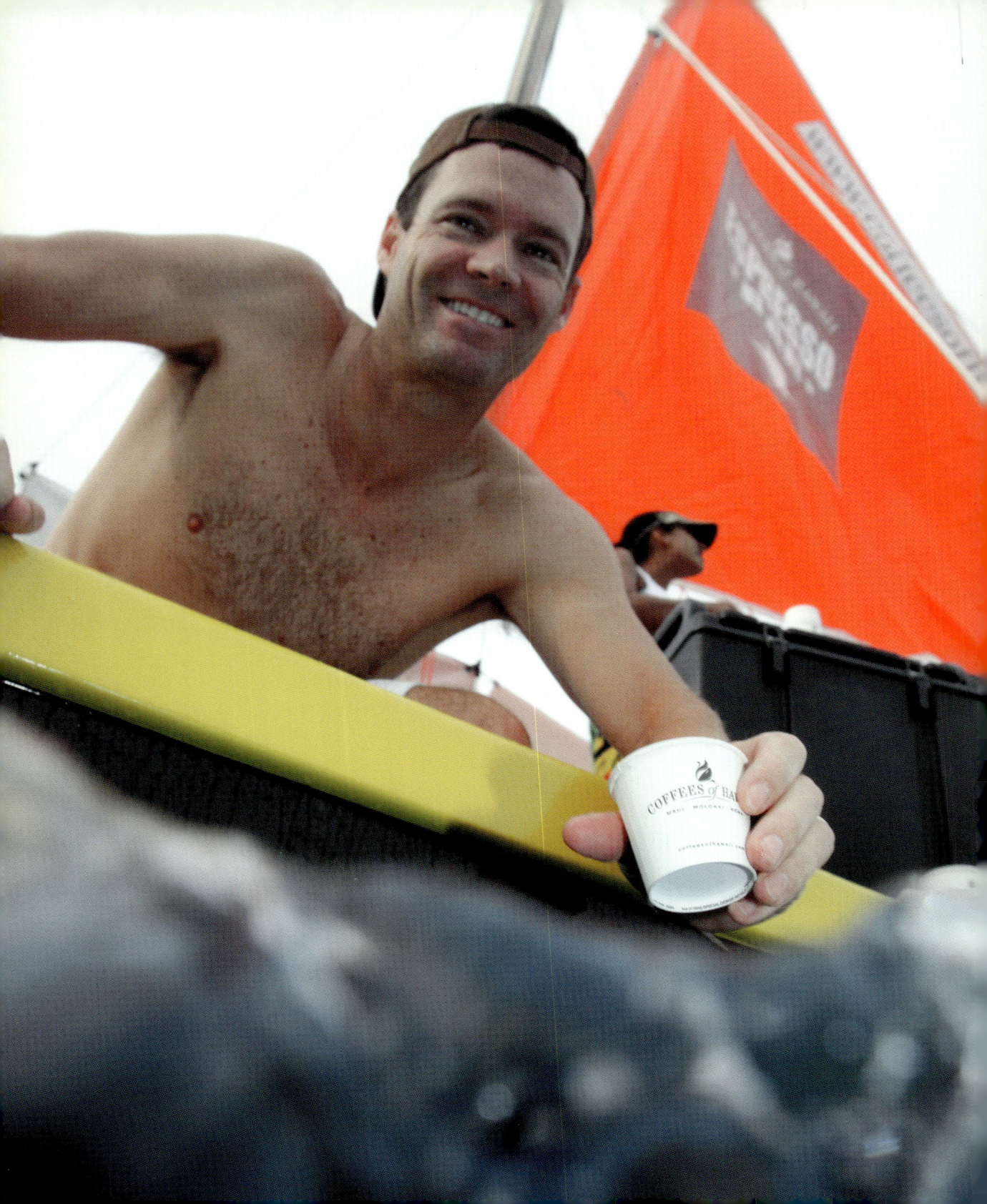

Kapitel 12

Nahrungs-ergänzung

Sinnvoll oder sinnlos?

Der Markt bietet eine Vielzahl an Nahrungsergänzungs-produkten – und es werden immer mehr. Können wir uns überhaupt noch ohne Präparate gesund ernähren? Immer wieder kann man lesen, dass der Vitamin- und Mineralstoffgehalt von Obst und Gemüse geringer geworden ist, sodass eine zusätzliche Einnahme von Produkten absolut notwendig erscheint.

Der Konsum von Vitamin- und Mineralstoffprodukten ist in den letzten Jahren bemerkenswert angestiegen. Eine im Jahr 1998 durchgeführte Ernährungserhebung in Deutschland ergab, dass bundesweit jede vierte Frau (25 Prozent) mindestens einmal pro Woche ein Nahrungsergänzungspräparat einnimmt, während es bei den Männern 18 Prozent sind. Die Tendenz ist steigend, bevorzugt wurde das Vitamin E zugeführt. Die Studie ergab allerdings auch, dass insbesondere diejenigen zu Supplementen griffen, die sich bereits ausreichend und ausgewogen ernährten, während die Personen, die sich weniger gut versorgten, keine zusätzlichen Produkte einnahmen.

Eine andere Untersuchung mit 115 männlichen und 88 weiblichen Athleten ergab, dass 89 Prozent der Befragten Nahrungsergänzungsprodukte verwendeten. 73 Prozent konsumierten Sportgetränke, 61 Prozent diverse kalorienreduzierte Produkte, 47 Prozent Multivitaminpräparate, 37 Prozent Kreatin

Gesundheit und Leistungsfähigkeit – in Pillenform möglich?

und 32 Prozent Vitamin C. Die Informationen zu Nahrungsergänzungspräparaten erhielten Frauen meistens aus der Familie, während sich Männer über Ernährungsberater, andere Athleten, Freunde oder Trainer informierten. Das Ziel einer regelmäßigen Produkteinnahme war bei den Sportlerinnen dabei die Stärkung der Gesundheit oder eine sinnvolle Ergänzung der Ernährung, wohingegen die männlichen Athleten sich leistungssteigernde und muskelaufbauende Effekte erhofften.

Eine dritte Studie mit 874 Hochleistungssportlern aus England ergab, dass 59 Prozent der Athleten mindestens ein Nahrungsergänzungspräparat einnehmen, wobei 73 Prozent ein Multivitaminpräparat, 71 Prozent Vitamin C und 36 Prozent Kreatin zuführten. Eine Supplementeinnahme scheint also weit verbreitet zu sein.

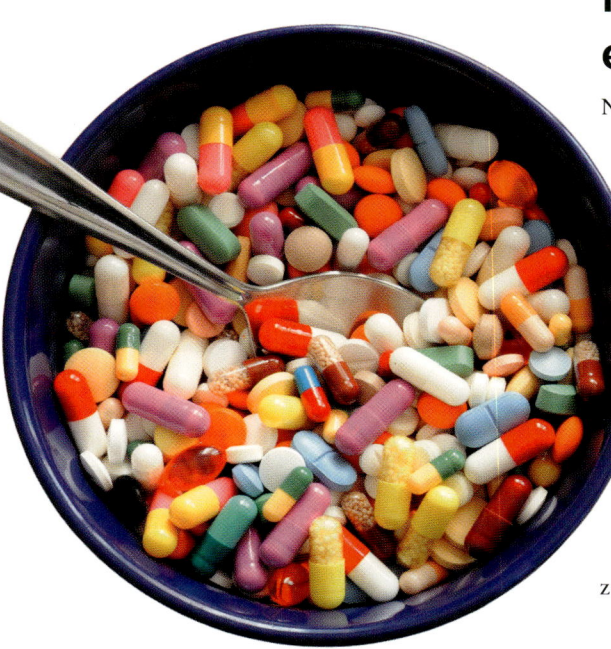

Die Zulassung von Nahrungsergänzungsmitteln

Nahrungsergänzungspräparate sind laut deutschem Gesetz Lebensmittel, die in lebensmitteluntypischer Form wie zum Beispiel Tabletten, Kapseln oder als Pulver angeboten werden. Sie enthalten in konzentrierter Form Vitamine, Mengenelemente, Spurenelemente, sekundäre Pflanzenstoffe, essenzielle Fettsäuren, Ballaststoffe, Aminosäuren oder sonstige Extrakte etwa aus Obst und Gemüse. Die Nahrungsmittelverordnung (NemV) regelt, welche Vitamine und Mineralstoffe und welche ihrer Verbindungen Produkten zugesetzt werden dürfen. Außerdem können

Empfohlene Höchstmengen pro Tag

Mikronährstoffe	Empfehlungen der DGE pro Tag für 25 bis 50 Jahre		empfohlene Höchstmenge pro Tag (Bundesinstitut f. Risikobewertung)	
	Männer	Frauen	Männer	Frauen
fettlösliche Vitamine				
Vitamin A	1,0 mg	0,8 mg	0,4 mg	0,4 mg
Vitamin D	5 µg	5 µg	5 µg	5 µg
Vitamin E	14 mg	12 mg	42 mg	36 mg
wasserlösliche Vitamine				
Vitamin B$_1$	1,2 mg	1,0 mg	3,6 mg	3,0 mg
Vitamin B$_2$	1,4 mg	1,2 mg	4,2 mg	3,6 mg
Vitamin B$_6$	1,5 mg	1,2 mg	4,5 mg	3,6 mg
Vitamin B$_{12}$	3,0 µg	3,0 µg	9 µg	9 µg
Vitamin C	100 mg	100 mg	300 mg	300 mg
Folsäure	400 µg	400 µg	1.200 µg	1.200 µg
Niacin	16 mg	13 mg	48 mg	39 mg
Pantothensäure	6 mg	6 mg	18 mg	18 mg
Biotin	30–60 µg	30–60 µg	180 µg	180 µg
Mengenelemente				
Kalzium	1.000 mg	1.000 mg	3.000 mg	3.000 mg
Magnesium	350 mg	300 mg	1.050 mg	900 mg
Spurenelemente				
Eisen	10 mg	15 mg	5 mg	5 mg
Jod	200 µg	150 µg	100 µg	100 µg
Zink	10 mg	7 mg	5 mg	5 mg
Selen	30–70 µg	30–70 µg	30 µg	30 µg
Chrom	30–100 µg	30–100 µg	60 µg	60 µg
sekundäre Pflanzenstoffe				
ß-Carotin	2–4 mg	2–4 mg	2 mg	2 mg

weitere Substanzen mit ernährungsspezifischer oder physiologischer Wirkung wie Pflanzen oder Kräuterextrakte enthalten sein, was allerdings noch einer genaueren Formulierung bedarf.

Die Deutsche Gesellschaft für Ernährung (DGE) gibt Empfehlungen für die tägliche Zufuhr von Vitaminen und Mineralstoffen heraus, die nach Angaben des Bundesinstituts für Risikobewertung vom Hersteller von Ergänzungspräparaten bis maximal um das Dreifache (bei bestimmten Vitaminen) oder um das Einfache (bei bestimmten Mineralstoffen) überschritten werden dürfen (siehe Tabelle vorige Seite). Höher dosierte Präparate können pharmakologische Wirkungen entfalten und zählen als Arzneimittel, für deren Vertrieb eine Zulassung durch das Bundesamt für Arzneimittel und Medizinprodukte benötigt wird.

Während man bei Arzneimitteln Kontrollen zu Wirksamkeit und Unbedenklichkeit sehr streng reglementiert, werden die Verbraucher beim Erwerb von Nahrungsergänzungsmitteln allein gelassen. Es gibt zwar eine Lebensmittelkennzeichnungsverordnung, die Angaben zur täglich empfohlenen Verzehrmenge vorschreibt, und einen Warnhinweis, dass diese Menge nicht überschritten werden darf. Doch was ist, wenn mehrere Produkte und/oder zugleich angereicherte Lebensmittel eingenommen werden? Europaweit gültige Höchstmengen für Vitamine und Mineralstoffe existieren noch nicht, was den Verbraucher immer noch ungenügend vor Überdosierung schützt. Im Vergleich zu Arzneimitteln durchlaufen Nahrungsergänzungsmittel kein Zulassungsverfahren durch Behörden, in welchem die tat-

Vitamin-Überdosierungen können zu ernsten gesundheitlichen Beeinträchtigungen führen

sächliche gesundheitliche Unbedenklichkeit nachgewiesen werden muss (Bundesinstitut für Risikobewertung). Positiv zu erwähnen ist, dass Hinweise wie „Dieses Produkt ist kein Ersatz für eine ausgewogene und abwechslungsreiche Ernährung" ebenfalls angebracht werden müssen. In Deutschland sind außerdem Produktwerbungen auf der Verpackung, die sich auf die Beseitigung, Linderung oder Verhütung von Krankheiten beziehen, verboten. Lediglich Aussagen zur Verringerung eines Krankheitsrisikos sind unter einer behördlichen Prüfung und Zulassung möglich.

Viel hilft nicht immer viel

Insbesondere vor einer zu hohen Aufnahme von fettlöslichen Vitaminen, aber auch von Mineralstoffen kann aus gesundheitlichen Gründen nur gewarnt werden. Überdosierungen richten oft mehr Schaden als Nutzen an und können in einzelnen Fällen sogar Vergiftungserscheinungen auslösen. Wer hat schon einen Überblick über die Mengen an Vitaminen oder Mineralstoffen, die er aufnimmt? Auch einfache Lebensmittel wie Säfte oder Cornflakes sind oft mit Nährstoffen angereichert und potenzieren die Zufuhrmengen bestimmter Mikronährstoffe. Während die künstlich zugeführten Wirkstoffe gesundheitliche Schäden anrichten können, entfalten die in Lebensmitteln natürlich vorkommenden Wirkstoffe nur positive Wirkungen.

Der Mythos der ausgewaschenen Böden

Obst und Gemüse sind nicht nur gute, sondern sogar sehr gute Lieferanten von Vitaminen, Mineralstoffen und sekundären Pflanzenstoffen. Die DGE betont, dass der Gehalt an wertgebenden Inhaltsstoffen in den letzten Jahren unverändert geblieben ist – trotz der angeblich so ausgewaschenen Böden und Monokulturen. Das wird durch zahlreiche Laboruntersuchungen belegt. Auch wenn man sich nicht jeden Tag gleich gut ernährt, erleidet man aufgrund seiner körpereigenen Depots nicht gleich Mangelerscheinungen. Schwankungen in der täglichen Zufuhr sind normal und bei den in den jeweiligen Zufuhrempfehlungen enthaltenen Sicherheitszuschlägen von 20 bis 30 Prozent mitberücksichtigt. Grundsätzlich gilt, dass kein Präparat den Gesundheitswert einer vollwertigen Ernährung, insbesondere mit viel Obst, Gemüse und Vollkornprodukten, übertreffen kann.

Risiken und Nebenwirkungen

Hersteller und Vertreiber von Nahrungsergänzungsprodukten haben die Verantwortung für die Bedenkenlosigkeit. Sie dürfen den Verbraucher nicht täuschen. Allerdings muss die absolute Unbedenklichkeit nicht durch ein behördliches Verfahren nachgewiesen werden, und es erfolgen lediglich stichprobenweise Kontrollen. Neben der möglichen Gefahr einer Überdosierung bestimmter Inhaltsstoffe (Vitamine, Mineralstoffe) besteht ein gewisses Risiko, mit Fremdstoffen verseuchte Präparate zu erwerben. Wer beispielsweise über das Internet Nahrungsergänzungsmittel bezieht, sollte besonders aufpassen, da in der Vergangenheit Muskelaufbaupräparate vertrieben wurden, die verbotenerweise mit Anabolika verseucht waren. Die deklarierten Inhaltsstoffe wiesen nicht darauf hin. Auch internationale Studien, die im Zeitraum von 2001 bis 2002 in 13 verschiedenen Ländern durchgeführt wurden, haben bei 634 verschiedenen Nahrungsergänzungspräparaten ein erschreckendes Ergebnis gezeigt: In über 15 Prozent der Präparate wurden Hormone wie Testosteron gefunden. Ebenso wurden 2005 in „harmlosen" Vitamin-C-, Multivitamin- oder Magnesiumpräparaten verbotene Substanzen gefunden. Auch neue „Designerhormone" erhalten auf dem bunten Markt der Nahrungsergänzungsmittel Einzug, speziell aus China.

Wie kann sich der Athlet davor schützen? Eine wertvolle Hilfestellung geben Datenbanken wie www.colognelist.com (in Deutschland) oder www.antidoping.nl/nzvt (in den Niederlanden), die unverseuchte Produkte mit ausdrücklicher Herstellergarantie aufgelistet haben. Außerdem haben Sie die Möglichkeit, fachmännischen Rat bei Ärzten, Ernährungswissenschaftlern und Apothekern einzuholen. Informationen gibt es auch beim Institut für Biochemie der Deutschen Sporthochschule in Köln, wo die Produkte auf ihre Unbedenklichkeit getestet werden.

Gefährlicher Cocktail: Besonders Kombinationen vieler Wirkstoffe führen zu einem unüberschaubaren Risiko

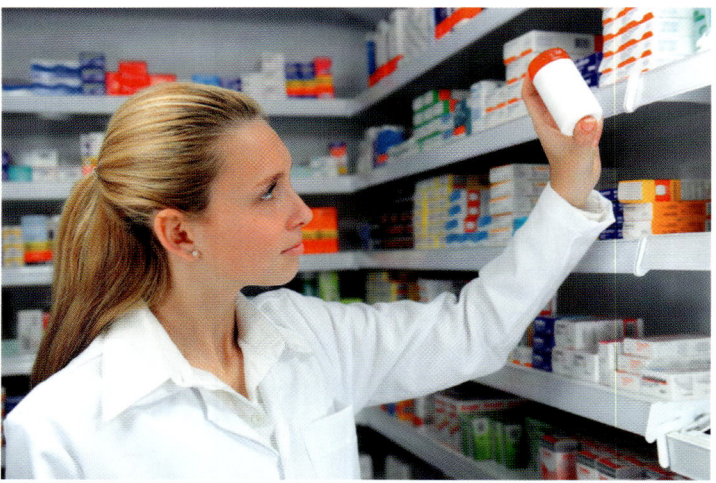

Zu Risiken und Nebenwirkungen: Fragen Sie Ihren Arzt – oder besser Apotheker

Nahrungsergänzungsmittel können helfen

Grundsätzlich sollte eine ausgewogene Ernährung die Basis für eine gute Versorgung mit allen lebensnotwendigen Nährstoffen sein. In Einzelfällen kann der gezielte Gebrauch von Präparaten aber durchaus unterstützen. Bei folgenden Gruppen kann die Zuführung von Nahrungsergänzungsmitteln indiziert sein:

– Schwangere und Stillende, die aufgrund des besonderen Umstands einen erhöhten Bedarf an bestimmten Nährstoffen (zum Beispiel Folsäure) haben
– ältere Menschen mit gesundheitlichen Beeinträchtigungen
– chronisch Erkrankte mit einem erhöhten Bedarf (zum Beispiel Vitamin B_{12})
– Vegetarier, die Probleme mit der Eisenversorgung haben können
– Veganer, die ihre Ernährung mit Vitamin B_{12}, Zink, Eisen usw. aufwerten sollten
– Menschen mit Reduktionsdiäten
– Menschen mit Essstörungen
– Leistungssportler und sehr aktive Personen (isotone Sportgetränke, Sportriegel usw.)

– Menschen mit Laktoseunverträglichkeit (Kalziumsupplemente)
– Menschen mit Glutenunverträglichkeit
– Allergiker, bei denen eine obst- und gemüsereiche Kost erschwert ist
– Reisende in fremden Ländern mit Speisen, die weniger gut vertragen werden

Kriterien beim Kauf von Nahrungsergänzungsprodukten

1. Die Dosis muss stimmen
Die bereits in der Tabelle auf Seite 189 aufgeführten Höchstwerte für die jeweiligen Vitamine und Mineralstoffe sollten mit der vorgeschriebenen Verzehrempfehlung pro Tag nicht überschritten werden.

2. Zertifizierung des Herstellers
Eine Zertifizierung garantiert Präparate mit hygienischem Anspruch. Fremdstoffe dürfen nicht enthalten sein.

3. Langzeitstudien/Tests wünschenswert
Wissenschaftliche Untersuchungen, persönliche Erfahrungsberichte usw. zur Wirksamkeit und Verträglichkeit eines Produkts sind immer aufschlussreich. Damit hebt sich ein Produkt auch von anderen ab.

4. Stiftung Warentest oder Ökotest
Beide Institutionen beurteilen Produkte nach verschiedensten Kriterien. Hier kann sich ein Blick in die Hefte lohnen.

5. Professionelle Beratung
Wer sicher sein möchte, dass es sich um ein einwandfreies Präparat handelt, kann auch einen Ernährungsberater, Arzt oder Apotheker fragen.

Leistungssteigernde Substanzen

Die Werbeaussagen zu vielen Produkten versprechen leistungssteigernde Wirkungen, was allerdings auf nur wenige wirklich zutrifft. Zudem beeinflussen Sportart, Belastungsintensität, Ernährungs- und Trainingsstatus, genetische Faktoren, das richtige Timing und die richtige Dosierung mögliche Effekte von Supplementen. Im nachfolgenden Abschnitt werden wir auf Nutzen und Risiken bei Supplementierung mit Koffein, Kreatin, Carnitin und Natriumbikarbonat oder Natriumzitrat näher eingehen.

Leistungsfähiger mit Koffein?

Koffein stand 20 Jahre lang auf der Dopingliste der Welt-Anti-Doping-Agentur (WADA). 2004 wurde es von der Liste gestrichen, da bereits kleine Mengen, die wir über bestimmte Lebensmittel wie Kaffee oder schwarzen Tee zu uns nehmen, leistungssteigernd wirken können. Auch sprechen nicht alle Athleten gleich gut auf die Wirkung von Koffein an, sodass zwischen sogenannten Respondern und Non-Respondern unterschieden werden muss. Hinzu kommt, dass die Wirkung von Koffein nicht nur hinsichtlich der Intensität, sondern auch in Bezug auf die Dauer unterschiedlich ausgeprägt ist. Eine Untersuchung mit 847 Hochleistungssportlern in England ergab, dass 23,7 Prozent der Sportler neben anderen Wirkstoffen Koffein einnehmen. Eine Studie zum Ironman Hawaii 2005 brachte zum Vorschein, dass nahezu 90 Prozent der 140 befragten Triathleten entweder unmittelbar vor oder während des Wettkampfs Koffein einnahmen. Bevorzugte Koffeinlieferanten waren zu 78 Prozent Colagetränke, gefolgt von koffeinhaltigen Gels mit 42 Prozent. Interessanterweise konnten nahezu 53 Prozent der Athleten mit Koffeinkonsum nicht die für sie optimale Koffeinmenge zur Verbesserung der Leistungsfähigkeit nennen.

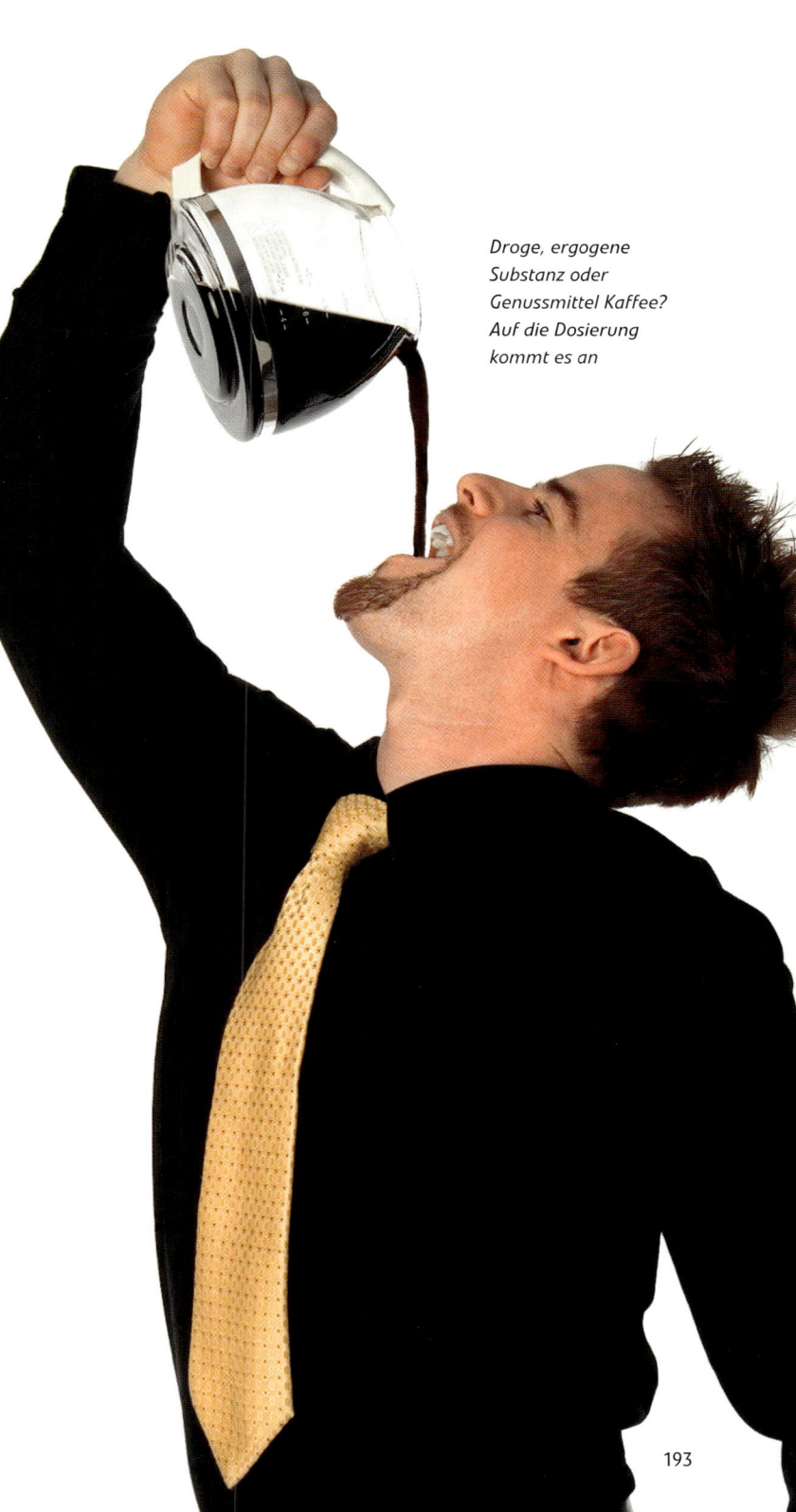

Droge, ergogene Substanz oder Genussmittel Kaffee? Auf die Dosierung kommt es an

Koffeinquellen

Lebensmittel	Verzehrmenge	Koffeingehalt [mg]
Kaffee, gebrüht	250 ml	50–150
löslicher Kaffee	250 ml	50–70
Espresso	100 ml	50–110
grüner Tee	250 ml	25–40
schwarzer Tee	250 ml	40–60
Cola	330 ml	46
Energy-Drinks	250 ml	80–150
Kakao	250 ml	10
Halbbitterschokolade	50 g	20–40
Vollmilchschokolade	50 g	8–16
Kohlenhydrat-Gels	41 g	50

(nach Deutscher Kaffeeverband e. V./Jeukendrup und Gleeson 2004)

Koffein scheint die meistkonsumierte Droge der Welt zu sein. Aus Lebensmitteln wird Koffein innerhalb von 30 bis 90 Minuten maximal absorbiert, im Körper hat es eine Halbwertszeit von etwa fünfeinhalb Stunden. 35 Prozent der aufgenommenen Menge gelangen ins Gehirn. Nach und nach wird das Koffein in der Leber wieder abgebaut und sowohl über die Niere als auch in geringen Mengen über den Schweiß ausgeschieden.

Koffein wirkt stimmungsaufhellend und steigert die Konzentrationsfähigkeit. Wenn ein Athlet schlecht geschlafen hat, kann das von Vorteil für die Leistungsfähigkeit sein. Ursache dafür ist eine Blockierung der Bindestellen von Adenosin durch Koffein, wodurch aufhellende Botenstoffe wie Dopamin, Acetylcholin oder Noradrenalin ihre anregende Wirkung entfalten können.

Koffein scheint aufgrund einer gesteigerten Kalziumausscheidung direkte positive Einflüsse auf die Muskulatur zu haben, was unter anderem auch für die leistungssteigernde Wirkung verantwortlich ist. Es wird auch eine verbesserte Aufnahme der Kohlenhydrate während der Belastung diskutiert. Insbesondere bei längeren Belastungen kann Koffein die Ermüdung hinauszögern. Eine Studie ergab, dass im Vergleich zur alleinigen Kohlenhydrateinnahme eine kombinierte Kohlenhydrat- und Koffeingabe zu einer besseren Ausdauerleistungsfähigkeit führte. Interessanterweise bewirkte im Vergleich zur alleinigen Kohlenhydrateinnahme das Koffein in Gegenwart von Kohlenhydraten eine gesteigerte Fett- sowie eine verringerte Kohlenhydratverwertung – und das im Zustand einer negativen Energiebilanz. Koffein übt eine leistungssteigernde Wirkung aus und scheint dabei auch kleine Effekte auf die Fettverwertung zu haben. Allerdings sprechen Athleten unterschiedlich darauf an, was genetische Ursachen hat.

Eine weitere Studie mit zehn Radfahrern, die sich unterschiedlichen Belastungen (VO_2max von 62 Prozent, anschließendes 45-minütiges Zeitfahren) aussetzten, erhielten während der Belastung entweder eine 6,4-prozentige Glukoselösung, eine 6,4-prozentige Glukose-Koffein-Lösung (mit 5,3 Milligramm Koffein pro Kilogramm Körpergewicht) oder ein Placebo. Die Verabreichung der koffeinhaltigen Glukoselösung steigerte die Leistung beim Zeitfahren um 4,6 Prozent im Vergleich zum kohlenhydrathaltigen Getränk und um 9 Prozent im Vergleich zum Wasser (Placebo). Dabei beeinflusste Koffein jedoch nicht die Verwertung der aufgenommenen Kohlenhydrate oder den Kohlenhydratstoffwechsel während der gleichmäßigen Belastung von 105 Minuten. Zukünftige Studien werden weitere

Erklärungen zum komplexen Wirkmechanismus von Koffein geben.

Ein Überblick über die derzeitige Studienlage ergibt, dass Koffein in einer Dosis von drei bis sieben Milligramm pro Kilogramm Körpergewicht, eingenommen eine Stunde vor Belastungsbeginn, sowie einem bis zwei Milligramm pro Kilogramm Körpergewicht, konsumiert während der Belastung, leistungssteigernde Effekte hat. Davon betroffen sind insbesondere Ausdauerbelastungen, Spielsportarten und andere intensive Belastungen von bis zu einer Stunde Dauer. Ein positiver Einfluss von Koffein auf kraftbetonte Einsätze wie beispielsweise Sprints ist noch unklar. Eine neuere Untersuchung jedoch vermutet den größten leistungssteigernden Effekt für Ausdauerathleten, wenn mindestens sieben Tage vor dem gezielten Einsatz von Koffein eine Abstinenz erfolgt und dann Koffein in einer Dosis von drei bis sechs Milligramm pro Kilogramm Körpergewicht vor der Belastung oder/ und während der Belastung zugeführt wird. Ein Versuch im Training kann sich lohnen. Es bedarf auch hier weiterer Studien, um Empfehlungen von Koffeineinnahmen zur Leistungssteigerung zu bestimmten Zeiten (Timing) und definierten Mengen (Dosis) unter der Berücksichtigung von Körpergröße, Alter, Geschlecht, Sportart, Trainingszustand, Koffeingewöhnung (Kaffeetrinker oder Nichtkaffeetrinker), individueller Reaktionsweisen auf Koffein und Koffeinverträglichkeit zu geben.

Um einen möglichen leistungssteigernden Effekt durch Koffein zu erlangen, sollte ein Athlet mit 70 Kilogramm Körpergewicht eine Stunde vor Belastungsbeginn mindestens 210 Milligramm Koffein zu sich nehmen (entsprechend drei Milligramm pro Kilogramm Körpergewicht), was etwa zwei Tassen Kaffee gleichkommt. Zur Supplementierung während der Belastung hat die Industrie spezielle koffeinhaltige Sportprodukte entwickelt.

Die Nebenwirkungen von Koffein

Bei Koffeineinnahmen von mehr als 9 bis 13 Milligramm pro Kilogramm Körpergewicht wird keine weitere Leistungssteigerung oder sogar eine Verschlechterung der psychischen und physischen Leistungsfähigkeit beobachtet. Als Ursache dafür werden Nebenwirkungen wie Kopfschmerzen, Magen-Darm-Probleme, Muskelzittern, Schwindelgefühl, Schlaflosigkeit und Nervosität gesehen. Vor großen Koffeineinnahmen wird abgeraten, da es neben den leistungsbeeinträchtigenden Begleiterscheinungen auch zu Geschwüren, Anfällen, Koma und sogar zum Tod kommen kann.

Koffeinhaltige Getränke üben eine harntreibende Wirkung aus, weshalb empfindlichen Personen empfohlen wird, Koffein nicht in den Stunden unmittelbar vor Belastungsbeginn zu konsumieren. Ein Athlet sollte rehydriert, also

Der Konsum koffeinhaltiger Produkte kann zu einer signifikanten Leistungssteigerung führen

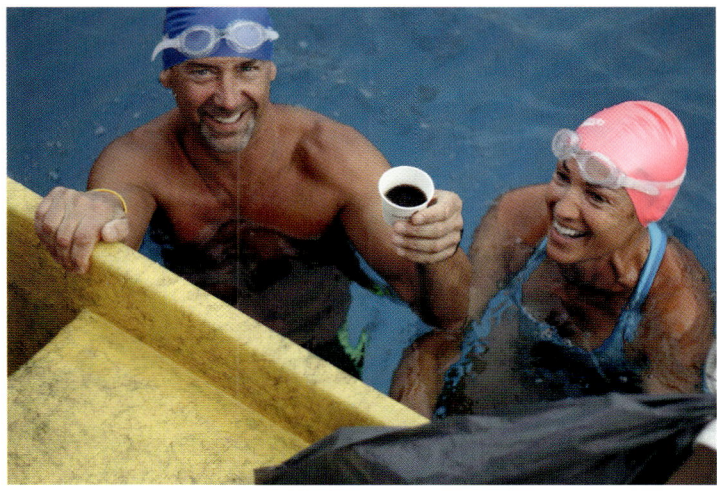

mit vollen „Wassertanks", an den Start gehen. Während der Belastung wird der harntreibende Effekt von Koffein durch Katecholamine unterbunden. Eine mäßige Koffeinaufnahme zum Beispiel in Form von vier Tassen Kaffee täglich, hat keine nachteiligen Auswirkungen auf den Elektrolythaushalt. Erst ab größeren Mengen macht sich die harntreibende Wirkung negativ bemerkbar, wobei auch hier viele Einflussfaktoren wie beispielsweise das Körpergewicht eine Rolle spielen.

Mehr Muskeln mit Kreatin?

Eine Studie mit 219 Sportlern hat ergeben, dass 41 Prozent, vor allem männliche Athleten, Kreatin supplementieren. Der Körper enthält circa 120 Gramm Kreatin. Diese Substanz, genauer gesagt das Kreatin-Monohydrat, wird in Leber und Niere aus den Aminosäuren Glycin und Arginin selbst hergestellt und dazu über den Verzehr von Fleisch und Fisch (jeweils circa 0,5 Gramm Kreatin pro 100 Gramm) aufgenommen. Kreatin wird im Dünndarm vollständig resorbiert und gelangt anschließend über das Blut zu Muskulatur, Herz, Hirn und Hoden. Die Ausscheidung erfolgt über die Niere. Der Tagesbedarf für eine 70 Kilogramm schwere Person wird zwischen zwei und drei Gramm vermutet, wovon 50 Prozent aus der Nahrung und 50 Prozent aus der körpereigenen Synthese stammen. Kreatinphosphat, eine schnell verfügbare Speicherform von

Kreatin, liegt vor allem in den schnell zuckenden Muskelfasern (Typ II) vor. Es kommt bei kurzen, hochintensiven Belastungen (circa zehn Sekunden) zum Einsatz. Insgesamt ist in der Muskulatur die größte Menge Kreatin zu finden.

Der Nutzen zusätzlicher Kreatingaben

Durch gezielte Gaben von Kreatin können leistungssteigernde Effekte während intensiver Kurzzeitbelastungen beobachtet werden. Das bestätigte als Erster der Brite Linford Christie mit seinem Olympiasieg 1992 über 100 Meter, den er auf seine Kreatinaufnahme zurückführte (allerdings wurde Christie 1999 auch des Nandrolon-Dopings überführt). Außerdem konnten bei normal trainierten Personen nach hohen Kreatinzufuhren (circa 20 Gramm am Tag) erhöhte Glykogeneinlagerungen festgestellt werden. Als Ursache dafür wird eine verstärkte Wasseraufnahme in die Muskelzellen vermutet, die wahrscheinlich auch bei einer längeren Kreatinsupplementierung zu einer verstärkten Muskelmasse führt. So sind Gewichtszunahmen von ein bis zwei Kilogramm als normal anzusehen.

Die größten Effekte können bei hochintensiven, sich wiederholenden Belastungsformen von weniger als 30 Sekunden Dauer beobachtet werden, wohingegen bei Aktivitäten im aeroben Bereich keine Leistungssteigerungen zu erwarten sind. So wurden bei kurzzeitigen Kreatineinnahmen (20 Gramm pro Tag für fünf bis sieben Tage) ein Anstieg der Kreatinkonzentration von 10 bis 30 Prozent und der Kreatinphosphatspeicher um 10 bis 40 Prozent beobachtet. Daraus resultiert ein Anstieg der Maximalkraft um 5 bis 15 Prozent, der Einzelsprintleistung um ein bis fünf Prozent und bei

Kreatineinnahme in der Praxis

Prinzip	Ladephase	Erhaltungsphase	Absetzphase
Fast load	Menge: 0,3 Gramm pro Kilogramm Körpergewicht und Tag Tagesmenge aufgeteilt in 4–5 Einzeldosen und kombiniert mit 250 Milliliter kohlenhydratreicher Flüssigkeit Dauer: 5–7 Tage	Menge: circa 3 Gramm pro Tag Tagesmenge aufgeteilt in 2–3 Einzeldosen und kombiniert mit 250 Milliliter kohlenhydratreicher Flüssigkeit oder zu den Mahlzeiten Dauer: 6–8 Wochen	Abschluss der Lade- und Erhaltungsphase Dauer: 3–4 Wochen
modifiziertes Fast load (Mesa et al.)	Menge: 20 Gramm pro Tag Tagesmenge aufgeteilt in 4–5 Einzeldosen; 30 min danach jeweils 500 Milliliter kohlenhydratreiche Flüssigkeit (90–100 Gramm) Dauer: 1 Tag Menge: 20 Gramm pro Tag Tagesmenge aufgeteilt in 4–5 Einzeldosen; 30 min danach jeweils 40–50 Gramm schnell verfügbare Kohlenhydrate + 50 Gramm Protein Dauer: 1 Tag	Menge: 3–5 Gramm pro Tag Tagesmenge aufgeteilt in ca. 2–3 Einzeldosen; kombiniert mit 250 Milliliter kohlenhydratreicher Flüssigkeit oder zu den Mahlzeiten Dauer: 6–8 Wochen	Abschluss der Lade- und Erhaltungsphase Dauer: 3–4 Wochen
Slow load	Menge: 3–5 Gramm pro Tag Tagesmenge aufgeteilt auf 3 Einzeldosen; kombiniert mit circa 250 Milliliter kohlenhydratreicher Flüssigkeit Dauer: ca. 4 Wochen	Menge: 3 Gramm pro Tag Tagesmenge aufgeteilt auf 2–3 Einzeldosen, kombiniert mit 250 Milliliter kohlenhydratreicher Flüssigkeit oder Einnahme während der Mahlzeiten Dauer: ca. 4 Wochen	Abschluss der Lade- und Erhaltungsphase Dauer: 3–4 Wochen

(nach www.dopinginfo.ch)

mehrfach absolvierten Sprintleistungen eine Steigerung von 5 bis 15 Prozent. Grundsätzlich bewirkt eine Kreatinsupplementierung einen größeren Muskel- und Kraftzuwachs und übt einen leistungssteigernden Effekt bei hochintensiven Belastungen aus.

Jedoch spricht nicht jeder gleich gut auf eine Kreatineinnahme an. Man unterscheidet diesbezüglich zwischen Respondern und Non-Respondern. Der Anteil der Non-Responder, d.h. derjenigen, die nicht mit einer Erhöhung der Kreatinkonzentration in der Muskulatur reagieren, beläuft sich auf circa 20 bis 30 Prozent. Eine gleichzeitige Einnahme von Kohlenhydraten (75 bis 100 Gramm) und Kreatin kann die Aufnahme von Kreatin in die Muskulatur steigern. Nach etwa vier bis fünf Wochen ohne Kreatinsupplementierung werden wieder die ursprünglichen Kreatinkonzentrationen in der Muskulatur erreicht.

Nebenwirkungen von Kreatineinnahmen

Unter Kreatingaben wurden in seltenen Einzelfällen Muskelkrämpfe, Dehydratation und Magen-Darm-Probleme beobachtet. Die Folgen einer hochdosierten langfristigen Kreatineinnahme sind noch unbekannt. Allerdings zeigten Studien bei bis zu achtwöchiger Kreatinsubstitution keine größeren gesundheitlich relevanten Beeinträchtigungen. Auch mit geringeren Mengen langfristig durchgeführten Kreatinsupplementierungen von bis zu fünf Jahren ergaben keine nachteiligen Effekte. Bei gesunden Athleten ist weder bei kurzzeitigen noch bei den beschriebenen langzeitigen Kreatineinnahmen mit gesundheitlich beeinträchtigenden Nebenwirkungen zu rechnen. Jedoch sollte eine fachmännische Aufklärung und Be-

Vor einer unkontrollierten dauerhaften Kreatinzufuhr muss deutlich gewarnt werden!

Kreatinsupplementierung: alles unter Kontrolle

Nach Angaben der Antidoping Schweiz sollten Sie folgende Punkte beachten:

- Verwenden Sie nur reine Produkte.

- Die Gabe in Einzeldosen soll die Kreatinkonzentration im Blut möglichst konstant hoch halten, um eine andauernde Stimulation der Muskelzellen zu erhalten.

- Eine kombinierte Gabe mit schnell verfügbaren Kohlenhydraten (mind. 35 Gramm, max. 90 Gramm mit hohem glykämischen Index) verbessert aufgrund des beteiligten Speicherhormons Insulin den Transport in die Muskelzelle.

- Eine Einnahme nach der Belastung kann vermutlich die Kreatinaufnahme verbessern.

- Eine Koffeinzufuhr in Höhe von fünf Milligramm pro Kilogramm Körpergewicht hebt den leistungssteigernden Effekt von Kreatin auf.

- Nicht jeder Athlet reagiert gleich gut auf Kreatinsupplementierungen (Responder und Nonresponder).

- Nach circa vier Wochen ohne Kreatingaben werden die ursprünglichen Kreatinkonzentrationen wieder erreicht.

- Auf Kreatinzufuhr folgt eine vermehrte Wassereinlagerung, was den Gewichtsanstieg erklärt.

- Während der Supplementierung mit Kreatin ist die Verfügbarkeit von Magnesium in den Zellen reduziert. Achten Sie auf eine ausreichende Magnesiumversorgung.

- Von einer Dauersupplementierung ist abzuraten. Aus gesundheitlichen Gründen sollten Absetzphasen durchgeführt werden.

- Empfehlenswert sind jährliche Blut- und Urinuntersuchungen mit Parametern wie Leberenzymen (im Blut), Harnstoff, Kreatinin und Albumin (im Urin).

treuung der Athleten zur und während der Kreatinsupplementierung erfolgen.

Kreatingaben in Höhe von 20 Milligramm pro Tag für circa fünf Tage sowie drei Milligramm Tag zur Aufrechterhaltung der erhöhten Kreatinkonzentration werden für gesundheitlich unbedenklich gehalten. Bei Nierenproblemen wird grundsätzlich von einer Kreatinsupplementierung abgeraten, da hier das Risiko einer Fehlfunktion der Niere ansteigt. Dagegen werden Kreatinsupplemente bei Erkrankungen der Muskulatur oder zur schnellen Genesung nach operativen Eingriffen erfolgreich eingesetzt.

Weniger Fett mit Carnitin?

Auch von einer Carnitinsupplementierung erhoffen sich einige Athleten leistungssteigernde Vorteile. Carnitin kann unter dem Einfluss von Vitamin C, Niacin, Vitamin B_6, Eisen und der beiden Aminosäuren Methionin und Lysin vom Körper selbst hergestellt werden. Die Bildung von circa 10 bis 20 Milligramm pro Tag erfolgt in Leber, Nieren und Gehirn. Insbesondere tierische Lebensmittel wie Muskelfleisch (Schaf, Rind, Huhn) oder Milchprodukte sind gute Carnitinquellen und liefern je nach Ernährungsgewohnheiten zwischen 20 und 300 Milligramm pro Tag. Werden tierische Lebensmittel gemieden, sinkt die Carnitinzufuhr deutlich ab und liegt dann vermutlich zwischen ein und drei Milligramm pro Tag.

Der Körper enthält 20 Gramm Carnitin, wovon sich der Hauptanteil mit 95 Prozent in der Ske-

lett- und circa drei Prozent in der Herzmuskulatur befindet. Die täglichen Carnitinverluste über den Urin sind mit 20 bis 50 Milligramm sehr gering, können aber aufgrund diverser Einflussfaktoren wie Geschlecht, Alter, Ernährungsgewohnheiten und Sport unterschiedlich sein.

Die Funktionen von Carnitin im Körper

Carnitin ist für den Transport der langkettigen Fettsäuren in die Kraftwerke der Zelle, die Mitochondrien, zuständig. Dort können die Fette dann zur Energiegewinnung genutzt werden. Carnitin gelangt nach dem Transportvorgang wieder zurück in die Zellflüssigkeit, wo es erneut zur Verfügung steht. Sportler versprechen sich von einer zusätzlichen Carnitingabe mehr frei verfügbares Carnitin in der Muskelzelle, um so von einer verstärkten Energiegewinnung aus langkettigen Fettsäuren profitieren zu können. Studien haben jedoch gezeigt, dass supplementiertes Carnitin nur zu circa 5 bis 15 Prozent im Dünndarm aufgenommen wird und nach circa drei Stunden zu maximal erhöhten Carnitin-

Rindfleisch ist ein natürlicher Carnitin-Lieferant

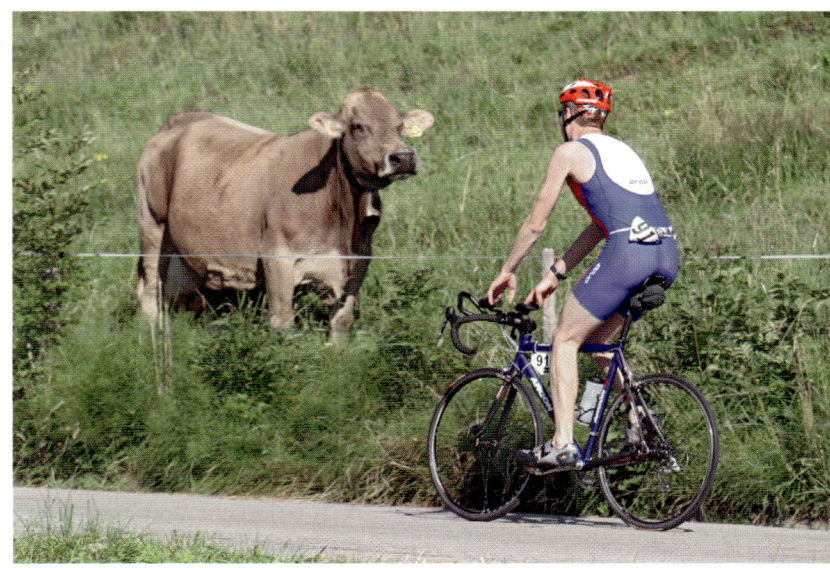

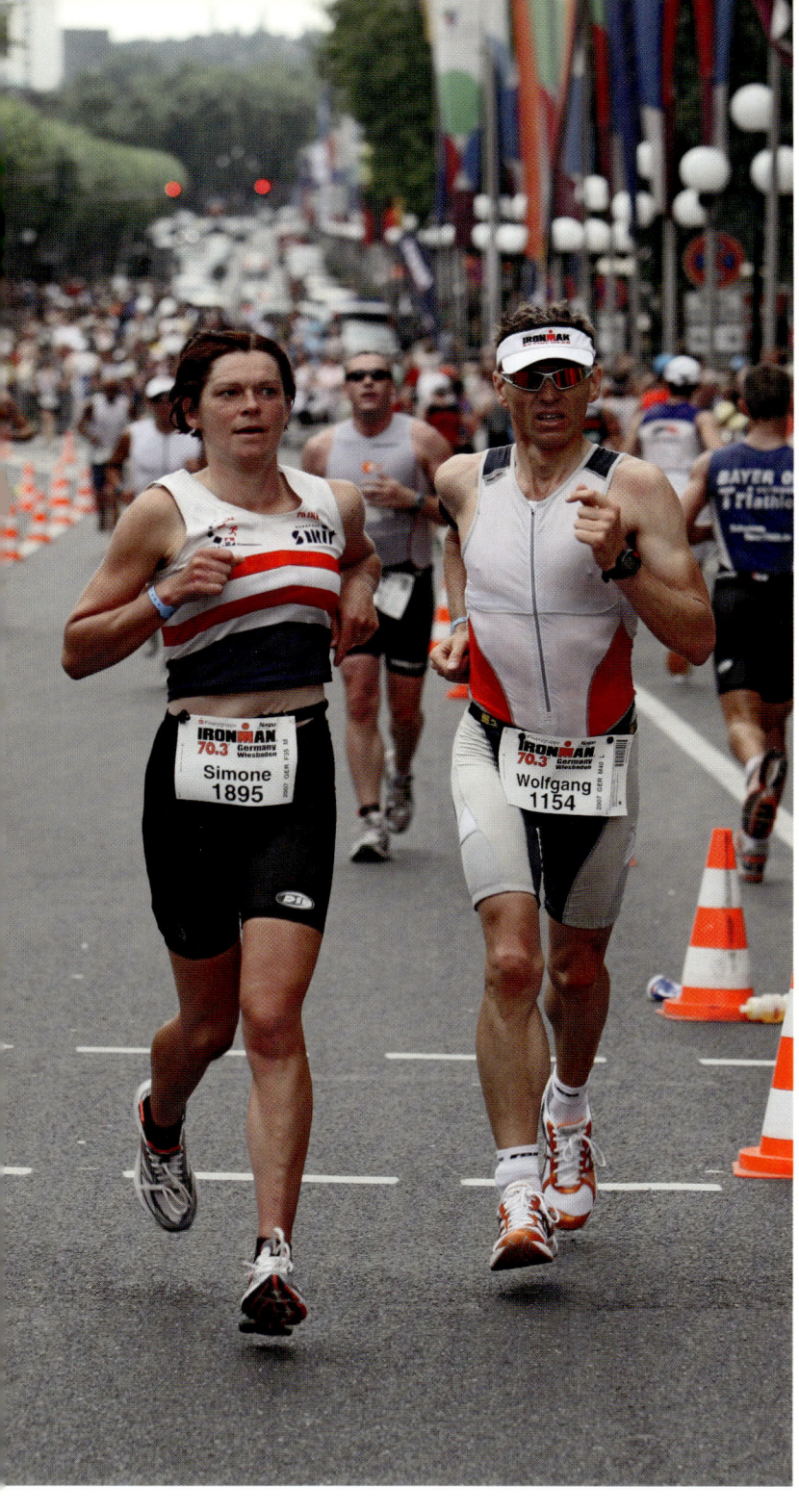

spiegeln im Blut führt. Gleichzeitig wird auch von einer erhöhten Carnitinausscheidung über die Niere gesprochen. Erhöhte Carnitinkonzentrationen in der Muskulatur konnten nicht nachgewiesen werden. Neue Untersuchungen berichten dennoch von erhöhten Carnitingehalten in den Mitochondrien, allerdings bei wenig trainierten Personen. Zusammenfassend lässt sich zur Wirkung einer Carnitinsupplementierung sagen, dass es durchaus positive Einflüsse bezüglich der Ausdauerleistungsfähigkeit, des Fettstoffwechsels, der Laktatspiegel nach der Belastung, der Erholungsfähigkeit, des Zellschutzes, des Blutflusses und der Immunabwehr zu geben scheint, was allerdings bis heute noch nicht in konkrete Empfehlungen für eine zusätzliche Carnitingabe umgesetzt werden kann.

Die Nebenwirkungen von Carnitinsupplementierungen

In Mischungen können Carnitinsupplementierungen toxische Wirkungen entfalten, die Transportfunktion von Carnitin hemmen oder vorhandene Carnitinspeicher im Körper entleeren. Es wird deshalb empfohlen, bestenfalls reines Carnitin und keine Carnitinmischungen zu verwenden. Wird zu viel Carnitin zugeführt, können Übelkeit sowie Magen-Darm-Probleme auftreten. Gesundheitsschädigende Wirkungen durch Supplementierung mit reinen, hochwertigen Carnitinprodukten sind allerdings nicht bekannt.

Carnitin in der Praxis

Wer sich streng vegetarisch oder vegan (ohne tierische Produkte) ernährt, vermehrt Muskelschädigungen aufweist, zu wenig Eiweiß verzehrt oder unzureichend mit Eisen, Vitamin B_6, Niacin und Vitamin C versorgt ist, kann von zusätzlichen Carnitingaben profitieren.

Empfohlen werden circa drei Gramm pro Tag, begrenzt auf mehrere Wochen und fachmännisch betreut. Carnitin kann besonders gut aufgenommen werden, wenn es in drei täglichen Einzelportionen zu den Hauptmahlzeiten eingenommen wird (www.antidopinginfo.ch). Das Vorhandensein von Kohlenhydraten und Eiweiß bewirkt eine Insulinausschüttung, was möglicherweise auch für die Aufnahme von Carnitin vorteilhaft sein kann.

Braucht der Körper Puffersubstanzen?

Die Nahrungsergänzungsmittelindustrie bietet für Sportler Präparate mit Natriumbikarbonat und Natriumzitrat an. Natriumbikarbonat lockert beispielsweise den Teig beim Backen, hellt Zähne auf und pflegt bei Wunden und Verbrennungen. Als Puffersubstanz dient es unter anderem zur Neutralisation der Magensäure. Unser Körper braucht Puffersysteme, um überschüssig anfallende Säure zu neutralisieren und um das richtige Stoffwechselmilieu aufrechtzuerhalten. Puffersubstanzen wie Natriumbikarbonat oder Natriumzitrat gehören seit einiger Zeit zu den bekannten leistungssteigernden Mitteln im Sport.

Die Wirkung von Puffern

Das Blut weist normalerweise einen neutralen pH-Wert um 7,4 auf, während der Magensaft mit einem pH-Wert von 1,8 als sauer einzustufen ist. Der pH-Wert ist entscheidend für die Aktivität von Enzymen, für die Weiterleitung von Reizen, für die Bildung spezifischer Substanzen und für das Zellvolumen. Damit es nicht zu einer Übersäuerung im Körper

kommt, müssen die bestehenden Puffersysteme, die sowohl innerhalb als auch außerhalb der Zellen existieren, wertvolle Arbeit leisten und überschüssige Säuren neutralisieren. Dazu dienen Phosphate und Proteinpuffer, die innerhalb der Zellen agieren, und das Kohlendioxid-Bikarbonat-Puffersystem sowie Proteinatpuffer (z. B. Hämoglobin, Plasmaproteine) und Phosphatpuffer, die außerhalb der Zellen arbeiten.

Alle Puffersysteme sind aufeinander abgestimmt. Vor allem Lunge, Nieren und Leber sind an der Regulierung des Säure-Basen-Haushalts beteiligt. Zu Beeinträchtigungen im Säure-Basen-Haushalt kann es bei bestimmten Erkrankungen, aber auch im Sport kommen (respiratorische Azidose, metabolische Azidose).

Kurze, hochintensive, anaerobe Belastungen (Dauer: bis zehn Minuten) führen zu einer Absenkung des pH-Werts von 7,4 auf 6,8 im Blut und auf 6,4 in der Zelle, da schnelle Gegenregulierungen durch die beschriebenen Puffersysteme nicht möglich sind. Aufgrund der Säureansammlungen kommt es zu negativen

Ein ausgeglichener Säure-Basen-Haushalt ist wichtig für Gesundheit und Leistungsfähigkeit

Puffersubstanzen können Übersäuerungen bei Kurzzeitbelastungen abmildern

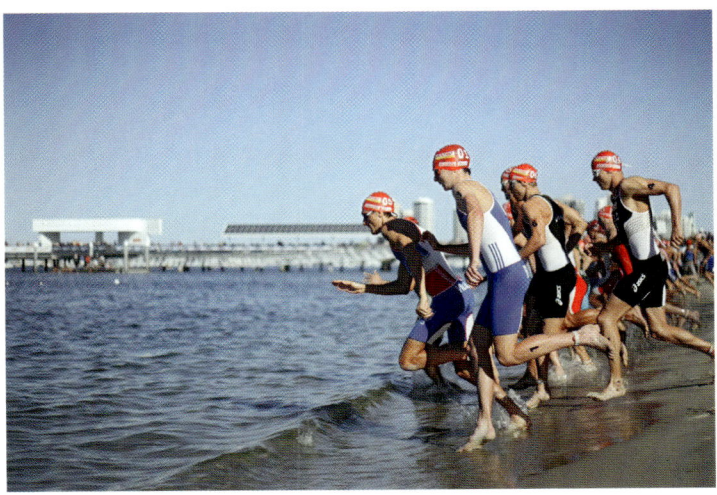

Beeinträchtigungen der Enzymaktivitäten, der Energiebereitstellung und damit insgesamt der körperlichen Leistungsfähigkeit. Zusätzliche Einnahmen von Natriumbikarbonat kann die Pufferkapazität des Bluts verbessern, was sich wiederum positiv auf den Abtransport von Laktat aus dem Zellinneren, auf eine mögliche Stabilisierung des pH-Werts in den Zellen und damit auf die körperliche Leistungsfähigkeit auswirkt. Die Leistungsverbesserungen scheinen umso deutlicher auszufallen, je stärker die belastungsinduzierte Übersäuerung ist. Profitieren können damit Athleten, die sich kurzfristig sehr intensiv belasten, wie es beispielsweise beim 400-Meter-Sprint, beim olympischen Rudern oder beim 1-Kilometer-Zeitfahren der Fall ist.

Die Anwendung von Natriumbikarbonat und Natriumzitrat

Es wird zwischen einer einmaligen Anwendung und einer mehrtägigen Anwendung unterschieden:

- einmalige Anwendung: 0,3 Gramm Natriumbikarbonat oder 0,3 bis 0,5 Gramm Natriumzitrat pro Kilogramm Körpergewicht, circa 60 bis 90 Minuten vor Belastung mit mindestens einem Liter Flüssigkeit.
- mehrtägige tägliche Anwendung: viermal am Tag jeweils 0,125 Gramm Natriumbikarbonat pro Kilogramm Körpergewicht (insgesamt 0,5 Gramm pro Kilogramm Körpergewicht pro Tag) mit mindestens drei Stunden Pause zwischen den einzelnen Einnahmen.

Auch nach dem Absetzen der Supplementierung mit Bikarbonat blieb die leistungsfördernde Wirkung bis zu zwei Tage danach erhalten. Ein Tipp am Rande: Blicken Sie einmal auf das Etikett Ihrer Mineralwasserflasche. Es gibt einige Mineralwasser (zum Beispiel Überkinger, Rosbacher, Gerolsteiner, Heppinger, Fachinger oder Apollinaris), die mit über 1.000 Milligramm pro Liter einen guten Bikarbonatgehalt aufweisen. Ob dabei von Hydrogen- oder Bikarbonat die Rede ist, spielt keine Rolle.

Die Nebenwirkungen von Puffersubstanzen

Einnahmen von Natriumbikarbonat oder Natriumzitrat können Magen-Darm-Probleme, Störungen im Elektrolytstoffwechsel (zu geringe Kalium-, zu hohe Natriumkonzentrationen im Blut), Wahrnehmungsstörungen, Kribbeln, Taubheitsgefühle, Krämpfe oder aber auch Herzrhythmusstörungen zur Folge haben. Ein gleichzeitiger Verzehr von Milch kann zu erhöhten Kalziumkonzentrationen im Blut sowie Kalziumablagerungen in der Niere führen. Bluthochdruckpatienten und Personen mit eingeschränkter Nierenfunktion sollten auf die Verwendung der genannten Puffersubstanzen verzichten.

Zusammenfassung

Das Gesundheitspotenzial einer obst- und gemüsereichen Ernährung mit Vollkornprodukten, hochwertigen Pflanzenölen, Fisch und mäßigem Fleischkonsum beruht auf einer Vielfalt verschiedenster Wirkstoffe, die teilweise komplex zusammenwirken. Dieser Effekt kann von keinem Präparat übertroffen werden. Eine gezielte, kontrollierte und sorgfältig dosierte Anwendung von Nahrungsergänzungspräparaten kann dennoch in Einzelfällen sinnvoll sein.

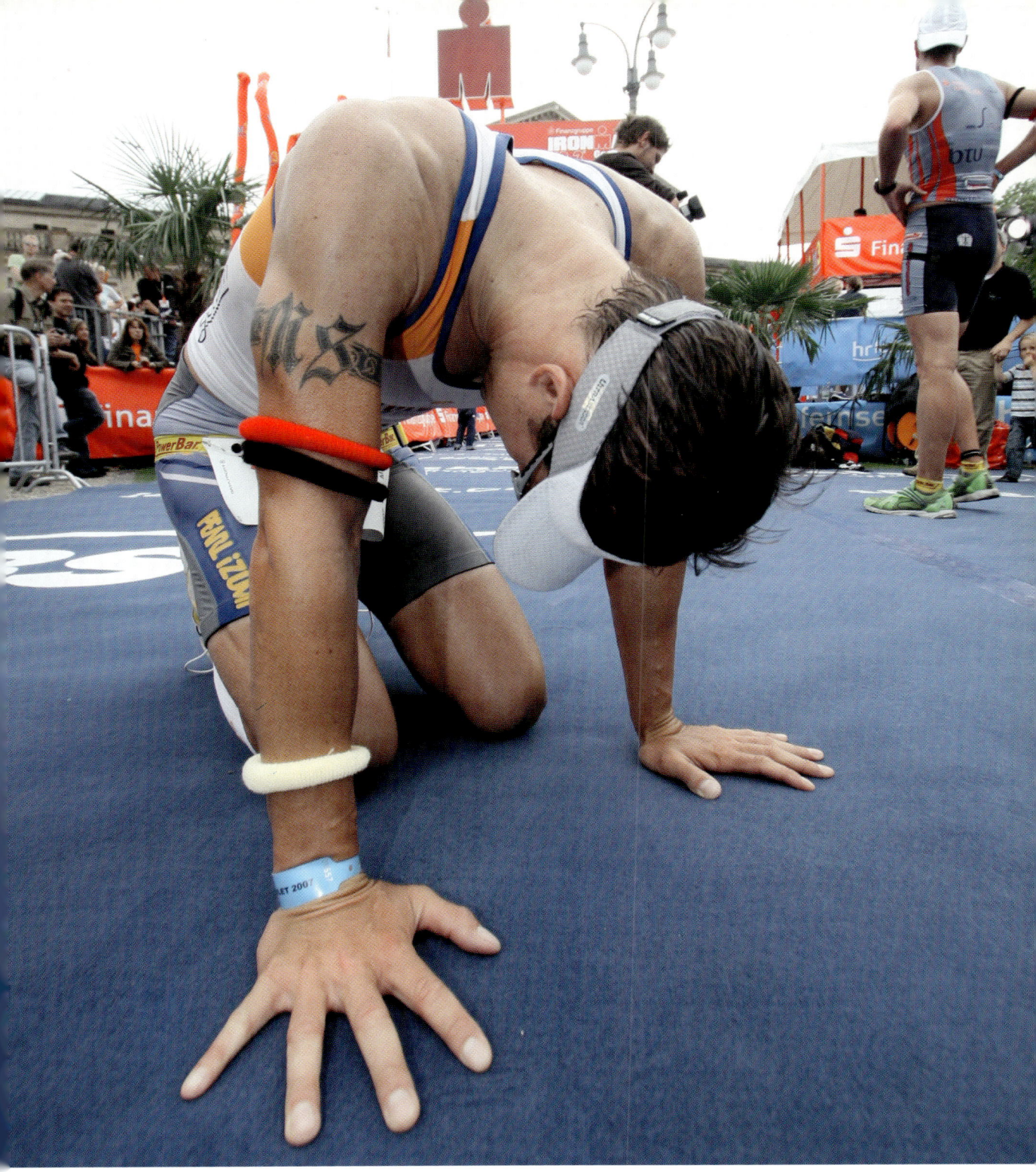

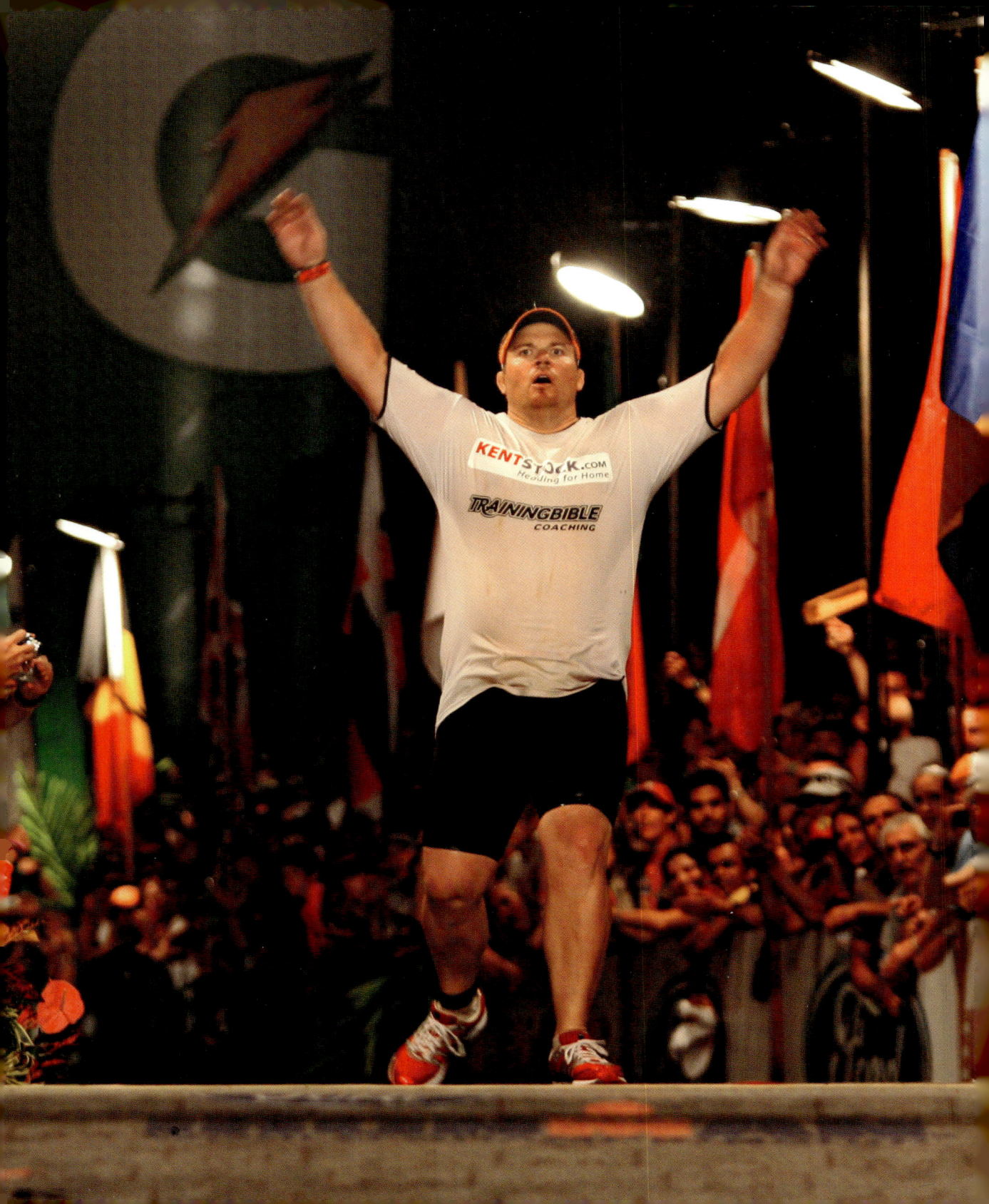

Kapitel 13

Gewichts-management

im Sport

Jeder ambitionierte Triathlet strebt ein optimales Körpergewicht an. Vor allem wenn es bergauf geht, kann jedes überflüssige Gramm zu viel sein und wertvolle Zeit kosten.

Manchmal werden zur zügigen Gewichtskorrektur radikale Methoden angewendet, die zwar schnell zu „leichteren" Ergebnissen führen, allerdings hauptsächlich auf Wasser- und Muskelverlusten beruhen – und weniger dem Abbau von Körperfett dienen. Dabei werden gesundheitliche Risiken wie eine herabgesetzte Immunabwehr, Veränderungen in der Blutzusammensetzung und im Hormonhaushalt (zum Beispiel ein erniedrigter Testosteronspiegel) in Kauf genommen. Was machen erfolgreiche Athleten, um ihre überflüssigen Pfunde loszuwerden?

Neben den radikalen „Abspeckprogrammen" – kaum etwas essen und sehr viel trainieren – existieren noch zahlreiche weitere Strategien. Dazu gehört beispielsweise ein frühmorgendliches Training ohne Frühstück, um den Fettstoffwechsel so richtig zu pushen. Eine andere Variante ist eine lange, mehrstündige Trainingseinheit (circa sechs Stunden) nach einem kohlenhydratreichen Frühstück. Während des Trainings sind nur kleine Kohlenhydratzufuhren erlaubt (20 bis 30 Gramm pro Liter Flüssigkeit und Stunde). Nach der Belastung werden Gemüse, Salat mit etwas Fleisch oder Fisch verzehrt. Kohlenhydrate werden bis zum nächsten Frühstück „gemieden". Mit dieser Strategie soll der nächtliche Fettabbau verstärkt werden.

Bei diesen Strategien überwiegen oftmals die Nachteile. Wer während einer Diät zusätzlich trainiert, erhöht den Energieverbrauch, aber auch das Risiko für Übertraining, Erschöpfung und Verletzungen. Ein möglicher Heißhunger

Gewichtsmanagement – ein oftmals missverstandenes Thema in der Sporternährung

kann sich bei Normalisierung des Trainingsprogramms bemerkbar machen, was zu einem Gewichtsanstieg und damit klar am Ziel vorbeiführt. Auch ein frühmorgendliches Training im nüchternen Zustand führt zwar zu einer gesteigerten Fettverbrennung während des Trainings, kann aber auch zu gesteigerten Abbauprozessen der Muskulatur führen, wenn Energie- und Eiweißversorgung zu gering sind. Die Immunabwehr kann ebenfalls geschwächt werden und sich in einer gesteigerten Infektanfälligkeit bemerkbar machen.

Es gibt Studien, die insbesondere bei Triathleten eine große Unzufriedenheit mit dem eigenen Körpergewicht belegen. Erstaunlicherweise ergab eine Umfrage mit 583 weiblichen und männlichen Triathleten, dass nahezu alle eine Gewichtsreduktion anstreben. Um dieses Ziel zu erreichen, wurden neben der Kalorienreduktion strenge Auswahlkriterien für bestimmte Lebensmittelgruppen und exzessive Trainingseinheiten angewendet.

Es besteht kein Zweifel darüber, dass ein optimales Körpergewicht für den Sportler vorteilhaft sein kann. Aber welche Maße ideal sind, ist individuell sehr verschieden. Wie bereits in Kapitel 1 beschrieben, hat jeder Athlet sein persönliches Idealgewicht mit einem entsprechenden Körperfettwert. Insbesondere bei weiblichen Athleten ist der Unterschied sehr stark zu erkennen. Es gibt professionelle Athletinnen, die einen Körperfettanteil von 20 Prozent benötigen, da bei niedrigeren Werten Menstruationsblutungen entfallen. Körperfettreduzierungen dürfen niemals zu Lasten der Gesundheit gehen und müssen individuell bestimmt werden. Wer zu viel Gewicht verliert, geht gleichzeitig auch gesundheitliche

Gewichtsreduktion: Diese Strategien helfen weiter

— Versuchen Sie, sich so wenigen Gewichtsschwankungen wie möglich auszusetzen. Kleinere Gewichtsabweichungen von bis zu drei Kilogramm sind normal und stellen in der Regel auch kein Problem dar.

— Gewichtsreduktionen sollten idealerweise in der Ruhe- oder weniger intensiven Trainingsphase erfolgen.

— Wer 500 Kilokalorien am Tag einspart, kann pro Woche circa 500 Gramm Körperfett verlieren; Energieersparnisse von 1.000 Kilokalorien führen sogar zu Gewichtsverlusten von einem Kilogramm Körperfett, was bei manchen Athleten allerdings zu erhöhtem Hungergefühl führen kann.

— Ein neuer Ernährungsplan kann die Motivation steigern. Empfehlungen bezüg-lich der Energiezufuhr mit dem Ziel der Gewichtsreduktion: 30 bis 35 Kilokalorien pro Kilogramm fettfreie Körpermasse zuzüglich Energieaufwand für das Training. Voraussetzung dafür ist lediglich das Wissen um die fettfreie Körpermasse.

— Insbesondere zu intensiven Trainingseinheiten sollte kohlenhydratreich gegessen werden. Empfehlungen je nach Belastungsintensität:

· mindestens drei bis fünf Gramm Kohlenhydrate pro Kilogramm Körpergewicht bei leichten Trainingseinheiten

· mindestens fünf Gramm Kohlenhydrate pro Kilogramm Körpergewicht bei mäßigen Trainingseinheiten

· mindestens sieben Gramm Kohlenhydrate pro Kilogramm Körpergewicht bei schweren Trainingseinheiten

· zehn bis zwölf Gramm Kohlenhydrate pro Kilogramm Körpergewicht für maximale Kohlenhydratspeicherung in Form von Glykogen

— Bei einer zu geringen Energiezufuhr werden zu wenig Nährstoffe aufgenommen, was insbesondere die Immunabwehr schwächt und zu einem verstärkten Muskelabbau führt. Aus diesem Grund ist es empfehlenswert, nicht mehr als 1.000 Kilokalorien pro Tag einzusparen (besser 500 Kilokalorien pro Tag) und dabei 1,4 bis 1,6 Gramm Eiweiß pro Kilogramm Körpergewicht zuzuführen.

— Gezielte Supplementeinnahmen können unterstützende Wirkungen zeigen. Hierzu sollte fachmännischer Rat eingeholt werden.

— Verbannen Sie nicht alles strikt vom Speiseplan. Auch Lieblingsspeisen sollten Platz im neuen Ernährungsplan bekommen.

— Achten Sie auf eine ausreichende Flüssigkeitszufuhr (mindestens zwei Liter am Tag und Flüssigkeitsausgleich der Verluste über den Schweiß im Training).

— Ernähren Sie sich weiterhin abwechslungsreich. Geben Sie Lebensmitteln mit einem hohen Gehalt an Mineralstoffen und Vitaminen den Vorzug.

— Jeder sollte für sich das richtige Ernährungs- und Trainingsmanagement zur Unterstützung der Gewichtsreduktion finden, da auch hier genetische Einflüsse gegeben sind. Was für den einen sinnvoll erscheint, kann dem anderen besonders schwerfallen.

Diät kann so einfach sein – es gibt einige einfache Strategien, die bei jedem wirken

Risiken ein. Diese können sich sowohl kurzfristig (zum Beispiel Störungen im Hormonhaushalt) als auch langfristig (zum Beispiel Osteoporose) bemerkbar machen. Auch das psychische Befinden leidet ab einem gewissen Punkt darunter.

Gewichtsreduktionen und herausragende Leistungen lassen sich nur schwer unter einen Hut bringen. Wer Gewicht verlieren möchte, nimmt weniger Energie – auch in Form von Kohlenhydraten – zu sich, was natürlich auch die Füllung der Kohlenhydratspeicher erschwert. Auch die Regenerationsfähigkeit und das Immunsystem sind bei Energierestriktionen beeinträchtigt. Wer intensiv trainiert oder einen Wettkampf erfolgreich bestreiten möchte, braucht auch ausreichend Kohlenhydrate und Eiweiß, um die Leistung erbringen und sich danach schnell wieder erholen zu können. Zu diesem Zeitpunkt ist eine Gewichtsreduktion fehl am Platz – sie sollte grundsätzlich in der Nach- oder Vorwettkampfphase stattfinden. Am besten ist es für den Triathleten, wenn

Höhenaufenthalte können die Gewichtsreduktion unterstützen

das Gewicht lediglich um wenige Kilogramm schwankt, so dass keine großen Anstrengungen notwendig sind.

„Meine Knochen sind so schwer!" Diese Aussage dient leider nicht als Entschuldigung für ein hohes Körpergewicht. Der Mensch besitzt circa 206 Knochen, die lediglich zwölf Prozent des Körpergewichts ausmachen. Auch bei einem hohen Gewicht von 100 Kilogramm sind das gerade einmal zwölf Kilogramm.

Es gibt neue Studien, die einen Aufenthalt in Höhe zur Gewichtsreduzierung empfehlen. Höhenklima erhöht die Stoffwechselaktivität. Aufgrund verschiedener Anpassungprozesse kann in der Höhe mehr Energie umgesetzt werden, was eine Gewichtsreduzierung erleichtert. Allerdings bedarf es noch weiterer wissenschaftlicher Studien, um eindeutige Empfehlungen abgeben zu können.

Sehr hilfreich kann auch eine Ernährungsberatung sein, in der die individuellen Ernährungsgewohnheiten einmal unter die Lupe genommen werden. Der Ist-Zustand kann sozusagen mit dem Soll-Zustand verglichen und bei Bedarf korrigiert werden. Danach kann – je nach Zielvorgabe – ein maßgeschneiderter Ernährungsplan angefertigt werden. Es gab auch schon Athleten, die mehrere Ernährungspläne in Anspruch genommen haben, um in jeder Situation (Ruhephase, weniger intensive Trainingsphase, intensive Trainingsphase, Wettkampfphase, intensive Wettkampfphase) optimal gerüstet zu sein. Der Vorteil ist, dass man sich keine großen Gedanken mehr um das Essen mehr machen muss, da die Ernährungspläne die individuellen Empfehlungen in fertige Speisen übersetzen.

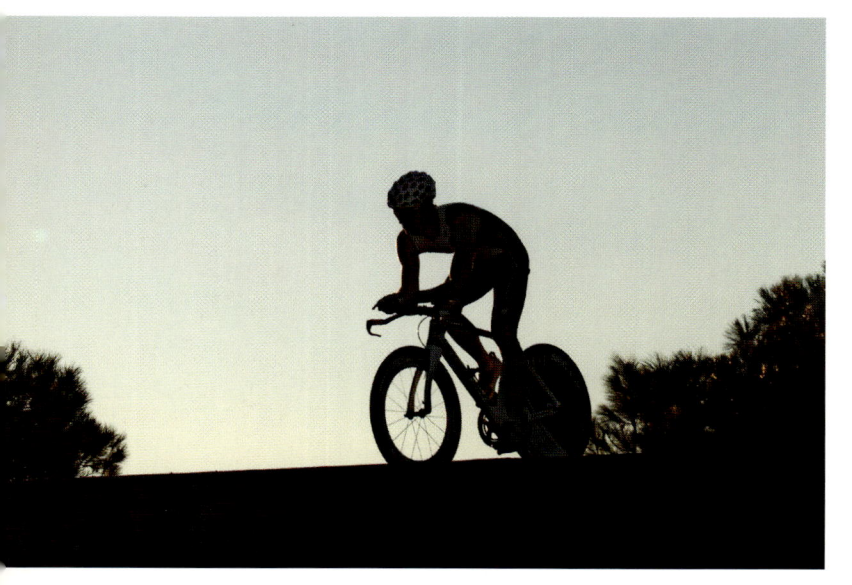

Gute und schlechte Futterverwerter

Es gibt sie, die schlanken Sportler, die niemals Gewichtsprobleme haben und die essen können, was sie wollen. Andere dagegen müssen besonders mit dem Essen aufpassen, insbesondere dann, wenn die Wettkampfphase vorbei ist und der Körper mehr zur Ruhe kommt. Schnell hat man sich ein paar überflüssige Pfunde angefuttert, die nur schwer wieder loszuwerden sind. Wie gut wir unsere Nahrung verwerten, ist tatsächlich auch genetisch bedingt. Jeder Mensch hat ein individuelles Erbgut, das ihn und seine Merkmale ausmacht. Die Gene haben einen großen Einfluss darauf, wie gesund oder sportlich ein Mensch ist und wie schnell er an Gewicht zunimmt – oder nicht. Die guten Futterverwerter verarbeiten die Nahrung sehr effizient, indem sie die Nährstoffe gut speichern können, wohingegen die schlechten Futterverwerter weniger effizient speichern und einen größeren Teil der Energie in Form von Wärme abgeben. Während der gute Futterverwerter in der Evolution der klare Sieger war, weil er mit seinem geringen Nahrungsaufkommen gut haushalten konnte, hat dieser Typus heute mit einem gut gefüllten Kühlschrank gewichtsmäßig eher zu kämpfen als der schlechte Futterverwerter.

Unterschiede im Stoffwechsel

Es scheint tatsächlich mehr angeborene Unterschiede im Stoffwechsel zu geben, als man bisher angenommen hat. Das zeigen zumindest neuere Ergebnisse der Genforschung. Auch bezüglich der Verwertung und Speicherung von

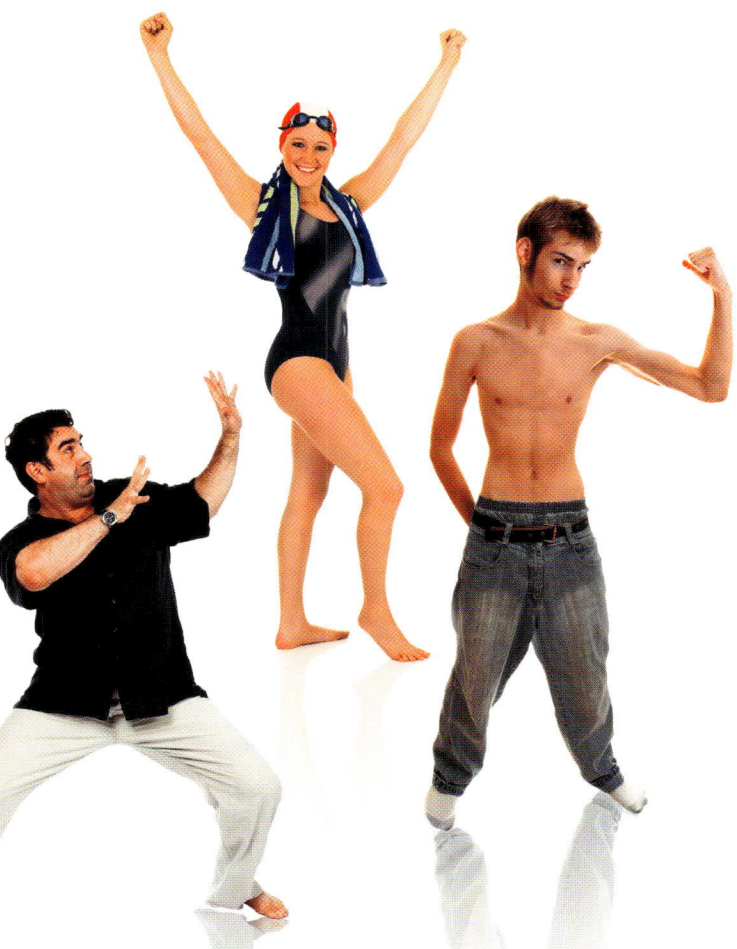

Nährstoffen, der Körperzusammensetzung und des Grundumsatzes können verschiedene Stoffwechseltypen definiert werden.

Den unterschiedlichen Stoffwechseltypen werden dabei verschiedenartige Ernährungsstrategien zugeordnet, bei welchen insbesondere der Kohlenhydratkonsum eine entscheidende Rolle spielt. Hintergrund dieser Ernährungsform ist die Tatsache, dass einige Athleten sehr schnell an Gewicht zunehmen, vor allem dann, wenn bei kohlenhydratreicher und zugleich fettbewusster Ernährung keine sportliche Aktivität

Die Wissenschaft unterscheidet zwischen dem endomorphen, dem mesomorphen und dem ektomorphen Stoffwechseltyp

Charakterisierung der drei Stoffwechseltypen

Merkmale/ Typus	endomorph (Speichertyp)	mesomorph (Mischtyp)	ektomorph (Verbrenner- typ)
Körperbau	kräftige Gestalt mit kräftigem Knochenbau	athletische Gestalt	hagere, eher sehnige Gestalt
Stoffwechsel- aktivität	niedriger Grundumsatz	gute Stoffwech- selaktivität	hoher Grundumsatz
Aufbau von Körpersubstanz	starker und schneller Fett- und Masseaufbau	eventuell leich- ter Fettansatz an Bauch und/ oder Hüfte; grundsätzlich guter Muskel- aufbau möglich	Muskel- und Masseaufbau gestaltet sich schwierig; kaum Fettgewebe
Insulinwirk- samkeit	starke und schnelle Insulinantwort	keine Auffälligkeiten	schwache Insulinantwort
Blutzucker- spiegel	starke Blutzu- ckerschwankun- gen möglich	keine Auffälligkeiten	geringe Blut- zuckerschwan- kungen
Makronähr- stoffe	tolerant gegen- über Fett und Eiweiß; eher intolerant gegenüber Koh- lenhydraten	tolerant gegenüber allen Nährstoffen	tolerant gegenüber Kohlen- hydratkonsum

(nach Jan Prinzhausen 2003)

Die Fähigkeit zum Zu- und Abnehmen von Fett- und Muskelmasse ist zu einem großen Teil genetisch festgelegt

erfolgt. Ursachen dafür sehen einige Forscher im zunehmenden Verzehr an Kohlenhydraten, die für eine starke Ausschüttung des Speicherhormons Insulin sorgen, das wiederum für eine effiziente Fetteinlagerung steht. Zugleich wird bei hoher Insulinausschüttung der Fettabbau gehemmt. Einige Personen scheinen sich durch kohlenhydrathaltige Lebensmittel regelrecht hungrig zu essen, was als Zeichen eines kohlenhydratsensitiven oder -toleranten Stoffwechsels gesehen werden kann. Starke Insulinausschüttungen enden zudem oft in Müdigkeit und Leistungseinbrüchen, da die zugeführten Kohlenhydrate schnell in die Muskelzellen zur Energieversorgung transportiert

werden. Das ist während des Sports ein leistungssteigernder Vorteil. Ansonsten machen geringe Insulinausschüttungen weniger müde und fördern die Fettverbrennung, was für eine Gewichtsreduktion förderlich ist.

Beide Strategien haben unterschiedliche Zielsetzungen, nämlich Leistungssteigerung durch gezielte Kohlenhydratgaben während des Sports und Optimierung der Körperzusammensetzung mit anhaltender Sättigung und verminderter Müdigkeit durch eine eiweißbetonte Ernährung. Grundlage der Ernährung nach Stoffwechseltypen ist eine Einteilung in kohlenhydratsensitive, also auf den Konsum kohlenhydratreicher Lebensmittel sehr ansprechende Speichertypen (endomorpher Stoffwechseltyp), und in kohlenhydratunempfindliche Personen (ektomorpher Stoffwechseltyp). Eine Zwischenform von beiden stellt der mesomorphe Stoffwechseltyp dar. Ziel dieser Ernährungsform ist es, die Ernährungsstrategien so an die Stoffwechselbegebenheiten anzupassen, dass sich daraus das Beste für die Gesundheit und die Körperzusammensetzung ergeben kann.

Ein durch einen hohen Kohlenhydratkonsum begünstigter Fettansatz kann durch eine Verschiebung der Makronährstoffverhältnisse in der Nahrung ohne Hungerleiden abgebaut werden, was insbesondere für den endomorphen Stoffwechseltyp von großer Bedeutung sein kann. Das wichtigste Unterscheidungsmerkmal der drei Typen ist die unterschiedliche Verwertbarkeit der Kohlenhydratenergie. Noch ist die wissenschaftliche Datenlage für diese Differenzierung sehr dünn. Forscher vermuten eine unterschiedliche Ausnutzung der Nährstoffe in den Lebensmitteln, was durch genetische Einflüsse zu begründen sein dürfte. Was genau wofür verantwortlich ist, muss in zukünftigen Studien noch ermittelt werden. Individuelle Ernährungsempfehlungen auf der Basis des persönlichen Genmaterials könnten in baldiger Zukunft wahr werden.

Die Einteilung in die drei Stoffwechseltypen erfolgt momentan nach den oben beschriebenen Kriterien. Dabei kommt insbesondere der Selbstbeobachtung („Nehme ich schnell und bevorzugt am Bauch zu?") und dem Austesten bestimmter Ernährungsstrategien große Bedeutung zu. Wer dazu neigt, relativ schnell Fett in der Bauchgegend anzusetzen, aber auch Muskulatur aufzubauen, einen ausgeprägten Hunger auf bestimmte Sachen zu verspüren und/oder oft hungrig ist, kann endomorphe Stoffwechselzüge in sich tragen. Personen, die keinerlei Probleme mit ihrem Gewicht haben und essen können, was und wie viel sie wollen, haben genetisch bedingt einen sehr hohen Grundumsatz und sind deswegen eher dem ektomorphen Stoffwechseltyp zuzuordnen.

Der endomorphe Stoffwechseltyp

Wie bereits beschrieben, gibt es noch viel zu wenig wissenschaftliches Datenmaterial, um eindeutige Empfehlungen oder Aussagen über Vor- und Nachteile einer Ernährung nach dem jeweiligen Stoffwechseltyp machen zu können. Wer sich in der linken Spalte der Tabelle (endomorpher Stoffwechseltyp) wiedergefunden hat, könnte jedoch möglicherweise von einer kontrollierten Kohlenhydrataufnahme profitieren. Einen Versuch ist es sicher wert – die Faustregel dafür könnte lauten: Je mehr oder intensiver ich sportlich aktiv bin, umso mehr Kohlenhydrate kann ich mir erlauben. An Ruhe- oder

weniger intensiven Trainingstagen ernähre ich mich eiweißbetont und fettbewusst. Bevor Sie diese Ernährungsstrategie austesten, sollten Sie sicher sein, dass Ihre Schilddrüse normal funktioniert beziehungsweise gut eingestellt ist, damit mögliche Einflüsse auf die Stoffwechselaktivität ausgeschlossen werden können.

Der ektomorphe Stoffwechseltyp

Während sich der ektomorphe Stoffwechseltyp (Verbrennertyp) zu jeder Zeit kohlenhydratreich ernähren kann, setzt insbesondere der endomorphe Stoffwechseltyp (Speichertyp) eiweißbetonte Akzente in seiner Ernährung. Das trifft besonders auf die trainingsfreien und weniger trainingsintensiven Phasen zu. Eine eiweißbetonte Ernährung in Höhe von 1,5 bis 2,0 Gramm pro Kilogramm Körpergewicht kann viele Vorteile beim Erlangen einer optimalen Körperzusammensetzung mit dem Ziel der Körperfettreduktion und des Muskelaufbaus bzw. -erhalts bringen. Zu diesen Vorteilen gehören nach Angaben einiger Autoren

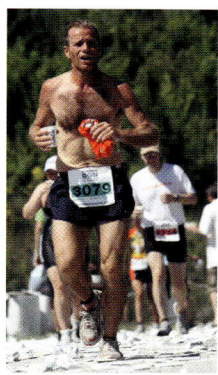

Ektomorpher, endomorpher, mesomorpher Stoffwechseltyp: Wichtig ist die Selbstbeobachtung und das Austesten verschiedener Ernährungsstrategien

- langanhaltende Sättigung
- Förderung von Muskelaufbau und -erhalt
- erleichterter Fettabbau
- Verringerung muskelabbauender Prozesse aufgrund intensiver Belastungen
- verminderter Muskelverlust bei Gewichtsabnahmen

Aus der Empfehlung, mindestens 55 Prozent (besser 60 Prozent) der Energie in Form von Kohlenhydraten, 25 Prozent in Form von Fett und 20 Prozent in Form von Eiweiß zuzuführen, werden 35 bis 40 Prozent Kohlenhydrate, 30 bis 35 Prozent Fett und 25 bis 30 Prozent Eiweiß. Weitere Kohlenhydratreduzierungen sind möglich, werden allerdings nicht von

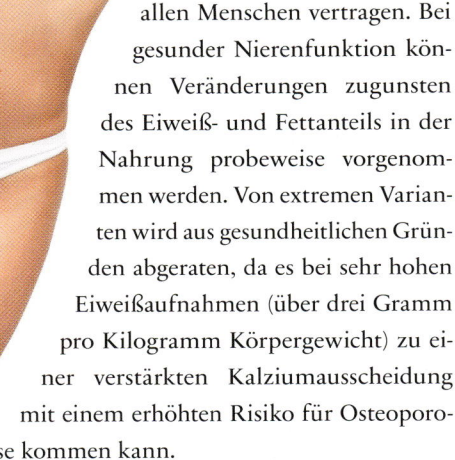

Untergewicht – oftmals hervorgerufen durch einen medial transportierten Schlankheitswahn

allen Menschen vertragen. Bei gesunder Nierenfunktion können Veränderungen zugunsten des Eiweiß- und Fettanteils in der Nahrung probeweise vorgenommen werden. Von extremen Varianten wird aus gesundheitlichen Gründen abgeraten, da es bei sehr hohen Eiweißaufnahmen (über drei Gramm pro Kilogramm Körpergewicht) zu einer verstärkten Kalziumausscheidung mit einem erhöhten Risiko für Osteoporose kommen kann.

Eine weitere interessante Anwendungsmöglichkeit, um das Körpergewicht zu halten und dabei den Fettansatz ohne nachteilige Auswirkungen auf die Leistungsfähigkeit zu minimieren, ergibt sich bei einer Eiweißzufuhr in Höhe von 2 bis maximal 2,5 Gramm pro Kilogramm Körpergewicht. Die Ernährungsstrategie dazu lautet: Kohlenhydratreiches Frühstück sowie Mittagessen sind erlaubt. Zwischen dem Frühstück und Mittagessen (falls überhaupt notwendig) und ab dem Nachmittag werden dann bevorzugt eiweißhaltige Lebensmittel wie zum Beispiel Joghurt, Salat mit Fisch oder magerem Fleisch oder Omelett mit Gemüse verzehrt. Ungefähr zwei Tage vor dem Wettkampf wird zur Erbringung der vollen Leistungsfähigkeit wieder kohlenhydratbetont gegessen. Für den endomorphen Sportler gilt: Je mehr Sport er treibt, desto mehr Kohlenhydrate verträgt er. Steht dagegen weniger Sport auf dem Tagesprogramm, dann sollten die Kohlenhydrate zugunsten von Eiweiß reduziert werden.

Wettkämpfe dienen nicht dem Abnehmen

Die Ernährung in der Wettkampfphase sollte allerdings bei allen Stoffwechseltypen kohlenhydratreich sein. Ziel eines Wettkampfs ist nicht die Optimierung der Körperzusammensetzung, sondern das Erbringen einer erfolgreichen Leistung, was nur durch eine adäquate Kohlenhydratversorgung möglich ist. Vom Standpunkt der Wissenschaft aus ist zwar zur Reduktion des Körpergewichts ein erhöhter Eiweißanteil zum Erhalt der Muskulatur sinnvoll. Dass allerdings eine Reduktion von Kohlenhydraten zugunsten von Eiweiß und Fett bei isokalorischer Kost bei bestimmten Stoffwechseltypen (endomorph) im Vergleich zu einer energiereduzierten Kost effizienter ist, kann bis jetzt wissenschaftlich nicht belegt werden. Demgegenüber stehen allerdings einige zufriedene Athleten, die mit dieser Methode bereits Erfolge erzielen konnten.

Neues aus der Genforschung

Ob wir dazu neigen, dick oder dünn zu sein, scheint zu etwa 40 Prozent genetisch bedingt zu sein. Ungefähr ein Viertel unseres Erbguts, das sich aus circa 250.000 Genen zusammensetzt, scheint für unser Körpergewicht verantwortlich zu sein. Dabei gibt es ungefähr zehnmal so viele Gene, die aus Überlebensgründen unser Körpergewicht nach oben regulieren, als solche, die es nach unten bewegen. Genetisch bedingt kann nicht jeder Mensch gleich gut ab- oder zunehmen. In der Genforschung spricht man von einer sogenannten Phänotypisierung, mit deren Hilfe aufgrund bestehender Stoffwechselunterschiede bestimmte Stoffwechseltypen unterschieden werden können. Differenziert werden der sparsame Stoffwechseltyp (Thrifty phenotype) und der verschwenderische Stoffwechseltyp (Spend thrift). Eine Phänotypisierung erfolgt, indem eine Person für mindestens drei Tage bewusst in eine Situation der Über- oder Unterernährung gebracht wird, um Reaktionen des Stoffwechsels zu beobachten. Hierzu wird beispielsweise der Grundumsatz (Energieverbrauch unter Ruhebedingungen) herangezogen. Besonders in der Situation der kontrollierten Überernährung, in welcher 1.000 Kilokalorien mehr als benötigt aufgenommen werden, zeigt der verschwenderische Stoffwechseltyp ausgeprägte Anpassungsreaktionen. Der Grundumsatz steigt aufgrund der gesteigerten Energiezufuhr an, um das Mehr an Energie zu verwerten. Im Vergleich dazu würde ein sparsamer Stoffwechseltyp keinen Anstieg in der Stoffwechselaktivität zeigen, da er das Ziel der effizienten und erhöhten Einlagerung verfolgt (Fettansatz). Bei einer Unterernährung, in der über mindestens drei Tage 1.000 Kilokalorien zu wenig zugeführt werden, drosselt der sparsame Stoffwechseltyp seinen Energieverbrauch, um sich vor Substratverlusten zu schützen, während der verschwenderische Stoffwechseltyp seinen Energieumsatz nur geringfügig zurückfährt. Es scheint auch noch diverse Abstufungen zwischen beiden Stoffwechseltypen zu geben. Die Genforschung ist hier erst am Anfang ihrer Erkenntnisse. Aber ihre Erklärungen sind bereits jetzt plausibel und durchaus verständlich, weil nicht jeder gleich gut an Körperfett abnehmen oder Muskulatur aufbauen kann. Unsere Gene haben auch hier einen bedeutenden Einfluss.

Als Fazit bleibt festzuhalten: Wer als Sportler gern überschüssige Pfunde ansetzt, diese loswerden möchte und dabei die beschriebene Ernährungsform für sich ausprobieren möchte,

sollte das nicht gerade in der Wettkampfphase tun, sondern in der Ruhe- oder weniger trainingsintensiven Phase. Manchmal helfen auch nicht wissenschaftlich bis ins letzte Detail abgesicherte Ansätze weiter, da sie dem eigenen Körperempfinden mehr entsprechen.

Die Problematik des Untergewichts ist im Triathlonsport häufig anzutreffen

Wenn das Körpergewicht zu gering ist

Klagen über ein zu geringes Gewicht gibt es – gerade im Sport. Neben Problemen mit zu viel Körpergewicht gibt es auch Probleme mit einer zu geringen Körpermasse. Wenn das Körpergewicht zu gering ist, kann vor allem die Infektanfälligkeit stark zunehmen.

Mögliche Gründe für Untergewicht

- zu wenig Zeit zum Essen (Stress)
- empfindlicher Magen
- fehlende Hungergefühle (Appetitlosigkeit)
- zu geringer Energie- und Eiweißanteil in der Nahrung
- keine Lust zu kochen
- Schilddrüsenüberfunktion
- Unverträglichkeiten und Allergien
- Veranlagung (schlechter Futterverwerter)
- Essstörungen

Sicher kennen auch Sie Phasen, in denen Ihnen nicht genügend Zeit zum Essen bleibt oder Sie sich diese nicht nehmen können oder wollen. Es ist wichtig, sich feste Essenszeiten zu setzen und diese entspannt wahrzunehmen.

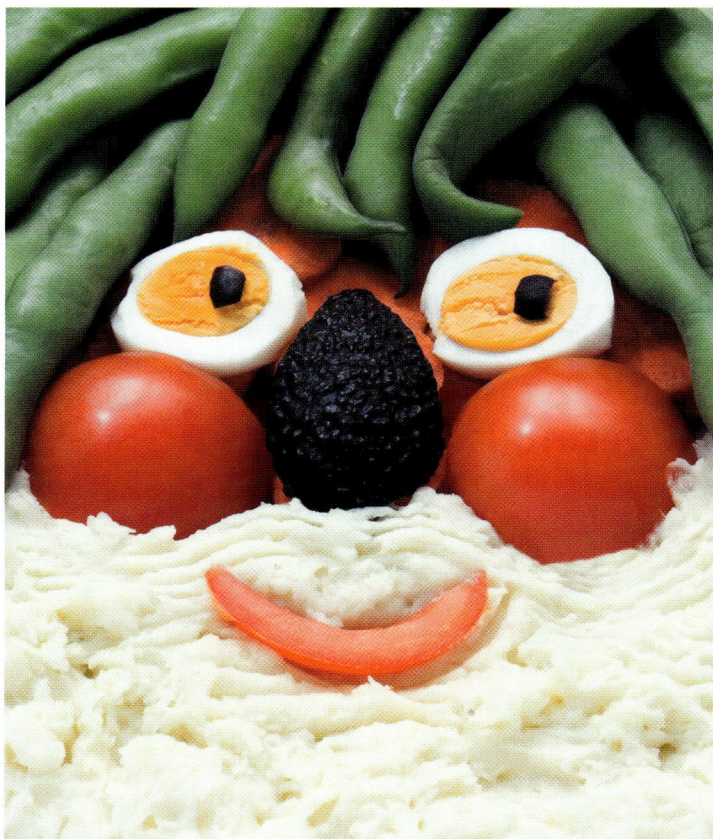

Es muss nicht gleich ein Gala-Dinner sein – beim Kochen kann jeder noch ein bisschen dazulernen

Kleine Hilfestellungen für Kochmuffel

- Bevorzugen Sie aufgrund der höheren Nährstoffdichte Vollkorngetreideprodukte und -backwaren.
- Wechseln Sie zwischen Nudeln, Reis und Kartoffeln ab.
- Fettarme Soßen lassen sich sehr gut mit angedünsteten Zwiebeln, Wasser, etwas Gemüsebrühe, Kräutern, fettreduzierter Crème fraîche und püriertem Gemüse zaubern.
- Frischer Fisch kann mit einer Schicht von etwas Mehl und Curry in etwas Rapsöl gebraten werden. Lecker dazu sind Pellkartoffeln mit etwas Kräuterquark und Salat.
- Eine willkommene Abwechslung bieten Milchreis mit Obstmus und Zimt, Dinkelpfannkuchen oder Haferflocken-Porridge mit püriertem Obst.
- Im Sommer geben Milchshakes (fettarme Milch, 1 Banane oder Beerenfrüchte, etwas Zimt, 1 Vanillejoghurt im Mixer pürieren; eventuell etwas Vanilleeis dazugeben) eine leckere Erfrischung.
- Für schnelle Gemüsesuppen kochen Sie beliebiges Gemüse (kann auch Tiefkühlgemüse ohne Soßen sein) in etwas Wasser; Sie können auch Kartoffelstücke dazugeben. Wenn das Gemüse weich ist, pürieren Sie es etwas und schmecken es mit Gewürzen (Salz, Pfeffer), Kräutern (Thymian, Rosmarin) und einem Teelöffel Sauerrahm ab. Sehr lecker dazu sind geröstete Brotwürfel.

Der Körper braucht den richtigen Nährstoffmix und die Ruhe, um die gesetzten Trainingsreize umsetzen zu können. Oftmals schlagen Stress, Hektik, Angstgefühle oder Aufregung „auf den Magen" und führen zu einer länger andauernden Appetitlosigkeit. Erst wenn die Atmosphäre entspannt und vertraut ist, kann man sich mit Genuss dem Essen widmen. Wer nicht so gern und besonders täglich kochen möchte, kann entweder einmal größere Portionen zubereiten und einfrieren, öfters essen gehen oder die Hilfestellungen für Kochmuffel aus dem Kasten annehmen.

Damit die Ursachen für bestehendes Untergewicht noch detaillierter erforscht werden können, sollten Betroffene unbedingt fachmännische Unterstützung in Anspruch nehmen. Mithilfe eines Ernährungsprotokolls, in dem alles aufgeschrieben wird, was sie essen und trinken, kann ermittelt werden, ob ihre Energiezufuhr und ihr Energieverbrauch übereinstimmen. Ist das der Fall, bleibt das Gewicht konstant. Ist der Energieverbrauch aber größer als die Energiezufuhr, sinkt das Körpergewicht weiter ab. Mehrere kleine Mahlzeiten am Tag helfen genauso gut wie angereicherte Lebensmittel und Sportlerprodukte, um die Energieversorgung zu steigern. Auf Lieblingsspeisen und kleine Naschereien wie Eiscreme muss niemand verzichten, wenn die Basisernährung stimmt. Für den Erhalt und den Aufbau von Muskelmasse ist außerdem eine ausreichende Eiweißversorgung von hochwertiger Qualität entscheidend. Auch das kann problemlos festgestellt werden.

Ein Blutbild beim Arzt gibt Aufschluss über die Funktionsleistung der Schilddrüse. Bei einer Überfunktion kann keine Gewichtszunahme erfolgen. Erst wenn die ausgewogene Stoffwechsellage durch die Gabe von Schilddrüsenhormonen in Form von Tabletten richtig eingestellt ist, kann sich das Körpergewicht normalisieren. Auch Nahrungsmittelunverträglichkeiten wie Laktose-, Fruktose- oder Glutenunverträglichkeit können mithilfe des Arzts herausgefunden werden. Spezielle Tests geben Aufschluss und damit die Chance zur Besserung. Ernährungsberater können für unverträgliche Lebensmittel Alternativen aufzeigen.

Wer sehr schlanke Familienmitglieder oder Verwandte hat, muss von einem genetischen Einfluss auf das Körpergewicht ausgehen. Dann kann es sehr schwer sein, Gewicht zuzunehmen. Aber ausprobieren sollte man es auf jeden Fall. Manchmal ist eine kontinuierliche Gewichtsabnahme jedoch Absicht und Untergewicht erwünscht. Dieser Wunsch ist dann krankhafter Natur und ist ein Zeichen von Magersucht.

Wenn die Energieversorgung entgleist

Unter Essstörung versteht man ein Essverhalten, das sowohl eine zu geringe als auch eine zu hohe Energiezufuhr mit sich bringt. Es gibt Essstörungen mit psychosomatischem Charakter (Magersucht, Bulimie usw.) und solche ohne Krankheitscharakter (Anorexia athletica oder sportinduzierte Pseudoanorexie). Jeder Athlet in Ausdauerdisziplinen wie dem Laufen weiß: Je leichter man ist, desto leistungsfähiger ist man auch. Doch jeder Körper hat sein eigenes Limit. Irgendwann kommt das große Aus mit vielen mehr oder weniger schwerwiegenden gesundheitlichen Beeinträchtigungen.

Die Entstehung von Essstörungen

Bei der Anorexia athletica, einer oftmals durch sportlichen Überehrgeiz ausgelösten Essstörung, steht der Wunsch nach mehr sportlichem Erfolg im Vordergrund. Ist die Wettkampfphase vorbei oder die Karriere beendet, kann sich das Essverhalten wieder normalisieren. Bei zahlreichen Athletinnen und Athleten entwickelt sich jedoch aus der harmlosen Anorexia athletica eine krankhafte Magersucht oder Bulimie (Ess-Brech-Sucht). Oftmals können die daran erkrankten Sportler (männlich und weiblich) nicht mit dem Leistungsdruck und dem damit verbundenen Stress umgehen.

Ein ausgeprägter Perfektionismus kann zusammen mit einem gestörten Selbstwertgefühl wesentlich zur Erkrankung beitragen. Eine Studie mit 204 Athletinnen ergab, dass insbesondere Selbsteinschätzung, ein übertriebenes Sportprogramm zur Verbesserung des Erscheinungsbilds und der Attraktivität sowie der Wunsch nach persönlicher Veränderung bei essgestörten Athletinnen signifikant ausgeprägter sind als bei nicht betroffenen Sportlerinnen. Hinzu kommen Einflüsse aus dem unmittelbaren Umfeld der Athleten, die ebenfalls krankhafte Essstörungen auslösen können. Kommentare von Trainern, Managern, sportlichen Leitern und anderen Betreuern zu Figur oder Körpergewicht geben insbesondere jungen Athletinnen oftmals Anlass zu Selbstzweifeln. So wird ein unnötiger Druck zur Gewichtsreduktion aufgebaut, der ein gestörtes Verhalten bezüglich Nahrungsaufnahme und

Bewegung beim Sportler auslösen kann. Deshalb ist eine ausreichende Sensibilisierung des persönlichen Umfelds des Athleten, insbesondere des direkt einwirkenden Betreuerstabs, von größter Bedeutung.

Ziel der erkrankten Sportler ist es, durch starke Nahrungsrestriktionen und sportlichen Überehrgeiz eine strenge Kontrolle über das eigene Ich ausüben zu können. Wird diese Kontrolle durch Faktoren wie zum Beispiel einem verletzungsbedingten Trainingsausfall oder durch eine zu „hohe" Nahrungszufuhr oder Ähnliches beeinflusst, muss sofort durch ungesunde Maßnahmen wie Fasten, selbst herbei-

Essstörungen im Überblick

Merkmale	Anorexia athletica (sportinduzierte Essstörung)	Anorexia nervosa (Magersucht)	Bulimia nervosa (Ess-Brech-Sucht)
diagnostische Kriterien	Untergewicht, mit mehr als fünf Prozent unter dem Normalgewicht, keine mit Gewichtsverlust einhergehenden Erkrankungen, übertriebene Angst vor dem Dickwerden, eingeschränkte Nahrungszufuhr (weniger als 1.200 Kilokalorien am Tag), Magen-Darm-Probleme	Untergewicht mit mehr als 15 Prozent unter dem Normalgewicht oder einem BMI von kleiner als 17,5 kg/m², Vermeiden hochkalorischer Speisen, selbst induziertes Erbrechen, Medikamentenmissbrauch, überbewertetes Dickeempfinden, endokrine Störung, Störung der pubertären Entwicklung, Menstruationsstörungen, Untertemperatur, niedriger Blutdruck, Wasseransammlungen im Gewebe, trockene Haut	Heißhungerattacken, die immer wieder vorkommen, Erbrechen, Medikamentenmissbrauch, Fasten, exzessive sportliche Aktivität; alles mindestens zweimal pro Woche; das Körpergewicht bestimmt das Selbstwertgefühl
mögliche weitere Kriterien	Körperschemastörung, Abführverhalten, Fressattacken, Menstruationsstörungen, verspätete Pubertät, zwanghafte körperliche Aktivität	restriktive Typen: ohne Fressattacken, keine Anwendung von Abführmaßnahmen; Binge-eating-Typen: mit Fressattacken und Abführmaßnahmen	abführende Typen benutzen Medikamente; nicht abführende Typen benutzen andere unangemessene kompensatorische Verhaltensweisen (Fasten, Sport usw.)

(nach Sundgot-Borgen 1993 und American Psychiatric Association 1994)

geführtes Erbrechen, Appetitzügler oder Ab-
führ- und Entwässerungsmittel gegengesteuert
werden. Denn wer sich nicht unter Kontrolle
hat, kann sich nicht gut fühlen. Das gesamte Denken und Handeln dreht sich dann nur
noch um das Einsparen von Kalorien.

Die Verbreitung von Essstörungen

Frauen sind im Vergleich zu Männern ungefähr
zehnmal häufiger von Essstörungen betroffen.
In einer Studie wurden von 522 weiblichen Spitzensportlern aus 35 verschiedenen Sportarten in
Norwegen 18 Prozent als essgestört eingestuft.
Eine Studie mit 204 Athletinnen von 13 verschiedenen Sportarten ergab, dass 25,5 Prozent
Essstörungen mit Symptomen aufwiesen. Dabei
waren insbesondere die Ausdauersportlerinnen
betroffen. Zu den sogenannten Risikosportar-
ten für die Entwicklung einer Essstörung gehören neben den Ausdauersportarten wie Radfahren, Triathlon, Schwimmen oder Mittel- und
Langstreckenlauf auch die ästhetischen Sportarten wie Turnen, rhythmische Sportgymnas-
tik oder Wasserspringen. In einer Studie mit
42 amerikanischen Kunstturnerinnen gaben
26 Prozent an, regelmäßig zu erbrechen, 24 Prozent nahmen Abmagerungspillen ein, 24 Prozent fasteten, 19 Prozent griffen zu Abführmit-
teln und 7 Prozent reduzierten ganz bewusst
ihre Flüssigkeitszufuhr, um ihr Gewicht zu kon-
trollieren. Auch bei sehr jungen Spitzensport-
lerinnen im Alter von 9 bis 18 Jahren konnten gestörte Essverhalten beobachtet werden.
62,9 Prozent gaben an, regelmäßig Mahlzeiten
ausfallen zu lassen, und 77,7 Prozent aßen nur
kleine Portionen, um das Gewicht zu reduzieren. Auch bei männlichen Ausdauersportlern
oder Athleten mit Gewichtsklasseneinteilung
sind Essstörungen bekannt.

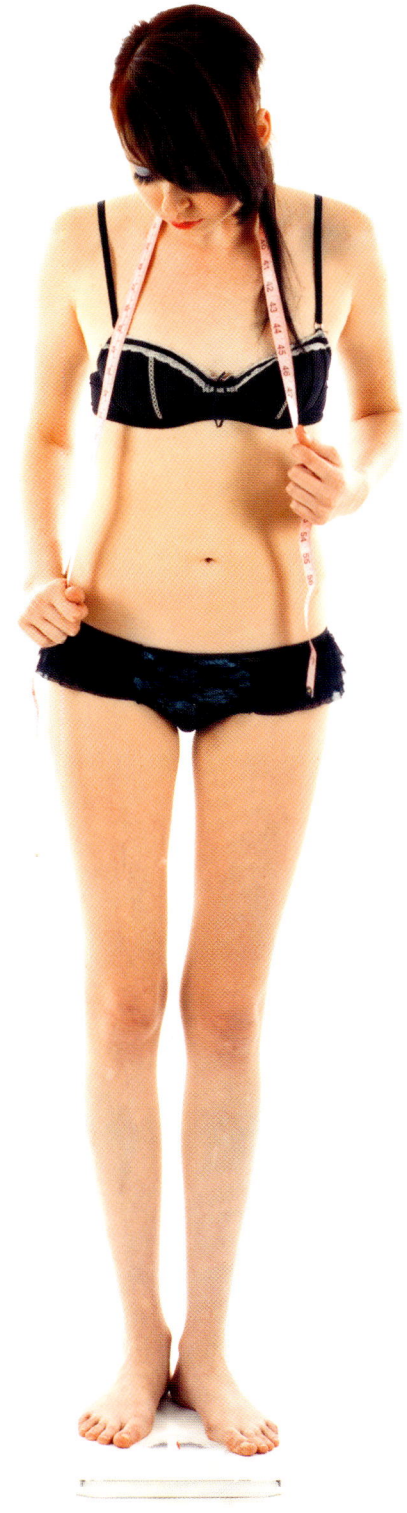

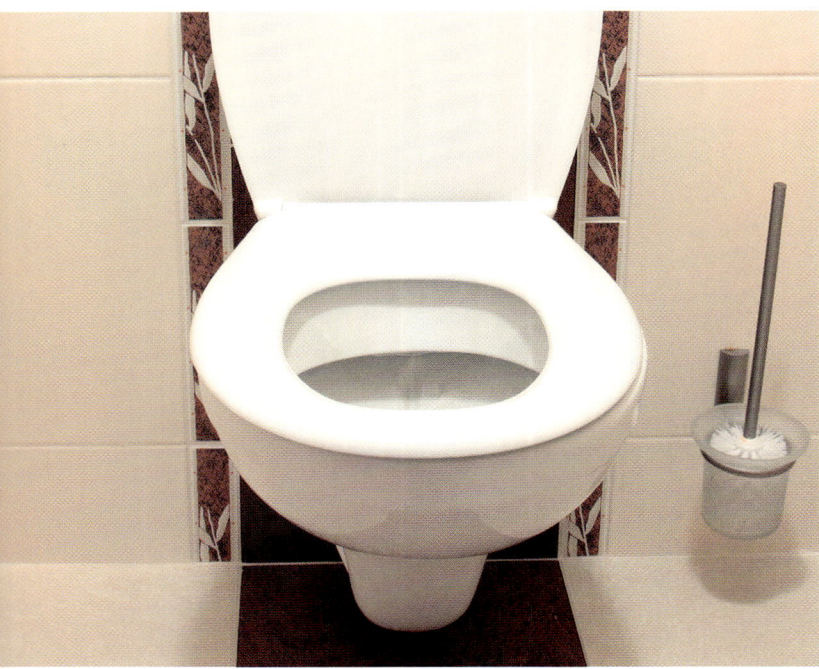

Essstörungen sind weit verbreitet – als Krankheit werden sie von Außenstehenden oft nicht ernst genommen

Die Folgen von Mangel- und Unterernährung

- erhöhte Infektanfälligkeit
- gestörte Wundheilung
- Unterzuckerungsgefahr
- Blutarmut (häufigste Ursache: Eisenmangel)
- Abbau und Verlust von Muskulatur
- beschleunigter Knochenabbau mit möglichen Stressfrakturen
- Elektrolytstörungen
- Säure-Basen-Ungleichgewicht
- Flüssigkeitsmangel
- Magen-Darm-Probleme
- Herzrhythmusstörungen
- gestörte Thermoregulation (Kälteempfinden)
- Ausbleiben der monatlichen Regelblutung aufgrund einer negativen Energiebilanz (Energieverbrauch ist viel größer als die Energiezufuhr)

Während eine Magersucht besonders in der Pubertät auftritt, kommt die Bulimie bevorzugt im ersten Lebensdrittel vor. Magersucht ist sehr deutlich am Untergewicht zu erkennen, während Bulimie-Erkrankte oftmals Normalgewicht aufweisen, das jedoch Schwankungen ausgesetzt ist. Dafür verantwortlich ist ein Wechselspiel zwischen strenger Nahrungskontrolle und Heißhungerattacken. Magersüchtige leben zurückgezogen und isoliert, während Bulimie-Erkrankte sozial integriert sind und eher impulsive Charakterzüge aufweisen. Sie geben im Vergleich zu Magersüchtigen ihre Erkrankung zu. Beiden gemeinsam ist die absolute Unzufriedenheit mit der eigenen Figur und die panische Angst vor Gewichtszunahme. Gesundheitlich beeinträchtigende Nebenwirkungen dieser Mangelernährung sind neben unzureichenden Versorgungszuständen mit wichtigen Mineralstoffen auch Zyklusstörungen sowie Osteoporose (Knochenbrüchigkeit).

Hinweise für ein gestörtes Essverhalten

Typische Verhaltensweisen oder Äußerungen können als Zeichen einer vorliegenden Essstörung gedeutet werden. Dazu gehören beispielsweise:

- häufiges Klagen über die eigene Figur trotz Unter- oder Normalgewicht
- ständiges Beschäftigen mit Speisen, Kalorienzählen und Körpergewicht
- bevorzugtes Trinken von Light-Getränken
- isolierte Mahlzeiteneinnahme
- aufgequollene Augen, schlechte Zahnhygiene, Oberbauchbeschwerden
- saures Aufstoßen als Folgen regelmäßigen Übergebens
- gesteigertes Kälteempfinden

– depressive Verstimmungen und Stimmungsschwankungen
– viel zu weite Kleidung

Sportlerinnenkrankheit Triade

Neben den genannten Essstörungen wurde 1992 erstmalig vom American College of Sports Medicine ein neuer Symptomenkomplex, der sowohl bei weiblichen Spitzensportlern als auch bei ambitionierten Freizeitsportlerinnen vorkommt, beschrieben. Es handelt sich dabei um die „Female Athlete Traid", auch Triade genannt. Besonders in der Pubertät befindliche Mädchen sind aufgrund großer körperlicher Veränderungen davon betroffen.

Die Symptome der Triade umfassen das gleichzeitige Auftreten eines gestörten Essverhaltens, Ausbleiben der monatlichen Regelblutung (Amenorrhoe) und Osteoporose (Knochenbrüchigkeit). Eine vorliegende Essstörung kann aufgrund einer langfristig unzureichenden Energiezufuhr zum Ausbleiben der Menstruation führen, was wiederum einen Östrogenmangel verursacht. Und sowohl Östrogen- als auch Nährstoffmangel sind verantwortlich für das Entstehen von Osteoporose.

Bei der Diagnose einer Triade müssen Änderungen bezüglich des Trainingsprogramms (geringerer Energieverbrauch), des Körpergewichts (Normalisierung) und der Ernährungsgewohnheiten (ausreichende Nährstoffzufuhr) vorgenommen werden. Reichen diese Maßnahmen zur Normalisierung der monatlichen Regelblutung nicht aus, kann eine vom Arzt kontrollierte Östrogengabe notwendig sein. Neben einem Arzt und Psychologen sollte den Athletinnen auch ein Ernährungswissenschaftler zur Seite stehen. Je schneller die ersten Ansätze festgestellt werden können, umso geringer sind die sehr ernst zu nehmenden Auswirkungen auf Gesundheit und Leistung. Eine angenehme Atmosphäre im Umfeld der Athletinnen (Familie, Trainer, Freunde usw.) besitzt einen großen präventiven Charakter.

Zusammenfassung

Das ideale Körpergewicht für maximale Leistung und Gesundheit zu definieren ist eine der großen Herausforderungen für ambitionierte Triathleten. Außerdem ist es von großem Vorteil, wenn das Gewicht nicht unnötig großen Schwankungen ausgesetzt ist. Überschüssige Pfunde bedeuten noch Potenzial und können mit den richtigen Strategien in der Nebensaison abgebaut werden, ansonsten resultieren erhöhte Infektanfälligkeit, Leistungseinbußen und radikale Gewichtszunahmen nach Beendigung des Diätregimes. Mit Hilfe der richtigen Informationen können solche Fehler vermieden werden. Auch unsere Gene haben einen Einfluss auf unsere Neigung, dünn oder dick zu sein, was neue Erkenntnisse der Genforschung bestätigen. Deshalb können individuell unterschiedliche Ernährungsstrategien bei einer Gewichtsreduzierung sinnvoll sein, auch wenn noch nicht alles bis ins Detail erforscht ist. Wird dauerhaft zu wenig Energie zugeführt, können sie ein Zeichen von Essstörung sein und bedürfen dringend einer Abklärung. Insbesondere bei weiblichen Athleten können im Rahmen der Triade (gestörtes Essverhalten, Ausbleiben der monatlichen Regelblutung und Osteoporose) große gesundheitliche Beeinträchtigungen beobachtet werden.

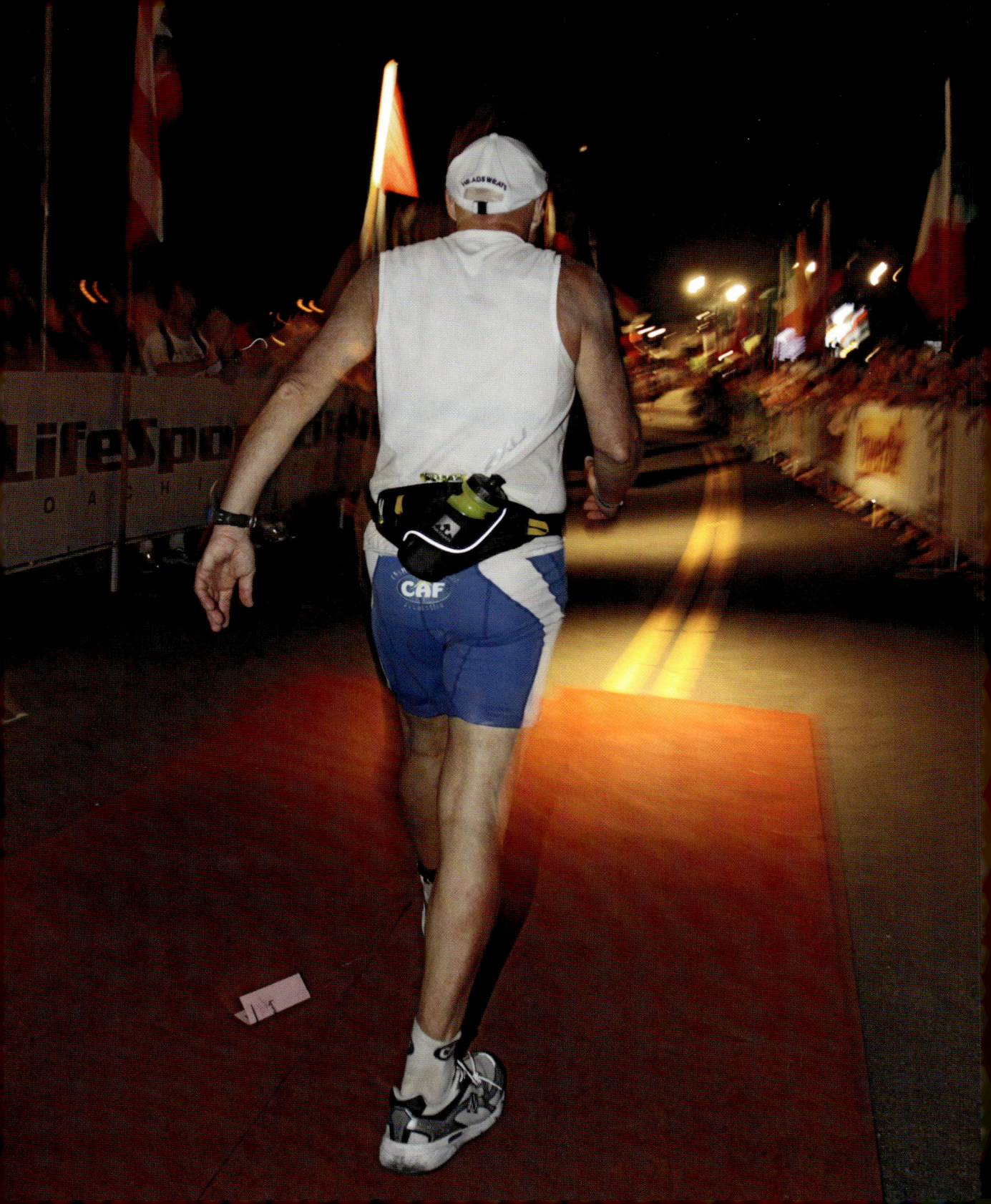

Nährwerte

Einkaufsliste

Literaturverzeichnis

Index

Die Nährwerte ausgewählter Lebensmittel (pro 100 Gramm bzw. 100 Millliter)

	kcal	kJ	KH	F	E
alkoholfreie Getränke					
Apfelsaft	47	197	11,7	0	0,1
Bier (alkoholfrei, 0,05 %)	28	117	5,4	0	0,3
Brombeersaft	38	159	7,8	0,6	0,3
Cola	44	184	11	0	0
Gemüsesaft	24	100	6	0	1
Grapefruitsaft	41	172	9,6	0,1	0,5
Himbeersaft	41	172	9,9	0	0,3
Holunderbeersaft	38	159	7,5	0	2
Johannisbeersaft (schwarz)	54	226	2	0	0,4
Limonade	49	205	12	0	0
Mineralwasser	0	0	0	0	0
Möhrensaft	30	126	5,9	0	0,9
Orangensaft	49	205	11	0,2	0,7
Tomatensaft	20	84	4	0	1
Traubensaft	69	289	17,1	0	0,2
Zitronensaft	35	146	8	0,2	0,4
alkoholische Getränke					
Apfelwein (5 %)	40	167	2,6	0	0
Bier (Alt-, 5 %)	43	180	0	0	0,5
Bier (Bock-, 5 %)	60	251	6,8	0	0,7
Bier (Dunkel-, 3 %)	33	138	0	0	0,4
Bier (Export-, 4 %)	49	205	5	0	0,5
Bier (hell, 4,8 %)	47	197	0	0	0,5

	kcal	kJ	KH	F	E
Bier (Lager-, 3,5 %)	38	159	4	0	0,4
Bier (Malz-, 1,4 %)	52	218	0	0	0,6
Bier (Pilsener, 3,5 %)	40	167	4	0	0,4
Dessertwein (18 %)	160	669	15	0	0,1
Eierlikör (20 %)	170	711	28	7,4	3,8
Likör (30 %)	166	695	30	0	0
Obstbranntwein (45 %)	235	983	0	0	0
Portwein	153	640	12	0	0
Rum (40 %)	231	967	0	0	0
Sherry (trocken)	117	490	1	0	0
Sekt (12 %)	83	347	4	3,5	0,1
Wein (Weiß-, 12 %)	79	331	3	0	0,1
Wein (Rot-, 12 %)	77	322	0,1	0	0,1
Weinbrand (38 %)	215	900	2	0	0
Whiskey (43 %)	238	996	0	0	0
Milch					
Buttermilch	41	172	4	1	4
Crème Fraîche	300	1256	7	30	4,6
Dickmilch	63	264	4,5	3,5	3,5
Joghurt (Natur-, 3,5 %)	68	285	4,6	3,8	3,9
Joghurt (Natur-, 1,5 %)	48	201	4,7	1,6	3,6
Kakaotrunk	59	247	10	0,5	3,5
Kefir	63	264	4,6	3,5	3,2
Kondensmilch (10 %)	176	736	12,5	10,1	8,8

	kcal	kJ	KH	F	E
Kuhmilch (3,5 %)	64	268	4,7	3,5	3,2
Kuhmilch (1,5 %)	45	188	4,7	1,5	3,3
Kuhmilch (entrahmt)	34	142	4,8	0,1	3,5
Mascarpone	387	1620	3,6	47,5	4,6
Milchreis	129	539	21	2,8	4
saure Sahne	114	477	4	10	3
Sauerrahm	188	787	3,7	18	2,9
Schlagsahne (30 %)	309	1293	3,4	31,7	2,4
Speisequark (40 % Fett i. Tr.)	171	715	3,3	12,1	12
Speisequark (20 % Fett i. Tr.)	118	494	3,4	4,9	12,6
Speisequark (Magerstufe)	81	339	4	0,6	17,2

Käse

	kcal	kJ	KH	F	E
Appenzeller	386	1615	0	31,6	25,4
Brie (50 % Fett i. Tr.)	352	1473	0,1	27,9	22,6
Camembert (60 % Fett i. Tr.)	381	1594	0	34	17,9
Camembert (45 % Fett i. Tr.)	288	1205	0	22,8	18,7
Camembert (30 % Fett i. Tr.)	214	895	0	13,2	21,9
Chester	398	1665	0,4	32,2	25,4
Frischkäse (60 % Fett i. Tr.)	341	1427	0	30,5	14,6
Edamer (45 % Fett i. Tr.)	369	1544	0	28,3	24,8
Edamer (30 % Fett i. Tr.)	265	1109	0	16,2	26,4
Emmentaler	398	1665	0	30,5	27,4
Feta (45 % Fett i. Tr.)	236	990	0	18,8	17
Feta (30 % Fett i. Tr.)	168	703	0	9,5	19
Gouda (45 % Fett i. Tr.)	384	1607	0	25,5	29,2
Harzer (Korbkäse)	134	561	0	2	29
körniger Frischkäse (20 % Fett i. Tr.)	108	452	0	4,5	14
Mozzarella (45 % Fett i. Tr.)	225	941	0	16,1	19,9
Mozzarella (10 % Fett i. Tr.)	176	736	0	10	19

	kcal	kJ	KH	F	E
Parmesan	389	1628	0,1	25,8	35,6
Roquefort (52 % i. Tr.)	361	1512	0	31	21
Schmelzkäse (60 % Fett i. Tr.)	347	1452	4,0	30,3	13,5
Schmelzkäse (50 % Fett i. Tr.)	335	1402	4,5	26,2	14,9
Schmelzkäse (40 % Fett i. Tr.)	277	1159	5	19,6	17,3
Schmelzkäse (30 % Fett i. Tr.)	218	912	5,7	12,8	18,2
Schmelzkäse (20 % Fett i. Tr.)	196	820	7,5	9	19,9
Tilsiter (45 % Fett i. Tr.)	357	1494	0	26,3	27,7

Eier

	kcal	kJ	KH	F	E
Eidotter	354	1481	0,6	31,9	16,1
Eiweiß	49	205	0,8	0,2	10,9
Hühnerei, ganz	158	661	0,7	11,5	12,8

Fette

	kcal	kJ	KH	F	E
Butter	754	3155	0,7	83,2	0,7
Distelöl	899	3761	0	99,9	0
Erdnussbutter	597	2499	5	50	25
Erdnussöl	895	3745	0,2	99,4	0
Kokosfett	894	3741	0	99	0,8
Leinöl	900	3766	0	99,9	0
Maiskeimöl	899	3761	0	99,9	0
Margarine	720	3013	0,5	80,5	0,5
Mayonnaise	743	3112	2	82,5	1
Olivenöl	897	3753	0,2	99,6	0
Palmöl	898	3757	0	99,8	0
Salatcreme (25 %)	274	1146	12	25	1
Sesamöl	896	3749	0	99,5	0
Sojaöl	899	3761	0	99,9	0
Sonnenblumenkernöl	898	3757	0	99,8	0
Walnusskernöl	896	3749	0	99,5	0

	kcal	kJ	KH	F	E
Nüsse					
Cashewkern	600	2510	30,5	46	17,2
Erdnuss (frisch)	333	1393	8,3	25	15
Erdnuss (geröstet)	629	2632	12	49	26
Haselnusskern	656	2745	11,4	61	13
Haselnusskrokant	461	1926	83	13	3
Kastanie	215	900	36	1,9	3,4
Kokosnuss	367	1536	4,8	34	4,2
Kürbiskern	560	2344	14	45,6	24
Leinsamen (geschrotet)	431	1803	0	38	22,3
Macadamianusskern (geröstet)	706	2955	0	76,5	7
Mandeln	640	2678	3,7	54	19
Maronen-Püree	81	343	16,6	0,9	1,6
Paranusskern	703	2941	3,6	67	14
Pinienkern	575	2408	7	50,7	24
Pistazienkern	638	2669	17,5	54	19
Sesam	559	2339	10,2	50,4	17,7
Sonnenblumenkern (geschält)	524	2192	12,3	36	27
Walnusskern	690	2887	12,1	64	15
Kartoffeln					
Bratkartoffeln	195	816	16,5	10	2,8
Kartoffeln (mit Schale)	68	285	14,8	0	2
Kartoffeln (ohne Schale)	85	356	14,8	0	2
Kartoffeln, geröstet	122	510	15	1	3,1
Kartoffelchips	582	2435	40,5	39,4	5,5
Kartoffelpüree (mit Wasser)	43	180	82,8	0,1	1,2
Kartoffelpüree (mit Milch)	55	230	11	0,8	1,8
Kartoffelpuffer	247	1033	18,5	15,5	3,5
Knödel und Klöße	112	469	30	0	1

	kcal	kJ	KH	F	E
Kroketten (Fritteuse)	196	820	28	10,4	2,2
Pommes frites (Fritteuse)	252	1054	35,7	10	4,6
Gemüse					
Artischocke	59	247	12,2	0,1	2,4
Aubergine	17	72	2	0,1	1
Avocado	233	975	3,4	23,5	1,9
Blumenkohl	27	113	4	0,2	2,4
Bohnen (grün, frisch)	35	146	6,1	0,3	1,9
Bohnen (grün, in Dosen)	23	96	4,2	0,1	1,2
Brokkoli	33	138	4,3	0,2	3,5
Champignons (frisch)	15	64	1	0,2	3
Champignons (in Dosen)	14	60	0	0,2	3
Chicorée	16	67	2,3	0,2	1,3
Chinakohl	16	67	2	0,3	1,2
Endivie	19	80	2,6	0,2	1,7
Erbsen (grün, roh)	79	331	12,4	0,5	6,3
Erbsen (in Dosen)	56	234	9,4	0,4	3,6
Feldsalat	21	88	2,7	0,3	1,8
Frühlingszwiebel	42	176	8,5	0,3	0,9
Grünkohl	57	239	6,1	0,9	6
Gurke (roh, ungeschält)	13	54	2	0,2	0,8
Knoblauch	142	593	28	0,1	6
Kohlrabi	31	130	5,6	0,1	2
Kopfsalat	17	71	2,2	0,2	1,4
Kürbis	27	113	5,5	0,1	1
Mais (ganzer Kolben)	375	1569	71	4	9
Maiskolben	125	525	19	1	3
Maiskörner (in Dosen)	57	238	10	0,8	2
Mangold	23	96	2,9	0,3	2,1

	kcal	kJ	KH	F	E
Möhren (frisch)	41	172	8,7	0,2	1,1
Möhren (in Dosen)	16	68	3	0,1	1
Oliven (grün)	143	600	2	13,9	1
Oliven (schwarz)	353	1478	5	35,8	2
Paprikaschoten (frisch)	24	100	4,1	0,3	1,2
Peperoni	20	83,7	3,1	0,3	1,2
Porree	26	107	3	0,3	2
Radieschen	20	84	3,5	0,1	1,1
Rettich	19	80	3,4	0,1	1
Rhabarber (roh)	18	75	3,7	0,1	0,6
Rosenkohl	52	218	6,7	0,6	4,9
Rote Bete	44	184	9,1	0,1	1,6
Rotkohl	30	126	5,3	0,2	1,7
Rucola	17	70	4	0,1	0
Sauerkraut	25	103	4	0,3	1,5
Sellerie (Blatt)	24	100	4,3	0,2	1,1
Sellerie (Knolle)	40	167	7,4	0,3	1,7
Spargel (frisch)	26	109	3,8	0,2	2,2
Spargel (in Dosen)	20	84	2,3	0,3	1,9
Spinat	17	73	1	0,3	3
Süßkartoffel	118	494	26,6	0,6	1,6
Tomaten (getrocknet)	258	1081	55,8	3	14,1
Tomaten (in Dosen)	21	88	3,6	0,2	1,1
Tomaten (roh)	0	0	3,7	0	0
Tomatenmark	74	309	13	0,2	4
Tomatenmark (gesalzen)	50	209	9	2,3	0,5
Wirsing	30	126	4,1	0,4	2,6
Zucchini	19	80	2	0,4	2
Zwiebel (roh)	40	167	8,1	0,2	1,5

	kcal	kJ	KH	F	E
Hülsenfrüchte					
Bohnen (weiß)	330	1381	57,6	1,6	21,3
Erbsen (gelb, geschält)	347	1452	60,7	1,4	23
Kichererbsen	346	1448	59	3,4	19,8
Linsen	331	1385	56,2	1,4	23,5
Sojabohnen	418	1749	27	18	37
Getreide					
Buchweizen (Vollmehl)	351	1469	70	2,7	11,7
Dinkelmehl (Vollkorn)	310	1317	61,2	2	11,9
Dinkelmehl (Type 630)	340	1423	67,9	1	13,7
Dinkelmehl (Type 1050)	329	1398	67,2	1,8	11,2
Gerste (Graupen)	350	1464	74	10,4	10,4
Grünkernmehl	360	1506	75	2	10,4
Hirseflocken	380	1590	77	2,6	11,3
Haferflocken (Schmelzflocken)	399	1669	66	9,9	12
Haferflocken (Vollkorn)	393	1644	66	9	11,7
Hirse (Korn)	362	1515	71	3,9	10,6
Mais (Korn)	355	1485	71	3,8	9,2
Mais (Vollmehl, gelb)	368	1539	74	4	9
Paniermehl	358	1499	74	2,1	10
Reis (Korn, unpoliert)	351	1468	75	2,2	7,4
Reis (Korn, poliert)	348	1456	79	0,6	7
Roggen (Korn)	312	1305	61	1,6	11,2
Roggen (Kleie)	260	1089	16	4,3	18
Roggenmehl (Type 815)	342	1431	76	1,1	7,5
Roggenmehl (Type 997)	343	1435	75	1,1	8
Roggenmehl (Type 1150)	337	1410	71	1,4	8
Roggenmehl (Type 1700)	311	1301	62	1,4	10,4
Roggenmehl (Vollkorn)	292	1239	58,8	1,5	10,8

	kcal	kJ	KH	F	E
Weizen (Korn)	321	1343	60	2	11,4
Weizen (Grieß)	344	1439	72	1	10,8
Weizen (Kleie)	268	1121	25	4	14,7
Weizenmehl (Type 405)	336	1406	71	1,3	9,8
Weizenmehl (Type 550)	337	1410	71	1,1	10,9
Weizenmehl (Type 1050)	344	1439	68	1,8	11,6
Weizenmehl (Type 1800)	323	1351	60	2	14,7
Weizenmehl (Vollkorn)	309	1293	59,5	2,4	11,4

Stärkemehl

	kcal	kJ	KH	F	E
Kartoffelstärke	337	1410	83	0,1	0,6
Maisstärke	349	1460	87	0,1	0,4
Reisstärke	343	1435	85	0	0,8
Weizenstärke	350	1464	87	0,1	0,4

Knabbereien

	kcal	kJ	KH	F	E
Blockschokolade	490	2051	61	59	5
Bonbons (Karamel-)	391	1636	91	5	5
Bonbons (Frucht-)	376	1573	94	0	0
Butterkekse	480	2008	61,8	21,2	9,9
„Choclait Chips"	486	2034	59,6	24,8	6
Erdnüsse (geröstet u. gesalzen)	629	2642	21	49	26
Gummibärchen	328	1372	76	0	6
Kartoffelchips	582	2435	46,5	39,4	5,5
Kuvertüre (Vollmilch-)	553	2315	53	35	7
Kuvertüre (weiße Schokolade)	570	2386	55	36	6
Kuvertüre (Halbbitter-)	252	2200	32	55	4
Lakritz	352	1473	78,5	0	0,5
Löffelbiskuit	414	1734	71,8	8,3	12,2
Marshmallows	333	1394	80	0	2
Marzipan	431	1803	56	20	6,7

	kcal	kJ	KH	F	E
Nougat	500	2092	66	24	5
Nuss-Nougat-Creme	550	2301	50	35	5
Popcorn (ungesüßt)	403	1690	6,7	5	12,7
Salzgebäck	469	1968	63	19,9	9,4
Schokolade (Halbbitter-)	507	2121	54	30	5,3
Schokolade (Vollmilch-)	526	2201	56	30	8
Schokolade (Zartbitter-)	496	2078	44	32,7	7
„Studentenfutter"	556	2324	32	40	17
Zwieback	397	1659	75,1	6,2	10,3

Zucker

	kcal	kJ	KH	F	E
Ahornsirup	266	1111	66	0	0
Honig	306	1283	75	0	0
Rohrzucker	386	1639	96	0	0
Vollrohrzucker	372	1581	93	0	0
Zucker (braun)	390	1630	98	0	0
Zucker (weiß)	405	1697	100	0	0

Obst

	kcal	kJ	KH	F	E
Ananas (in Dosen)	87	365	20	0,1	0
Apfel	60	251	13,5	0,6	0,2
Apfelsine	53	222	11,9	0,2	1
Aprikose	55	230	12,3	0,2	1
Aprikosen (getrocknet)	231	983	54	0,1	2,2
Banane	96	402	22,5	0,2	1,1
Birne	60	251	13,4	0,4	0,6
Brombeere	49	205	8,7	1	1,2
Cranberry (getrocknet)	315	1337	77	0,7	0,2
Dattel (getrocknet)	285	1194	66	0,5	2
Erdbeere	37	155	7,3	0,5	0,8
Feige	78	326	17,4	0,4	1,3

	kcal	kJ	KH	F	E
Feige (getrocknet)	272	1152	61	1,6	2,7
Grapefruit	43	180	9,8	0,2	0,6
Heidelbeere	37	154	6,1	0,6	0,7
Himbeere	46	192	9,3	0,4	1,3
Honigmelone	21	90	5	0	0,6
Johannisbeere (rot)	45	188	9,7	0,2	1,1
Johannisbeere (schwarz)	54	226	11,6	0,2	1,5
Johannisbeere (weiß)	38	159	8,6	0	0,9
Kirsche (sauer)	53	222	9,9	0,5	0,9
Kirsche (süß)	63	262	13,3	0,3	0,9
Kiwi	56	235	12	0	0,8
Mandarine	45	188	10,2	0,2	0,6
Mandarine (in Dosen)	83	348	19	0,2	1
Mango	59	253	15,3	0	0,5
Melone (ohne Schale)	24	102	5,3	0	1
Nektarine	50	214	12,4	0,9	0,9
Papaya	26	110	7	0	0,4
Passionsfrucht	34	147	6,2	0	2,8
Pfirsich	43	180	9,8	0,1	0,7
Pflaume	67	280	16	0,1	0,6
Pflaume (getrocknet)	220	919	48	0,5	2,4
Preiselbeere	46	192	9,7	0,6	0,7
Rosine	298	1247	66	0,5	2
Schattenmorelle (im Glas)	34	142	8	0	0,2
Stachelbeere	38	159	8,3	0,2	0,8
Wassermelone	27	113	5,6	0,2	0,6
Weintraube	73	305	16,9	0,3	0,7
Zitronat	292	1220	70	0,4	0,4
Zitrone	38	159	7,4	0,5	0,9

	kcal	kJ	KH	F	E
Fisch					
Heilbutt	101	423	1	2,3	20,1
Hering (ganz)	234	979	0	18,5	16,8
Hering (Filet)	207	866	4,1	15	18
Kabeljau (ganz)	76	318	0	0,7	17,4
Kabeljau (Filet)	68	285	0	0	17
Krabben (frisch)	91	382	1	1,4	19
Lachs (frisch)	131	574	0	6,3	18
Lachs (geräuchert)	138	579	0	6,7	19
Makrele	180	753	0	11,6	18,8
Rotbarsch	105	439	0,4	3,6	18,2
Sardine	124	519	0	5,2	19,4
Scholle	76	318	0	0,8	17,1
Seelachs	80	335	0	0,8	8,3
Seezunge	77	322	0	1,4	17,5
Thunfisch (frisch)	222	929	0	15	22
Thunfisch (in Dosen)	222	929	0	15,7	21
Fleisch					
Brathähnchen	107	448	0	4	15
Eisbein (Haxe)	186	778	0	12,2	19
Ente	227	950	0	17,2	18,1
Gans	342	1414	0	31	15,7
Hackfleisch	202	845	0	12,5	22,5
Hähnchenbrust	102	427	0	1	22
Hirsch	112	469	0	3,3	20,6
Kalbsbrust	131	548	0	6,3	18,6
Kalbsfilet	96	402	0	1,4	20,6
Kalbskotelett	112	469	0	3,1	21,1
Kalbsschnitzel	99	414	0	1,8	20,7

	kcal	kJ	KH	F	E
Kalbssteak	105	439	0	2	20
Kasseler	237	992	0	17	20,9
Keule (Hinterschinken)	274	1146	0	22,9	16,9
Kotelett (mager)	130	544	0	4	22
Kotelett (mittelfett)	160	669	0	9	19
Lammbrust	381	1594	0	37	12
Lammfilet	112	469	0	3,4	20,4
Lammkotelett	348	1456	0	32	14,9
Lammschnitzel	131	548	0	6,1	19,1
Leber	121	506	5,3	2,1	20,3
Lende (Roastbeef)	174	728	0	10,2	20,6
Mett	318	1331	0	27,5	17,5
Pute (ausgewachsen)	212	887	0	15	19,2
Pute (Jungtier)	151	632	0	6,8	22,4
Putenbrust	114	477	0	3,6	20,5
Putenschnitzel	145	607	0	5	22
Rehrücken	122	510	0	3,6	22,4
Rindfleisch (sehr mager)	111	464	0	2	22
Rindfleisch (mager)	173	723	0	11	15
Rindfleisch (mittelfett)	238	996	0	18	15
Rindfleisch (fett)	293	1226	0	24	14
Schinken (roh)	227	950	0	15	16
Schinken (gekocht)	124	519	1	5	19
Schnitzel (Oberschale)	106	444	0	1,9	22,2
Schweinefleisch (mager)	143	598	0	7	19
Schweinefleisch (mittelfett)	276	1155	0	21	18
Schweinefleisch (fett)	389	1628	0	37	10
Speck (geräuchert u. gesalzen)	621	2598	0	65	9,1
Wiener Würstchen	304	1274	0	27,7	14

Einkaufsliste

Was jeder Triathlet im Kühl- und Küchenschrank haben sollte

Getränke

Fruchtsaft
(ohne Zuckerzusatz)
Früchte- und Kräutertee
Kaffee
Mineralwasser

Obst

(je nach Saison: je
bunter, desto besser)
Äpfel
Aprikosen
Ananas
Bananen
Birnen
Blaubeeren
Erdbeeren
Granatapfel
Kiwi (grüne und goldene)
Himbeeren
Johannisbeeren
Kirschen
Mandarinen
Mango
Nektarinen
Orangen
Papaya
Pflaumen
Pfirsiche
Stachelbeeren
Weintrauben

Brotaufstriche

Fruchtaufstrich
Honig
Konfitüre
Marmelade
Brotaufstriche
(pflanzlich, ergänzt
z. B. mit Thunfisch
oder Gemüse)

Fleisch und Wurstwaren

(magere Sorten
bevorzugen)
Leberwurst
(fettreduziert)
Schinken (gekocht)
Hähnchen
Kaninchen
Schweinefleisch (mager)
Nussschinken
Pute
Rind
Wild

Milch und Milchprodukte

Buttermilch
Creme fraiche
(fettreduzierte Varianten)
Frischkäse
(z.B. auf Joghurtbasis)
Joghurt (1,5 % bis
1,8 % Fett; z.B.
Naturjoghurt
mit frischem Obstmus)
Käse (Fettgehalt im
Auge behalten)
Kefir
Milch (1,5 % Fett)
Quark
Sauerrahm
Milchshakes
(selbstzubereitete)
Sojamilch

Trockenobst, Nüsse und Sonstiges

(ungeschwefelt;
ungesalzen
und ungeröstet)
Apfelringe
Aprikosen
Cranberries
(so wenig Zucker wie
möglich)
Erdnüsse
Mandeln (geschält)
Haselnüsse
Leinsamen (geschrotet)
Pflaumen
Pistazien
Walnüsse
Weizenkeime

Gewürze, Kräuter, Wurzeln und Sonstiges

(je frischer, desto besser)
Basilikum
Curry
Ingwer
Kresse
Meerrettich
Minze
Muskatnuss
Petersilie
Pfeffer
Rosmarin
Schnittlauch
Senf
Thymian
Zimt

Gemüse

(je nach Saison: je bunter,
desto besser)
Artischocken
Aubergine
Blumenkohl
Blaukraut
Bohnen
Broccoli
Erbsen
Fenchel
Frühlingszwiebeln
Kartoffeln
Karotten
Knoblauch
Kürbis
Mais
Mangold
Porree
Rosenkohl
Spinat
Tomaten
Wirsing
Wurzelgemüse
Zucchini
Zwiebeln
Salate (je abwechslungs-
reicher, desto besser)
Blattsalat
Chicoree
Eisbergsalat
Endivien
Feldsalat
u.v.m.

Teigwaren

(eifrei, z.B. aus Kamut,
Dinkel, Vollkorngetreide,
Hartweizen oder Soja)
Vollkornbrötchen
Vollkornbrot
(feinvermahlen und/
oder grobkörnig,
abwechseln)
Vollkornreis
Wildreis

Pflanzenöle

(ein Muss in jeder Küche)
Rapsöl
Leinöl
Olivenöl (extra virgine/
native extra/
kaltgepresst)
Rapsöl
Weizenkeimöl
andere Sorten können
nach Bedarf zusätzlich
verwendet werden

Getreide- produkte und Backwaren

Amaranth-Müsli
(ohne Zuckerzusatz)
Bulgur
Basmatireis
Couscous
Haferflocken
Hirseflocken
Milchreis
Müslimischungen
(ohne Zuckerzusatz)
Parboiled Reis
Quinoa

Literaturverzeichnis zu den einzelnen Kapiteln

Kapitel 1

Biesalski H. K., Fürst P., Kasper H., Kluthe R., Pölert W., Puchstein C., Stähelin H. B.: Proteine. Ernährungsmedizin, 91–110, Georg Thieme Verlag, 1999

Deutsche Gesellschaft für Ernährung (DGE), Informationen der DGE zum „Tag des Cholesterins" vom 24.06.2008 – DGE-aktuell 04/2008

Jeukendrup, A., Gleeson, M.: Sport Nutrition, Human Kinetics, 2004

Kongress Report Aktuell Nr. 696 in: MMW Fortschritte der Medizin 17/2005 und Cardiovasc 3/2005. Urban & Vogel GmbH, München, 2005

Williams, M. H.: Ernährung, Fitness und Sport, Ullstein-Mosby-Verlag, 1997

World Health Organisation (WHO): Physical status: The use and interpretation of anthropometry, report of a WHO expert comitee, Genf, 1995

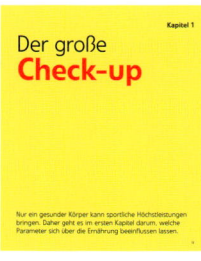

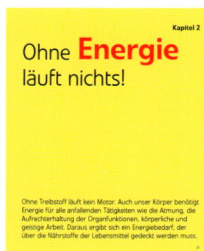

Kapitel 2

Coyle, E. F.: Substrate utilization during exercise in active people. Am. J. Clin. Nutr. 61: S 968–979, 1996

Cunningham, J. J.: A reanalysis of the factors influencing basal metabolic rate in normal adults. Am. J. Clin. Nutr. 33, 2372–2374, 1980

Deutsche Gesellschaft für Ernährung, Referenzwerte für die Nährstoffzufuhr, 1. Auflage, Umschau-Braus-Verlag, 2000

Harris, J. A., Benedict, F. G.: A Biometric Study of Basal Metabolism in Man. Carnegie Institution of Washington. Publ. No. 279, 1919, Washington D.C.

Kimber, N.E., Ross, J.J., Mason, S.L., Speedy, D. B.: Energy balance during an ironman triathlon in male and female triathletes. Int. J. Sport Nutr. Exerc. Metab. 12 (1): 47–62, 2002

Knechtle, B.: Aktuelle Sportphysiologie, Karger-Verlag, 2002

Knechtle, B., Knechtle, P.: Das Energiedefizit bei Extremausdauerbelastungen–Pathophysiologische Aspekte und therapeutische Konsequenzen. Österreichisches Journal für Sportmedizin 1: 20–31, 2006

National Research Coucil: Recommended Dietary Allowances. 10th Edition, National Academy of Sciences, Washington D.C., 1989

Neumann, G.: Ernährung im Sport, Meyer & Meyer Verlag, Aachen, 1996

Romijn, J. A., Coyle, E. F., Sidossis, L. S., Gastaldelli, A., Horowitz, J. F., Endert, E., Wolfe, R. R.: Regulation of endogenous fat and carbohydrate metabolism in relation to exercise intensity and duration. Am. J. Physiol. 265: E380–391, 1993

Saris, W. H. M., Van Erp-Baart, M. A., Brouns, F., Westerterp, K. P., Ten Hoor, F.: Study on food intake and energy expenditure during extreme sustained exercise: The Tour de France. Int. J. Sports Med. 10: S26–S31, 1989

Stegemann, J.: Leistungsphysiologie, S. 59, Georg Thieme-Verlag, Stuttgart, 1991

Thompson, J. L, Manore, M. M.: Predicted and measured resting metabolic rate of male and female endurance athletes. J. Am. Diet. Assoc. 30–34, 1996

Weineck, J.: Optimales Training, Spitta Verlag GmbH & Co.; 14. Auflage, 2004

Westerterp, K. R.: Limits to sustainable human metabolic rate. J. Exp. Biol. 204: 3183–3187, 2001

Williams, M. H.: Ernährung, Fitness und Sport, Ullstein-Mosby-Verlag, 1997

White, J. A., Ward, C., Nelson, H.: Ergogenic demands of a 24 hour cycling event. Br. J. Sports. Med. 18: 165–171, 1984

Kapitel 3

Burke, L. M., Cox, G. R., Culmmings, N. K, Desbrow, B.: Guidelines for daily crbohydrate intake: do athletes achieve them? Sports Med. 31: 267–299, 2001

Deutsche Gesellschaft für Ernährung e. V. (DGE): Ernährungsbericht, DGE-MedienService, Bonn, 2008

Deutsche Gesellschaft für Ernährung, Referenzwerte für die Nährstoffzufuhr, 1. Auflage, Umschau-Braus-Verlag, 2000

Foster-Powell, K., Miller, J. B.: International tables of glycemic index. Am. J. Clin. Nutr. 62: 871S–890S, 1995

Jenkins, D. J., Wolever, T. M., Taylor, R. H., Barker H., Fielden, H., Baldwin, J. M., Bowling, A. C., Newman, H. C., Jenkins, A. L., Goff, D. V.: Glycemic index of foods: a physiological basis for carbohydrate exchange. Am. J. Clin. Nutr. 34: 362–366, 1981

Walton, P., Rhodes, E. C.: Glycaemic index and optimal performance. Sports Med. 23: 164–172, 1997

www.ernährung.de (Deutsches Ernährungsberatungs- und Informationsnetz)

Kapitel 4

Bjerve, K. S., Fischer, S., Wammer, F., Egeland, T.: Linolenic acid and long chain fatty acid supplementation in three patients with fatty acid deficiency: effect on lymphocyte function, plasma and red cell lipids, and prostanoid formation. Am. J. Clin. Nutr. 49, 290–300, 1989

Calder, P. C., Yagoob, P.: Omega-3 polyunsaturated fatty acids and human helath outcomes. Biofactors 35 (3), 266-272, 2009

Collins, F. D., Sinclair, A. J., Royle, J. P. et al.: Plasma lipids in human linoleic acid deficiency. Nutr. Metab. 13, 150–167, 1971

Deutsche Forschungsanstalt für Lebensmittelchemie: Der kleine „Souci·Fachmann·Kraut", Lebensmitteltabelle für die Praxis, Wissenschaftliche Verlagsgesellschaft mbH Stuttgart, 1991

Deutsche Gesellschaft für Ernährung, Referenzwerte für die Nährstoffzufuhr, 1. Auflage, Umschau-Braus-Verlag, 2000

Dubois, C., armand, M., Azais-Braesco, V., Portugal, H., Pauli, A.-M., Bernard, P.-M., Latge, C., Lafont, H., Borel, P., Lairon, D.: Effects of moderate amounts of emulsified dietary fat on postprandial lipemia nad lipoproteins in normolipeic adults. Am. J. Clin. Nutr. 60: 374–382, 1994

Fritsche, J., Steinhart, H.: Analysis, occurrence, and physiological properties of trans fatty acids (TFA) with particular emphasis on conjugated linoleic acid isomers (CLA)–a review. Fett/Lipid 100, 190–210, 1998

Hu, F. B., Stampfer, M. J., Manson, J. E., Rimm, E. B., Wolk, A., Colditz, G. A., Hennekens, C. H., Willett, W. C.: Dietary intake of linolenic acid and risk of fatal ischemic heart disease among women. Am. J. Clin. Nutr. 69, 890–897, 1999

Katan, M. B., Zock, P. L., Mensink, R. P.: Effects of fats and fatty acids on blood lipids in humans: an overview. Am. J. Clin. Nutr. 60, 1017S–1022S, 1994

Lehninger, A. L., Nelson, D., Cox, M.: Resorption und Transport von Fettsäuren, 647, Lehninger Biochemie, Spektrum Akademischer Verlag, Heidelberg, 1998

Miller, S. L., Wolfe, R. R.: Physical exercise as a modulator of adaptation to low and high carbohydrate and low and high fat intakes. Eur. J. Clin. Nutr. 53: S112–S119, 1999

Noack, R.: Nahrungsfett und Adipositas. Teil 1: Fett- und Kohlenhydrataufnahme und Nährstoffbilanzen. Ernährungsumschau 45, 8–13, 1998

Öko-Test 11/2006

Oomen, C. M., Öcke, M. C., Feskens, E. J. M., van Erp-Baart, J., Kok F. J., Kromhout, D.: Association between trans fatty acid intake and 10-year risk of coronary heart disease in the Zutphen Elderly Study: a prospective populationbased study. Lancet 357, 746–751, 2001

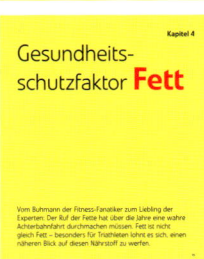

Kohlenhydrate
Energiequelle Nr. 1

Kapitel 3

Kohlenhydrate sind die wichtigsten Energielieferanten des Körpers. Einige Zellen können nur diesen Nährstoff verwerten. Trotzdem sind Kohlenhydrate nicht essenziell für uns. Wie das zusammenpasst, lesen Sie in diesem Kapitel.

Gesundheitsschutzfaktor Fett

Kapitel 4

Vom Buhmann der Fitness-Fanatiker zum Liebling der Experten: Der Ruf der Fette hat über die Jahre eine wahre Achterbahnfahrt durchmachen müssen. Fett ist nicht gleich Fett – besonders für Triathleten lohnt es sich, einen näheren Blick auf diesen Nährstoff zu werfen.

Simopoulos, A. P.: Omega-3 fatty acids and athletics, Curr. Sports Med. Rep. 6 (4), 230-6, 2007.

Singer, P.: Was sind, wie wirken Omega-3-Fettsäuren? 44 Fragen—44 Antworten, Umschau Zeitschriftenverlag, 2000

Steinhart, H., Fritsche, J.: Contents of trans fatty acids (TFA) in German foods and estimation of daily intake. Fett/Lipid 99, 314–318, 1997

Steinhart, H., Fritsche, J., Sehat, N.: Determination of trans-fatty acids and conjugated linoleic acid isomers (CLA) and their amounts in foods. GIT 42, 359–361, 1998

Van Poppel, G.: Intake of trans fatty acids in western Europe: the TRANSFAIR study. Lancet, 251 (9109): 1099, 1998

World Cancer Research Fund/American Institute for Cancer Research: Food, Nutrition, and the Prevention of Cancer: A Global Perspective, 216, 1997

www.gastro-liga.de (Laktose-Intoleranz)

www.inform24.de

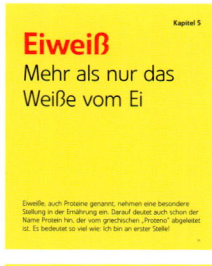

Eiweiß
Mehr als nur das Weiße vom Ei

Kapitel 5

Eiweiße, auch Proteine genannt, nehmen eine besondere Stellung in der Ernährung ein. Darauf deutet auch schon der Name Protein hin, der vom griechischen „Proteno" abgeleitet ist. Es bedeutet so viel wie: Ich bin an erster Stelle!

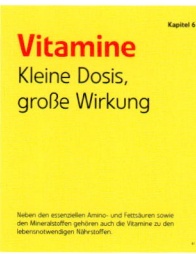

Vitamine
Kleine Dosis, große Wirkung

Kapitel 6

Neben den essenziellen Amino- und Fettsäuren sowie den Mineralstoffen gehören auch die Vitamine zu den lebensnotwendigen Nährstoffen.

Kapitel 5

Biesalski H. K, Fürst P., Kasper H., Kluthe R., Pölert W., Puchstein C., Stähelin H. B. Proteine. Ernährungsmedizin, 91–110, Georg Thieme Verlag, 1999

Deutsche Gesellschaft für Ernährung, Referenzwerte für die Nährstoffzufuhr, 1. Auflage, Umschau-Braus-Verlag, 2000

Drummond, M. K, Dreyer, H. C., Fry, C. S., Glynn, E. L., Rasmussen, B. B.: Nutritional and contractile regulation of human skeletal muscle protein synthesis and mTORC1 signaling. J. Appl. Physiol., 106 (4), 1374–84, 2009

Elmadfa, I., Leitzmann C.: Ernährung des Menschen, Verlag Eugen Ulmer, Stuttgart, 1998

Kerksick, C., Harvey, T., Stout J., Campbell, B., Wilborn, C., Kreider, R., Kalman, D., Ziegenfuss, T., Lopez, H., Landis, J., Ivy, J. L., Antonio, J.: Internatnional society of Sports Nutrition position stand: nutrient timing. J. Int. Soc. Sports. Nutr. 5, 17, 2008

Kopple, J. D, Swendseid, M. E.: Effect of histidine intake on plasma and urine histidine levels, nitrogen balance and N tau-methylhistidine excretion in normal and chronically uremic men. J. Nutr. 111 (1981), 931–942

Munro, H. N., Crim, M. C.: Thre proteins and amino acids. In: Shils, M.E., Young, V.R. (hrsg.): Modern nutrition in health and disease. Lea & Febiger, Philadelphia, 1988

Tarnopolsky, M. A., MacDougall, J. D., Atkinson, S. A.: Influence of protein intake and training status on nitrogen balance and lean body mass. J. Appl. Physiol. 64 (1988): 187–193

Tarnopolsky, M. A., Atkinson, S. A., Macdougall, J. D., Chesley, A., Phillips, S. M., Schwarcz, H.: Evaluation of protein requirements for trained strength athletes. J. Appl. Physiol. 73 (1992)

Tarnopolsky, M. A.: Protein requirements for endurance athletes. Nutrition 20 (2004), 662–8.

Tarnopolsky, M. A.: Nutritional consideration in the aging athlete. Clin. J. Sport. Med., 18 (6), 531–8 (2008)

Young, V. R., Borgonha, S.: Adult human amino acid requirements. Curr. Opin. Clin. Nutr. Metab. Care 2 (1999), 39–45

Kapitel 6

Bässler, K. H.: Megavitamin therapy with pyridoxine. Int. J. Vitam. Nutr. Res. 58, 105–118, 1988

Biesalski, H. K., Weiser, H.: Microdetermination of Retinyl Esters in Guinea Pig Tissues under Different Vitamin-A-Status Conditions. J. Micronutr. Analysis 7, 97–116, 1990

Biesalski, H. K.: Comparative Assessment of the Toxicology of Vitamin A and Retinoic Acid. Toxicology 57 (1989), 117–161

Biesalski, H. K., Schrezenmeir, J., Weber, P., Weiß, H.: Vitamine, Physiologie, Pathophysiologie, Therapie. Georg Thieme Verlag, Stuttgart, 1996

Bitsch, R., Hötzel, D.: Untersuchungen zur Objektivierung der Thiaminversorgung von Industriearbeitern. Akt. Ernähr.-Med. 6, 148–151, 1981

Boisvert, W. A., Mendoza, I., Castaneda, C., De Portocarrero, L., Solomons, N. W., Gershoff S. N., Russeli, R. M.: Riboflavin requirement of healthy elderly humans and its relationship to macronutrient composition of the diet. J. Nutr. 123, 915–925, 1993

Brazier, M., Kamel, S., Maamer, M., Agbomson, F., Elesper, I., Garabedian, M., Desmet, G., Sebert, J. L.: Markers of bone remodeling in the elderly subject: effects of vitamin D insuffiency and its correction. J. Bone Miner. Res. 10, 1753–1761, (1995)

Brubacher, G.: Assessment of vitamin status in pregnant women. In: Berger, H.: Vitamins and minerals in pregnancy and lactation. Nestlé Nutrition Workshop Series. Raven Press, New York, 51–57, 1998

Carr, A. C., Frei, B.: Toward a new recommended dietary allowance for vitamin C based on antioxidant and health effects in humans. Am. J. Clin. Nutr. 69, 1086–1107, 1999

Chapuy, M. C., Arlot, M. E., Duboeuf, F., Brun, J., Crouzet, B., Arnaud, S., Delmas, P. D., Meunier, P. J.: Vitamin D3 and calcium to prevent hip fractures in the elderly women. N. Engl. J. Med. 32, 1637–1642, 1992

Chesney, R. W.: Vitamin D: can an upper limit be defined? J. Nutr. 119, 1825 - 1828, 1989

Deutsche Gesellschaft für Ernährung: Gemüse und Obst – Multitalente in Sachen Gesundheitsschutz. Deutsche Gesellschaft für Ernährung aktuell: 07/2005

Deutsche Gesellschaft für Ernährung, Referenzwerte für die Nährstoffzufuhr, 1. Auflage, Umschau-Braus-Verlag, 2000

Elmadfa, I., Fritzsche, D.: Die große GU Vitamin- und Mineralstofftabelle, GU Verlag, 2001

Elmadfa, I., Leitzmann C.: Ernährung des Menschen, Verlag Eugen Ulmer, Stuttgart, 1998

Feskanich, D., Weber, P., Willett, W. C., Rockett, H., Booth, S. L., Colditz, G. A.: Vitamin K-intake and hip fractures in women: a prospective study. Am. J. Clin. Nutr. 69, 74–79, 1999

Food and Nutrition Board/Institute of Medicine: Dietary Reference Intakes for Thiamin, Riboflavin, Niacin, Vitamin B_6, Folate, Vitamin B_{12}, Pantothenic Acid, Biotin, and Choline. Prepublication Copy. National Academy Press, Washington D.C., 8-1-8-68, 1998

Honkanen, R., Alhava, E., Parviainen, M., Talasniemi, S., Monkkonen, R.: The necessity and safety of calcium and vitamin D in the elderly. J. Am. Geriatr. Soc. 38, 862–866, 1990

International Union of Pure and Applied Chemistry (IUPAC): Commission on Nomenclature of organic chemistry: Rules for the Nomenclature of Organic Chemistry. Section E: Stereochemistry (Recommendations 1974), 11–30. Pure Applied chemistry 45, 1976

Kasper, H.: Ernährungsmedizin und Diätetik. Urban & Fischer Verlag, München, 2000

Kutzky, R.: Handbook of vitamins, minerals and hormones. Van Nostrand Reinhold, New York, 2nd ed., 1981

Meydani, S. N., Meydani, M., Blumberg, J. B. et al: Assessment of the safety of supplementation with different amounts of vitamin E in healthy older adults. American Journal Clin. Nutr. 68, 311–318, 1998

Narang, N., Gupta, R. C., Jain, M. K.: Role of vitamin D in pulmonary tuberculosis. J. Assoc. Physicians India 31, 185 - 188, 1984

Nichols, H. K., Basu, T. K.: Thiamin status of the elderly: dietary intake and thiamin pyrophosphate response. J. Am. Coll. Nutr. 13, 57–61, 1994

Olson, J. A.: Evaluation of vitamin A status in children. World Rev. Nutr. Diet 31, 130–134, 1978

Scharla, S. H., Scheidt-Nave, C., Leidig, G., Woitge, H., Wüster, C., Seibel, M. J., Ziegler, R.: Lower serum 25-hydroxyvitamin D is associated with increased bone resorption markers and lower bone density at the proximal femur in normal females: a popultation-based study. Exp. Clin. Endocrinol. Diabetes 104, 289–292, 1996

Siegenthaler, W., Blum, H. E.: Klinische Pathophysiologie, Georg Thieme Verlag, Stuttgart, 2006

Sommer, A., Katz, J., Tarwotjo, I.: Increased risk of respiratory disease and diarrhea in children with preexisting mild vitamin A deficiency. Am. J. Clin. Nutr. 40, 1090–1095, 1984

Van Asselt, D. Z., de Groot, L. C., van Staveren, W. A., Blom, H. J., Wevers, R. A., Biemond, I., Hoefnagels, W. H.: Role of cobalamin intake and atrophic gastritis in mild cobalamin deficiency in older Dutch subjects. American Journal of Clin. Nutr. 68, 328–334, 1998

Williams, M. H.: Ernährung, Fitness und Sport, Ullstein-Mosby-Verlag, 1997

Witting, L. A., Lee, L.. Dietary levels of vitamin E and polyunsaturated fatty acids and plasma vitamin E. Am. J. Clin. Nutr. 28, 571–576, 1975

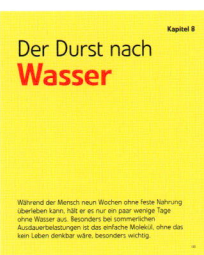

Kapitel 7

Corruzzi P., Brambilla, L., Brambilla, V., Gualerzi M., Rossi M., Parati G., DiRenzo M., Tadonio, J., Novarini, A.: Potassium depletion and salt sensitivity in essential hypertension. J. Clin. Endocrinol. Metab. 86, 2857–2862, 2001

Deutsche Gesellschaft für Ernährung, Referenzwerte für die Nährstoffzufuhr, 1. Auflage, Umschau-Braus-Verlag, 2000 und 2008

Elmadfa, I., Leitzmann C.: Ernährung des Menschen, Verlag Eugen Ulmer, Stuttgart, 1998

European Food Safety Authority: Tolerable Upper Intkae Levels for Vitamins and Minerals. Februar 2006. www.efsa.eu.int

Evans, C. E., Chughtai, A. Y., Bluhmsohn, A., Giles, M., Eastell, R.: The effect of dietary sodium on calcium metabolism in premenopausal and postmenopausal women. Eur. J. Clin. Nutr. 51, 394–399, 1997

Whiting, S. J., Wood, R. J.: Adverse effects of high-calcium diets in humans. Nutr. Rev. 55, 1–9, 1997

Kapitel 8

Costill, D. L., Saltin, B.: Factors limiting gastric emptying. J. Appl. Physiol. 37, 679–683, 1974.

Coyle, E. F.: Fluid and fuel intake during exercise. J. Sports. Sci. 22: 39–55, 2004

Deutsche Gesellschaft für Ernährung, Referenzwerte für die Nährstoffzufuhr, 1. Auflage, Umschau-Braus-Verlag, 2000 und 2008

Rehrer, N. J., Brouns, F., Beckers, E. J., Ten Hoor, F., Saris, W. H. M.: Gastric emptying with repeated drinking during running and bicycling. Int. J. Sports Med. 11, 238–243, 1990

Reuss, F.: Elektrolyt- und Flüssigkeitssubstitution beim Sportler in der Trainings- und Wettkampfphase. Ernährungs-Umschau, 39, Sonderheft: 117–122, 1992

Speedy, D. B., Noakes, T. D., Kimber, N. E., Rogers, I. R., Thompson, J. M. D., Boswell, D. R., Ross, J. J. et al.: Fluid balance during and after an Ironman triathlon. Clin. J. Sport Med. 11: 44–50, 2001

Williams, M.H.: Ernährung, Fitness und Sport, Ullstein-Mosby-Verlag, 1997

www.sfsn.ethz.ch

Zapf, J., Schmidt, W., Lotsch, M., Heberer, U.: Die Natrium- und Flüssigkeitsbilanz bei Langzeitbelastungen-Konsequenzen für die Ernährung. Dtsch. Z. Sportmed. 50: 375–379, 1999

Kapitel 9

Achten J., Jeukendrup, A. E.: Optimizing fat oxidation through exercise and diet. Nutrition 20 (7-8): 716-27, 2004

Brouns, F., Becker, E.: Is the gut an athletic organ? Digestion, absorption and exercise. Sports Med. 15 (4), 242–257, 1993

Burke, L. M., Cox, G. R., Culmmings, N. K., Desbrow, B.: Guidelines for daily carbohydrate intake: do athletes achieve them? Sports Med. 31 (4), 267, 2001

Carey, D.G.: Quantifying differences in the "fat burning" zone and the arobic zone: implications for training. J. Strength Cond. Res. 23 (7): 2090-5, 2009

Carter, J.M, Jeukendrup A.E., Jones D.A.: The effect of carbohydrate mouth rinse on 1-h cycle time trial performance. Med. Sci. Sports Exerc. 36 (12): 2107-2111, 2004

Carter, J.M., Jeukendrup, A.E., Mann, C.H. Jones, D.A.: The effect of glucose infusion on glucose kinetics during a 1-h time trial. Med. Sci. Sports. Exerc. 36 (9): 1543-50, 2004

Cox, G.R., et al.: Effect of different protocols of caffeine intake on metabolism and endurance performance. J. Appl. Physiol., 93 (3): 990-9, 2002

Currell, K, Jeukendrup, A.E.: Superior endurance performance with ingestion of multiple transportable carbohydrates. Med. Sci. Sports. Exerc. 40: 275-281, 2008

Deutsche Gesellschaft für Ernährung: Ernährungsbericht 2008. Im Auftrag des Bundesministeriums für Ernährung, Landwirtschaft und Verbraucherschutz

Ding, E. L, Mozaffarian, D.: Optimal dietary habits for the prevention of stroke. Semin Neurol. 26 (1): 11–23, 2006

Fallowfield, J. L., Williams, C. and Singh, R.: The influence of ingesting a carbohydrate-electrolyte beverage during 4 hours of recovery on subsequent endurance capacity. Int. J. Sport. Nutr. 5: 285-299, 1995

He K., Rimm E. B., Merchant A., Rosner B. A., Stampfer M. J., Willett, W. C., Ascherio, A.: Fish consumption and risk of stroke in men. JAMA 25; 288 (24): 3130–3136, 2002

Ho, G. W.: Lower gastrointestinal distress in endurance athletes. Curr. Sports Med. Rep. 8 (2), 85–91, 2009

Hottenrott, K., Sommer, H.-M. (2001). In: Dtsch. Z. Sportmedizin 52, Sonderheft, 7-8

Jentjens, R. L., Jeukendrup, A. E.: High rates of exogenous carbohydrate oxidation from a mixture of glucose and fructose ingested during prolonged cycling exercise. Br. J. Nutr. 93: 485-492, 2005

Jeukendrup, A. E., Moseley, L.: Multiple transportable carbohydrates enhance gastric emptying and fluid delivery. Scand. J. Med. Sci. Sports., 2008

Jeukendrup, A. E., Moseley, L., Mainwaring, G. L., Samuels, S., Perry, S., Mann, C. H.: Exogenous carbohydrate oxidation during ultraendurance exercise J. Appl. Physiol. 100: 1134-1141, 2006

Mettler S., Mannhart C., Colombani P. C.: Developement and Validation of a Food Pyramid for Swiss Athletes. Int J Sport Nutr Exerc Metab.; 19: 504-18, 2009

Noakes, T.D.: Hydration in the marathon: using thirst to gauge safe fluid replacement. Sports Med. 37: 463-466, 2007

Peters, H. P., van Schelven, F. W., Verstappen, P. A., de Boer, R. W., Bol, E., Erich, W. 3., van der Togt, C. R., de Vries, W. R.: Gastrointestinal problems as a function of carbohydrate supplements and mode of exercise. Med. Sci. Sports. Exerc. 25: 1211–1224, 1993

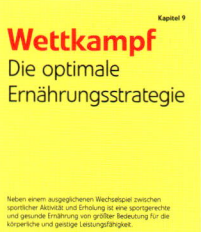

Wettkampf
Die optimale
Ernährungsstrategie

Neben einem ausgeglichenen Wechselspiel zwischen sportlicher Aktivität und Erholung ist eine sportgerechte und gesunde Ernährung von größter Bedeutung für die körperliche und geistige Leistungsfähigkeit.

Pfeiffer, B., Cotterill, A., Grathwohl, D., Stellingwerff, T., Jeukendrup, A. E.: The effect of carbohydrate gels on gastrointestinal tolerance during a
16 km run. Int. J. Sports. Nutr. Exerc. Metabl, in press 2009

Proceedings of a Consensus Conference of the International Olympic Committee Medical Commission Nutrition and Sport Working Group. June 15–18, 2003. Lausanne, Switzerland. J. Sports Sci, 22: 1–145, 2004

Rehrer, N. J., Janssen, G. M., Brouns, F., Saris, W. H.: Fluid intake and gastrointestinal problems in runners competing in a 25-km race and a marathon. Int. J. Sports. Med. 10 (1), S 22–25, 1989

Sedlock, D. A.: The latest on carbohydrate loading: a practical approach. Curr Sports Med Rep. 7 (4): 209-13, 2008

Willett, W. C.: The Mediterranean diet: Science and practice. Public Health Nutr. 9 (1A): 105–110, 2006

Wright D. A., Sherman W. M., Dernbach, A. R.: Carbohydrate feedings before, during, or in combination improve cycling endurance performance. J. Appl. Physiol. 71: 1082-1088, 1991

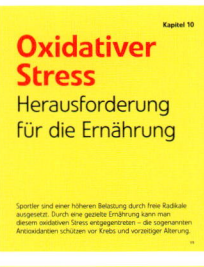

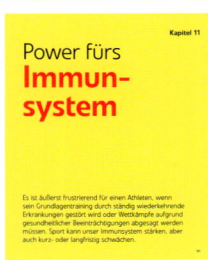

Kapitel 10

Albanes, D.: ß-carotene and lung cancer: a case study. American Journal of Clin. Nutr. 69, S 1345–S 1350, 1999

Biesalski, H. K., Köhrle, J., Schümann, K.: Vitamine, Spurenelemente und Mineralstoffe, Prävention und Therapie mit Mikronährstoffen. Georg Thieme Verlag, Stuttgart-New York, 2002

Caragay, A. B.: Cancer-preventive foods and ingredients. Food Technol 46, 65–68, 1992

Di Giacomo, C., Acquaviva, R., Sorrenti, V., Vanella, A., Grasso, S., Barcellona, M. L., Galvano, F., Vanella, L., Renis, M.: Oxidative and antioxidant status in plasma of runners: effect of oral supplementation with natural antioxidants. J. Med. Food. 12 (1), 145–150, 2009

Eberhardt, M. V., Lee, C. Y., Liu, R. H. : Antioxidant activity of fresh apples. Nature 405 (6789): 903–904, 2000

Halvorsen, B. L., Carlsen, M. H., Phillips, K. M., Bohn, S. K, Holte, K., Jacobs, Dr. Jr., Blomhoff, R.: Content of redox-active compounds (ie, antioxidants) in foods consumed in the United States. Am. J. Clin. Nutr. 84 (1): 95–135, 2006

Jacobs, E. T., Jiang, R., Alberts, D. S., Greenberg, E. R., Gunter, E. W., Karagas, M. R., Lanza, E., Ratnasinghe, L., Reid, M. E., Schatzkin, A., Smith-Warner, S. A., Wallace, K., Martinez, M. E.: Selenium and colorectal adenoma: results of a pooled analysis. Journal of Natl. Cancer Inst. 96 (22): 1645–1647, 2004

Margaritis, I., Rousseau, A. S.: Does physical exercise modify antioxidant requirements? Nutr. Res. Rev. 21 (1), 3–12, 2008

Nelson, M. A., Goulet, A. C., Jacobs, E. T., Lance, P.: Studies into the anticancer effects of selenomethionine against human colon cancer. Ann. N. Y. Acad. Sci. 1059: 26–32, 2005

Stratton, M. S., Reid, M. E., Schwartzberg, G., Minter, F. E., Monroe, B. K., Alberts, D. S., Marshall, J. R., Ahmann, F. R.: Selenium and inhibition of disease progression in men diagnosed with prostate carcinoma: study design and baseline characteristics of the "Watchful Waiting" Study. Anticancer Drugs. 14 (8), 595–600, 2003

www.krebsgesellschaft.de

www.krebsvorsorge-ratgeber.de

www.who.int/dietphysicalactivity/publications/facts/cancer/en/

Kapitel 11

Avorn, J., Monane, M., Gurwitz, J. H., Glynn, R. J., Choodnovskiy, I., Lipsitz, L. A.: Reduction of bacteriuria and pyuria after ingestion of cranberry juice. J. Am. Med. Assoc. 271, 751–754, 1994

Hertog, M. G. L., Hollman, P. C. H., Katan, M. B.: Content of potentially anticarcinogenic flavonoids in 28 vegetables and 9 fruits commonly consumed in the Netherlands. J. Agric. Food. Chem. 40, 2379–2383, 1992

Koch, H. P., Hahn, G.: Knoblauch. Urban & Schwarzenberg, München, 1988

Liesen, H., Baum, M.: Sport und Immunsystem. Praktische Einführung in die Sportimmunologie. Hippokrates Verlag, Stuttgart, 1997

Niemann, D. C., Bishop, N. C.: Nutritional strategies to counter stress to the immune system in athletes, with special reference to football. J. Sports. Sci. 24, 763–772, 2006

Niemann, D. C., Henson, D. A, Maxwell, K., Williams, A., McAnulty, S. R., Jin, F., Shanely, A., Lines, T.: Influence of supplemental quercetin and epigallocatechin 3-gallate on exercise performance, mitochondrial biogenesis, immunity, inflammation, and oxidative stress. Med. Sci. Sports Exerc. (in press)

Niemann, D. C.: Immune response to heavy exertion. J. Appl. Physiol. 82: 1385–1394, 1997.

Ofek, I., Goldhar, J., Zafriri, D., Lis, H., Adar, R., Sharon, N.: Anti-Escherichia adhesion activity of cranberry and blueberry juices. New Engl. J. Med. 324, 1599, 1991

Watzl, B., Leitzmann, C.: Bioaktive Substanzen in Lebensmitteln. Hippokrates Verlag, Stuttgart, 1999

Kapitel 12

Bizzarini, E., De Angelis, L.: Is the use of oral creatine supplementation safe? J. Sports Med. Phys. Fitness. 44 (4), 411–416, 2004

Brass, E. P.: Carnitine and sports medicine: use or abuse? Ann. N. Y. Acad. Sci. 1033, 67–78, 2004

Broad, E. M., Maughan, R. J., Galloway, S. D.: Carobohydrate, protein and fat metabolism during exercise after oral carnitine supplementation in humans. Int. J. Sport Nutr. Exerc. Metab. 18 (6), 567–584, 2008

Burke, L.: Caffeine and sports performance. Appl. Physiol. Nutr. Metab. 33 (6), 1319–1334, 2008

Cooke, M. B., Rybalka, E., Williams, A. D., Cribb, P. J., Hayes, A.: Creatine supplementation enhances muscle force recovery after eccentrically-induced muscle damage in healthy individuals. J. Int. Soc. Sports Nutr. 6, 13, 2009

Cox, G. R. et al.: Effect of different protocols of caffeine intake on metabolism and endurance performance. J. Appl. Physiol., 93 (3), 990-9, 2002

Desbrow, B., Leveritt, M.: Awareness and use of caffeine by athletes competing at the 2005 Ironman Triathlon World Championships. Int. J. Sort. Nutr. Exerc. Metab. 15 (5), 545–558, 2006

Desbrow, B., Leveritt, M.: Well-trained endurance athletes' knowledge, insight, and experience of caffeine use. Int. J. Sport. Nutr. Exerc. Metab. 17 (4), 328–339, 2007.

Dissertation von R. Beitz (2003), basierend auf den Daten des repräsentativen Bundes-Gesundheitssurveys 1998

Froiland, K., Koszewski, W., Hingst, J., Kopecky, L.: Nutritional supplement use among college athletes and their sources of information. In. J. Sport. Nutr. Exerc. Metab. 14, 104–120, 2004

Ganio, M. S., Klau, J. F., Casa, D. J., Armstrong, L. E., Maresh, C. M.: Effect of caffeine on sport-specific endurance performance: a systematic review. J. Strength. Cond. Res. 23 (1), 315–324, 2009

Geyer, H., Parr, M. K., Koehler, K., Mareck, U., Schänzer, W., Thevis, M.: Nutritional supplements cross-contaminated and faked with doping substances. Journal of Mass. Spectrometry 43 (7), 892–902, 2008

Greenwood, M., Farris, J., Kreider, R., Greenwood, L., Byars, A.: Creatine supplementation patterns and perceived effects in select division I collegiate athletes. Int. J. Sport. Nutr. Exerc. Metab. 13 (2), 198–226, 2003

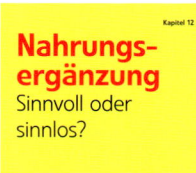

Heigenhauser, G., Jones, N. L.: Bicarbonate loading. In: D. Lamb & M. Williams (Eds.) Ergogenics: enhancement of performance in exercise and sport, 183–212, Dubuque, Iowa: Brown & Benchmark, 1991

Hulston, C. J., Jeukendrup, A. E.: Substrate metabolism and exercise performance with caffeine and carbohydrate intake. Med. Sci. Sports. Exerc. 40 (12), 2096–2104, 2008

Jeukendrup, A. E., Gleeson, M.: Sport Nutrition, Human Kinetics, 2004

Karlic, H., Lohninger, A.: Supplementation of L-carnitine in athletes: does it make sense? Nutrition 20 (7–8), 709–715, 2004

Kreider, R. B.: Effects of creatine supplementation on performance and training adaptations. Mol. Cell. Biochem. 244 (1–2), 89–94, 2003

Maughan, R. J., Depiesse, F., Geyer, H.: The use of dietary supplements by athletes. J. Sp. Sci. 25, S103–113, 2007

Mc Naughton, L. R.: Bicarbonate ingestion: Effects of dosage on 60s cycle ergometry. Journal of Sports Sciences, 10, 415–423, 1992

Mc Naughton, L.R., Dalton, B., Tarr, J., Buch, D.: Neutralize acid to enhance performance. Sport Science, Training & Technology, 1997

Mc Naughton, L. R., Siegler, J., Midgley, A.: Ergogenic effects of sodium bicarbonate. Curr. Sports. Med. Rep. 7 (4), 230–236, 2008

Mc Naughton, L. R., Thompson, D.: Acute versus chronic sodium bicarbonate ingestion and anaerobic work and power output. J. Sports Med. Phys. Fitness, 41 (4), 456–462, 2001

Mendes, R. R., Tirapequi, J.: Creatine: the nutritional supplement for exercise–current concepts. Arch. Latinoam. Nutr. 52 (2), 117–127, 2002

Mesa, J. L, Ruiz, J. R., Gonzalez-Gross, M. M., Gutiereez Sainz, A., Castillo Garzon, M. J.: Oral creatine supplementation and skeletal muscle metabolism in physical exercise. Sports Med. 32 (14), 903–944, 2002

Pasman, W. J., van Baak, M. A., Jeukendrup, A. E., de Haan, A.: The effect of different dosages of caffeine on endurance performance time. Int. J. Sports. Med. 16 (4), 225–230, 1995

Petroczi, A., Naughton, D. P.: The age-gender-status-profile of high performin athletes in the UK taking nutritional supplements: lessons for the future. J. Int. Soc. Sports. Nutr. 5, 2, 2008

Slivka, D., Hailes, W., Cuddy, J., Ruby, B.: Caffeine and carbohydrate supplementation during exercise when in negative energy balance: effects on performance, metabolism, and salivary cortisol. Appl. Physiol. Nutr. Metab. 33 (6), 1079–1085, 2008

Sökmen, B., Armstrong, L. E., Kraemer, W. J., Casa, D. J., Dias, J. C., Judelson, D. A., Maresh, C. M.: Caffeine use in sports: considerations for the athlete. J. Strength. Cond. Res. 22 (3), 978–986, 2008

Spriett, L. L., Perry, C. G., Talanian, J. L.: Legal pre-event nutritional supplements to assist energy metabolism. Essays. Biochem. 44, 27–43, 2008

Tarnopolsky, M. A.: Effect of caffeine on the neuromuscular system - potential as an ergogenic aid. Appl. Physiol. Nutr. Metab., 33 (6), 1284-9, 2008

Tarnopolsky, M. A.: Caffeine and endurance performance. Sports. Med. 18 (2), 109-25, 1994

Desbrow, B., et al.: An examination of consumer exposure to caffeine from retail coffee outlets. Food Chem Toxicol, 45 (9), 1588-92, 2007

Wemple, R. D., Lamb, D. R., McKeever, K. H.: Caffeine vs caffeine-free sports drinks: effects on urine production at rest and during prolonged exercise. International Journal of Sports. Med. 18 (1), 40–46, 1997

www.bfr.bund.de
(Bundesinstitut für Risikobewertung)

www.kaffeeverband.de

www.sportsci.org /traintech/buffer/lrm.htm

Yoshizumi, W. M., Tsourounis, C.: Effects of creatine supplementation on renal function. J. Herb. Pharmacother. 4 (1), 1–7, 2004

Kapitel 13

American Psychiatric Association: Diagnostic and Statistical Manual of Mental Disorders. 4th ed. Washington, D.C. 1994

Burke, L.: Practical Sports Nutrition. Human Kinetics, 2007

DiGioacchino DeBate, R., Wethington, H., Sargent, R.: Sub-clinical eating disorder characteristic among male and female triathletes. Eat Weight Disord. 7 (3), 210– 220, 2002

Dummer, G. M., Rosen, L. W., Huesner, W. W., Roberts, P. J., Counsilman, J. E.: Pathogenic weight-control behaviours of young competitive swimmers. Phys. Sportsmed., 15, 75–86, 1987

Greenleaf, C., Petrie, T. A., Carter, J., Reel, J. J.: Female collegiate athletes: prevalence of eating disorders and disordered eating behaviors. J. Am. Coll. Health, 57 (5), 489–495, 2009

Karila, T. A., Sarkkinen, P., Marttinen, M., Seppälä, T., Mero, A., Tallroth, K.: Rapid weight loss decreases serum testosterone. Int. J. Sports. Med., 29 (11), 872-877, 2008

Petrie, T. A., Greenleaf, C., Reel, J., Carter, J.: Personality and psychological factors as predictors of disordered eating among female collegiate athletes. Eat. Disord. 17 (4), 302–321, 2009

Prinzhausen, Jan: Strategien der Leistungsernährung für Sportler. Akademos Wissenschaftsverlag, Hamburg, 2003

Putukian, M.: The female athlete triad. Clin. Sports. Med. 18 (4), 675–698, 1998

Quintero, P., Milagro, F. L., Campión, J., Martinez, J.A.: Impact of oxygen availability on body weight management. Med. Hypotheses, 2009

Rosen, L. W., Hough, D. O.: Pathogenic weight-control behaviours of female college gymnasts. Phys. Sportsmed. 16, 141–146, 1988

Roth, D., Meyer Egli, C., Kriemler, S., Birkhäuser, M., Jäger, P., Imhof, U., Mannhart, C., Seiler, R., Marti, B.: Female Athlete Triad. Diagnose, Therapie und Prävention von gestörtem Essverhalten, Amenorrhoe und Osteoporose. Schweizerische Zeitschrift für Sportmedizin und Sporttraumatologie 48 (3), 119–132, 2000

Sundgot-Borgen, J.: Eating disorders in female athletes. Sports. Med. 17 (3), 176–188, 1994

Sundgot-Borgen, J.: Prevalence of eating disorders in elite female athletes. Int. J. Sport Nutr. 3, 29–40, 1993

Zanker, C. L., Swaine, I. L.: The relationship between serum oestradiol concentration and energy balance in young women distance runners. Int. J. Sports. Med. 19 (2), 104–108, 1998

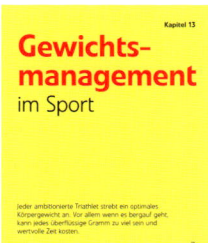

Kapitel 13

**Gewichts-
management**
im Sport

Jeder ambitionierte Triathlet strebt ein optimales Körpergewicht an. Vor allem wenn es bergauf geht, kann jedes überflüssige Gramm zu viel sein und wertvolle Zeit kosten.

Index

Haben Sie nun richtig Hunger?

Sonja Schleutker-Franke
Die Triathlon-Küche

Die deutschsprachigen Athleten haben es dabei
in den letzten Jahren zu Weltruhm gebracht:
Jan Frodeno holte sich im Sommer 2008 den
Olympiasieg, ein Jahr zuvor wurde Daniel Unger
Weltmeister. Natascha Badmann, Normann
Stadler, Faris Al-Sultan und Thomas Hellriegel
gewannen den legendären Ironman auf
Hawaii. 50 Topathleten haben zu diesem Buch
beigetragen – indem sie uns ihre Lieblingsrezepte
verraten haben.
ISBN 978-3-936376-34-0
144 Seiten | € 19,95

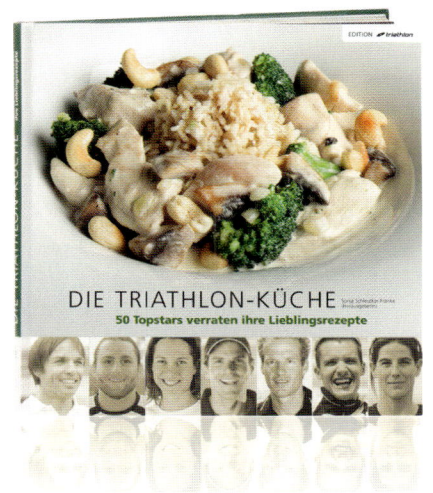

Sonja Schleutker-Franke
Das Triathlon-Backbuch

Nach dem Erfolg der teilweise hochkalorischen
Rezepte aus der Triathlon-Küche haben die Sonja
Schleutker-Franke und ihre 50-Co-Autoren noch
einen draufgesetzt – mit dem Triathlon-Backbuch,
in dem die Weltklasse-Sportler ihre heimlichen
Vorlieben offenbaren. Von Andreas Böcherers
Schwarzwälder Kirschtorte über Anja Dittmers
Kartoffel-Pizza bis zur kalten Schnauze aus dem
Hause Raelert kommt jeder auf seinen Geschmack.
ISBN 978-3-936376-30-2
144 Seiten | € 19,95

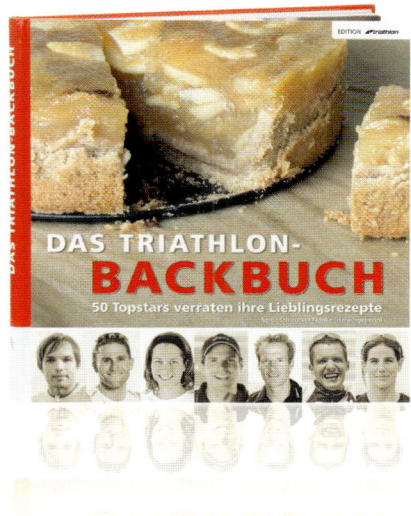

Weitere Titel in der Edition *triathlon*

Bennie Lindberg und Michael Krell
Triathlon für Berufstätige

Triathlon ist mit seinen drei Einzeldisziplinen
Schwimmen, Radfahren und Laufen schon auf
Breitensportebene eine aufwendige Sportart.
Doch mit der richtigen Strategie in Training und
Lebensgestaltung können auch Berufstätige
beachtliche Erfolge erzielen, ohne Beruf oder
Privatleben zu gefährden.
ISBN 978-3-936376-32-6
216 Seiten | € 24,95

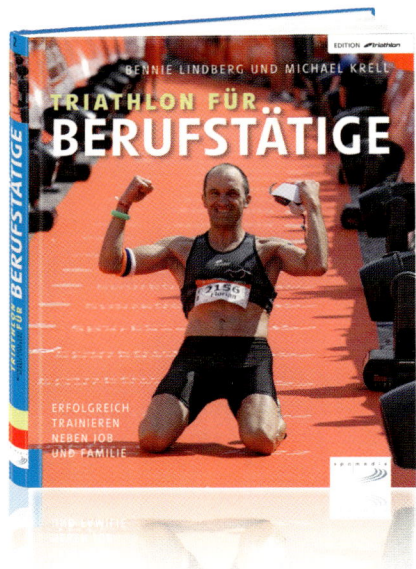

Friederike Rasche
Sportpsychologie im Triathlon

Ein guter Triathlet braucht Selbstvertrauen,
Stressresistenz und Durchsetzungsfähigkeit
in Training und Wettkampf, um den enormen
Herausforderungen der anspruchsvollen
Sportart gewachsen zu sein. Dieses Buch bietet
eine praktische Anleitung, um mental fit für
die anstehenden Aufgaben zu sein, aber auch
Hilfestellung für die schwierigen Situationen im
Sportlerdasein.
ISBN 978-3-936376-35-7
160 Seiten | € 24,95

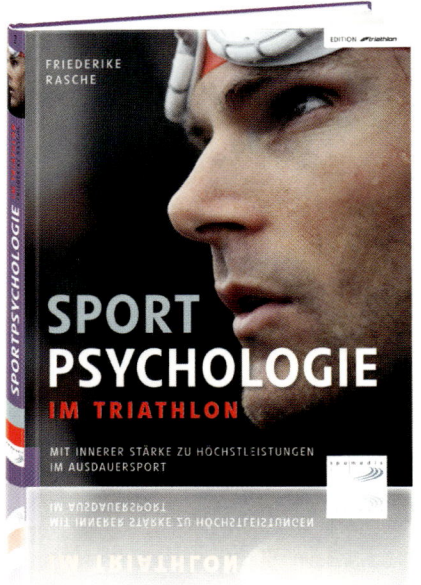

Endlich perfekt schwimmen!

Annette Gasper
Die 100 besten Tipps für Schwimmer

Schwimmen ist weit mehr, als sich im Wasser zu
bewegen. Das Gefühl zu gleiten, schwerelos zu
sein und loszulassen macht das Schwimmen zu
einer besonderen Sportart. Egal ob Einsteiger
oder Topschwimmer, „Die 100 besten Tipps für
Schwimmer" bringen Ihnen neue Ideen für Ihr
Training und begleiten Sie auf Ihrem Weg zum
Saisonhöhepunkt.
ISBN 978-3-936376-26-5
144 Seiten | € 12,95

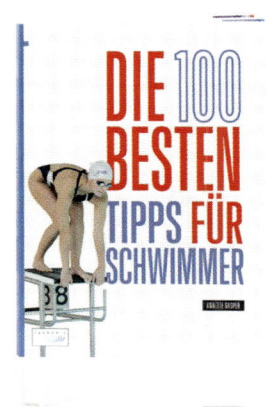

Marco Pilloud
Erfolgreich Kraul schwimmen

Die wasserfeste Anleitung soll Ihnen helfen, mit
einfachen Schritten schneller und effizienter Kraul
schwimmen zu lernen: Die zwölf entscheidenden
Übungen sind in detaillierten Bildern und
Beschreibungen verständlich dargestellt.
Mit 38 Trainingsprogrammen für Anfänger,
Fortgeschrittene und Könner können Sie das
Gelernte schnell in die Praxis umsetzen.
ISBN 978-3-937376-29-6
34 Seiten, wasserfest laminiert | € 19,95

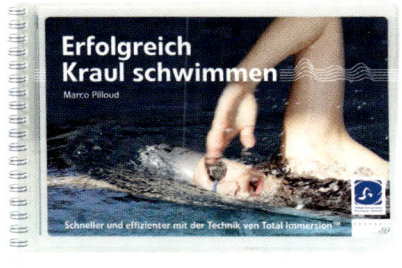

Holger Lüning und Jan Sibbersen
Schneller schwimmen

Mit Erfolgstrainer Holger Lüning und Ironman-
Schwimmstar Jan Sibbersen werden Sie
zum perfekten Kraulschwimmer! Mehr als
40 Übungen zum Nachmachen, zahlreiche
Fehlerbeschreibungen, spektakuläre Bilder aus
jeder Perspektive und in Slow Motion - dazu
als Special: Schwimmen im Freiwasser und im
Triathlon.
ISBN 978-3-937376-37-1
DVD, Laufzeit 60 Minuten | € 19,95

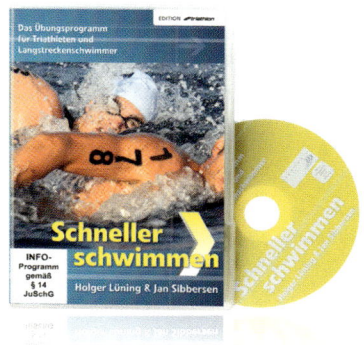

„Ernährung im Triathlon"
Besser essen und trinken für optimale Leistungen im Ausdauersport
Dr. Mareike Großhauser

Fotos	Frank Wechsel (Titel, S. 5, 8, 12, 26, 32, 34, 37, 38, 39, 40, 47, 49, 51, 54, 65 oben, 66, 70, 80, 85, 103, 104, 106, 109, 114, 122, 123, 132, 136, 138, 139, 141, 142, 144, 146, 148, 154, 156, 157, 160, 163, 164, 165, 169, 171, 172, 175, 180, 183 oben, 186, 195, 199, 200, 201, 203, 204, 208, 211, 220) dreamstime.com (S. 14, 16, 18, 19, 20, 23, 24, 28, 42, 43, 44, 46, 52, 58, 59, 60, 63, 65 unten, 67, 68, 69, 72, 73, 75, 76, 78, 82, 86, 87, 91, 92, 97, 98, 100, 108, 110, 112, 113, 117, 118, 120, 124, 127, 128, 134, 135, 137, 149, 153, 159, 174, 176, 178, 183 unten, 184, 188, 191, 192, 193, 196, 206, 209, 212, 214, 217, 218, 238) Jens Richter (S. 7) Sina Horsthemke (S. 33)

Die spomedis-Philosophie	Richtig betriebener Ausdauersport ist gesund. Diese Tatsache hat nicht nur Bedeutung für den einzelnen Athleten, sondern auch für unsere gesamte Bevölkerung: Auf der einen Seite werden die Menschen immer älter, auf der anderen die Mittel für ihre Gesunderhaltung immer knapper. Wussten Sie, dass jeder Deutsche statistisch gesehen fast 20 Arzneimittelpackungen pro Jahr aufbraucht?
	Nur eine wesentlich stärkere Betonung des Präventionsgedankens kann hier langfristig und nahezu kostenneutral Abhilfe schaffen. Das Team des spomedis-Verlags möchte seinen eigenen kleinen Beitrag zum Ausweg aus diesem Dilemma leisten: Die Menschen zum Sport motivieren und Ihnen Tipps für das gesunde Sporttreiben mit auf den Weg geben – das ist unsere Auffassung einer modernen, aber anderen Medizin. Diesen Gedanken, der gleichermaßen im Gesundheits-, Breiten-, Leistungs- und Spitzensport gilt, verfolgen wir in unseren zahlreichen Buch- und Zeitschriftenprojekten.
Unser Motto lautet	Laufe nie in den Fußstapfen eines anderen! Wenn du immer nur die ausgetretenen Pfade anderer benutzt, dann lässt du erstens keine eigenen Spuren zurück. Zweitens wirst du deinen Vorgänger nie überholen. Und drittens kommst du immer nur dort an, wo andere längst waren.
Verlag	spomedis GmbH Altonaer Poststraße 13a 22767 Hamburg Tel: 040 85 19 24-3 Fax: 040 85 19 24-45 info@spomedis.de www.spomedis.de